U0339029

中医经典养生文库

本草纲目常用中草药

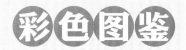

彩色图鉴

谢　宇　主编

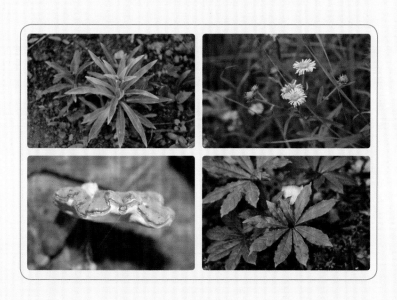

湖南科学技术出版社

编委会名单

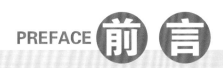

PREFACE 前 言

　　众所周知，我国的中医文化历史悠久，影响深远，因地大物博、中草药资源丰富而成为名副其实的中医药大国。"神农尝百草"的故事至今仍然广为流传，就已充分说明了我国民间使用中草药治疗各种疾患的历史十分悠久。

　　而在中医药文化中最受世人瞩目的，当属明代医药学家李时珍历经27年、呕心沥血撰成的《本草纲目》一书。全书共52卷，约200万字，收录药物1892种（新增374种），附图1100多幅，附方11000多种，集我国16世纪以前的药物学成就之大成，在训古、语言文字、历史、地理、植物、动物、矿物、冶金等多个方面均有突出的成就，是中国医药宝库中的一份珍贵遗产，被誉为"东方药物巨典"。英国生物学家达尔文称《本草纲目》为"1596年的百科全书"。

　　被誉为"20世纪的伟大学者""百科全书式的人物"——英国剑桥大学李约瑟研究所名誉所长李约瑟博士在评价《本草纲目》时写道："毫无疑问，明代最伟大的科学成就，是李时珍那部在本草书中登峰造极的著作《本草纲目》。""中国博物学家中'无冕之王'李时珍写的《本草纲目》，至今这部伟大著作仍然是研究中国文化史中化学史及其他各门科学史的一个取之不尽的知识源泉。"2011年5月在英国曼彻斯特召开会议进行投票，中国的两本重要医学著作：《黄帝内经》与《本草纲目》顺利入选《世界记忆名录》，更为中国中医药文化走向世界提供了强有力的证明。

　　回首过去，我们依然能强烈地感受到这部凝结了作者大量心血与无穷智慧的结晶带给我们的震撼。因此，重读经典，对我们民族的医学瑰宝重新进行回顾和梳理就显得十分重要。这不仅能促进中医文化更好地传承和传播，而且能找回最初那颗对于知识谦卑的求知之心。这不仅是一种需要，更是一种责任！加上近年来兴起的传统文化的复兴之路及"读经典、读名著、读原著"风气，重拾经典，我们蓄势待发。

　　基于以上原因，为了让更多的读者朋友能够更加轻松地识别和应用中草药，为了给广大的医药爱好者及广大家庭提供一部实用的《本草纲目》普及应用读本，以更好地继承和发扬我国中草药学的宝贵遗产，使它能够在更大范围内传播和传承，更好地为广大人民群众的生活与健康服务。经过精心的策划和分析，我们特聘请相关专业人员编写了《本草纲目常用中草药彩色图鉴》一书，编者以《本草纲目》原著为依托，结合《中华人民共和国药典（2015版）》《中药学（第7版）》为主的现代中医药知识精华，本着科学严谨的精神，精选了《本草纲目》原著中的常用药物229种，按功效进行分类，共分20大类，35小类，精编和整合了原著中的精华部分，力求内容准确，层次清晰，阅读方便，操作简单。

本书分别从别名、来源、形态特征、生境分布、采收加工、药材（饮片）特征、性味归经、功效主治、药理作用、用法用量、使用注意、精选验方等几个方面予以详细介绍，以达到通过阅读本书，人们在日常生活中能快速识别和正确应用中药的目的。本书重点突出了常用中草药的原植物形态、饮片特征，并配有大量高清彩色照片，图文并茂，使广大读者能够快速、准确地识别与鉴别常用中草药。

我们衷心希望本书在普及中草药科学知识、保障人民健康、保护和开发中草药资源方面产生积极作用。同时，也希望在开发利用中草药时，注意生态平衡，保护野生资源及物种。对那些疗效佳、用量大的野生中草药，应逐步引种栽培，建立种植生产基地、资源保护区，有计划轮采，以使我国有限的中草药资源能永远延续下去，为人类造福。需要特别提醒的是：广大读者朋友在阅读和应用本书时，如果需要应用书中所列的附方，必须在专业医师的指导下使用，以免造成不必要的伤害！

希望本书的出版能够起到抛砖引玉的作用，希望有更多的有识之士加入我们的行列，为我国中医药文化的传承和传播贡献自己的力量。读者交流邮箱：228424497@qq.com。

编　者
于北京

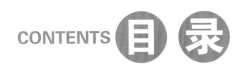

CONTENTS 目录

第一章　解表药

第二章　清热药

第五章　芳香化湿药

第六章　利水渗湿药

垂盆草

第七章　温里药

第八章　理气药

第九章　消食药

第十章　止血药

第十一章　活血化瘀药

第十二章　化痰止咳平喘药

第十三章　安神药

第十四章　平肝息风药

第十五章　开窍药

第十六章　补虚药

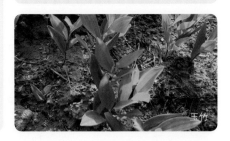

玉竹

第十七章　收涩药

第十八章　涌吐药

第十九章　解毒杀虫燥湿止痒药

第二十章　抗肿瘤药

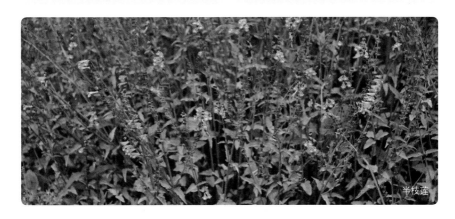

半枝莲

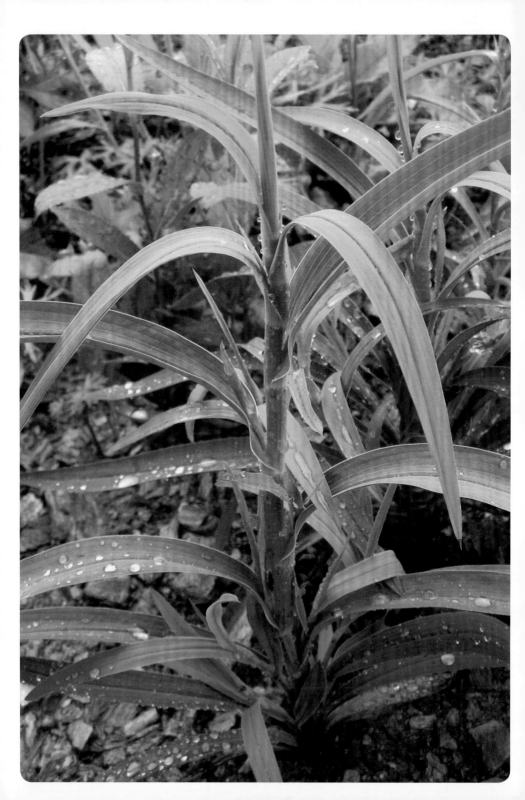

第一章
解表药

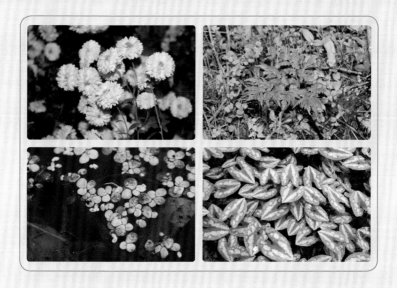

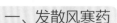

麻黄

别名 卑相、狗骨、龙沙、麻黄绒、净麻黄、炙麻黄。

来源 麻黄科植物草麻黄 *Ephedra sinica* Stapf、中麻黄 *Ephedra intermedia* Schrenk et C. A. Mey. 和木贼麻黄 *Ephedra equisetina* Bge. 的草质茎。

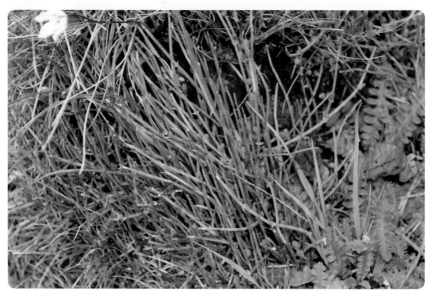

形态特征 **草麻黄**：小灌木，常呈草本状。木质茎短小，匍匐状；小枝圆，对生或轮生，节间长2.5～6厘米。叶膜质鞘状，上部1/3～2/3分离，2裂（稀3裂），裂片锐三角形，反曲。雌雄异株；雄球花有多数密集雄花，或呈复穗状，雄花有7～8枚雄蕊，雌球花单生枝顶，有苞片4～5对，上面一对苞片内有雌花2，雌球花成熟时苞片肉质，红色；种子藏于苞片内，通常为2枚。**中麻黄**：茎高达1米以上。叶上部约1/3分裂，裂片通常3（稀2裂），三角形或三角状披针形；雄球花常数个密集于节上，呈团状；雌球花2～3朵生于茎节上，仅先端一轮苞片生有2～3朵雌花。种子通常3枚（稀2枚）。**木贼麻黄**：直立灌木，高达1米，节间短而纤细，长1.5～2.5厘米。叶膜质鞘状，仅上部约1/4分离，裂片2，呈三角形，不反曲；雌花序常成对着生于节上，苞片内有雌花1。种子通常为1枚。花期5～6月，果期8～9月。

生境分布 生长于干燥的山冈、高地、山田或干枯的河床中。分布于吉林、辽宁、内蒙古、河北、河南、山西等省（区）。

采收加工 8～10月割取地上绿色草质茎，通风处晾干或晒干。

饮片特征

本品呈圆柱形的段，段长10~20毫米，直径1~2毫米。表面淡黄色至黄绿色，粗糙，有细纵脊线，节上有细小鳞叶，节间长2~6厘米。切面中心显红黄色。质脆，易折断，折断面纤维状。切面中心红棕色，边缘绿黄色，气微香，味涩、微苦。

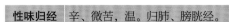

性味归经	辛、微苦，温。归肺、膀胱经。
功效主治	发汗解表，宣肺平喘，利水消肿。本品质轻性浮，辛温解表，善散束表之风寒，能发汗以解表，疏散肺气以平喘，通调水道以利水消肿。
药理作用	麻黄碱、伪麻黄碱能舒张支气管平滑肌而有平喘作用。伪麻黄碱有明显的利尿作用。挥发油有发汗解热作用。麻黄碱能收缩血管，使血压升高，兴奋中枢神经系统，引起兴奋、不安、失眠。
用法用量	水煎服，3~10克。发汗解表常用生麻黄，止咳平喘多用炙麻黄。
使用注意	本品发散力强，多汗、虚喘患者慎用。还能升高血压、兴奋中枢神经系统，故高血压、失眠患者也慎用。

精选验方

①小儿腹泻：麻黄2~4克，前胡4~8克。水煎，加少量白糖调服，每日1剂。②变应性鼻炎：麻黄（先煎）5克，桂枝、苦杏仁各10克，葛根20克，炙甘草6克，细辛3克，白芷15克。水煎服。③小儿百日咳：麻黄、甘草各3克，橘红5克，苦杏仁、百部各9克。水煎服。④荨麻疹：麻黄、蝉蜕、槐花、黄柏、乌梅、板蓝根、甘草、生大黄各10克。水煎服。⑤头痛发热（恶风无汗而喘）：麻黄9克，桂枝6克，炙甘草3克，苦杏仁10克。水煎服（发汗）。⑥支气管哮喘：麻黄、前胡、苦杏仁、黄芩、炙桑白皮、炙枇杷叶各10克，生甘草6克。水煎2次，药液混合，每日1剂，早、晚温服。⑦喘息型支气管炎：生麻黄、细辛各3克，半夏、桔梗、五味子、桂枝各9克，生石膏30克。水煎服，每日1剂。

桂枝

别名 柳桂、桂枝尖、嫩桂枝。
来源 樟科植物肉桂 *Cinnamomum cassia* Presl 的干燥嫩枝。

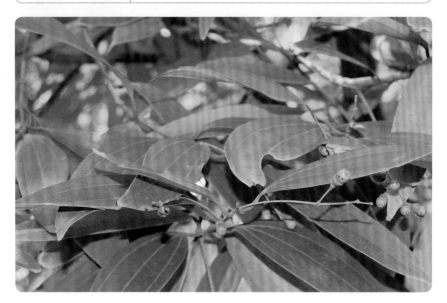

形态特征 常绿乔木，高12～17米。树皮呈灰褐色，有芳香气味，幼枝略呈四棱形。叶互生，革质，长椭圆形至近披针形，长8～17厘米，宽3.5～6厘米，先端尖，基部钝，全缘，上面绿色，有光泽，下面灰绿色，被细柔毛；离基3出脉，于下面明显隆起，细脉横向平行；叶柄粗壮，长1～2厘米。圆锥花序腋生或近顶生，长10～19厘米，被短柔毛；花小，直径约3厘米；花梗长约5毫米；花被管长约2毫米，裂片6，黄绿色，椭圆形，长约3毫米，内外密生短柔毛；能育雄蕊9，3轮，花药卵状长圆形，4室，瓣裂，外面2轮花丝上无腺体，花药内向，第3轮雄蕊外向，花丝基部有2腺体，最内尚有1轮退化雄蕊，花药心脏形；雌蕊稍短于雄蕊，子房椭圆形，无毛，花柱细，与子房几乎等长，柱头略呈盘状。浆果椭圆形或倒卵形，先端稍平截，暗紫色，长12～13毫米，外有宿存花被。种子长卵形，紫色。花期5～7月，果期12月至次年2～3月。

生境分布 生长于常绿阔叶林中，但多为栽培。主要分布于广东、广西、云南等省（区）。

采收加工 春、夏两季剪取嫩枝，去叶，切成小段或切片，晒干。

饮片特征

本品呈类圆形或椭圆形的厚片或破裂成碎块。表面红棕色至棕色，陈久者则显黑色，有时可见点状皮孔或纵棱线。质硬而脆，易折断。切片厚2～4毫米，切面皮部薄，红棕色，木部黄白色或浅黄棕色，髓部类圆形或略呈方形，有特异香气，味甜、微苦、微辛，皮部味较浓。

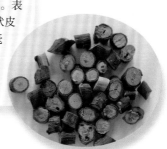

性味归经	辛、甘，温。归心、肺、膀胱经。
功效主治	发汗解肌，温通经脉，通阳化气。本品辛散温通，走于表，专散肌表风寒而发汗解肌；行于里，一则活血通经、散寒止痛，二则温助阳气、通阳复脉、化气利水。
药理作用	本品能扩张皮肤血管，促进汗腺分泌，故有发汗解热作用；有中枢镇静、镇痛作用；能促进唾液、胃液分泌，故有健胃助消化作用；能缓解胃肠平滑肌痉挛而解除腹部疼痛；有强心、利尿作用；对金黄色葡萄球菌、白色葡萄球菌、伤寒沙门菌、志贺菌属（痢疾杆菌）、霍乱弧菌、常见皮肤真菌、流行性感冒病毒（简称流感病毒）等病原微生物有抑制作用。
用法用量	水煎服，3～10克。
使用注意	本品辛温助热，易伤阴动血，温热病、阴虚火旺和血热妄行者忌服。孕妇及月经过多者慎用。

精选验方

①**面神经麻痹**：桂枝30克，防风20克，赤芍15克。水煎，趁热擦洗患部，每次20分钟，每日2次，以局部皮肤潮红为度。②**关节炎疼痛**：桂枝、熟附子各9克，姜黄、威灵仙各12克。水煎服。③**低血压症**：桂枝、肉桂各40克，甘草20克。水煎，分3次代茶饮服。④**闭经**：桂枝10克，当归、川芎各8克，吴茱萸、艾叶各6克。水煎服。⑤**冠心病胸闷胸痛**：桂枝、枳实、薤白各10克，生姜3克。水煎服。⑥**肝硬化**：桂枝10克，赤芍、桃仁、牡丹皮各15克，茯苓30克。水煎服。⑦**肺源性心脏病**：桂枝、苦杏仁各15克，白芍30克，生姜、大枣、厚朴各12克，炙甘草10克。水煎服。⑧**小儿支气管哮喘**：桂枝、苦杏仁、生姜、白芍各9克，炙甘草、炙厚朴各6克，大枣12枚。水煎服。⑨**慢性乙型病毒性肝炎**：柴胡15克，桂枝10克，干姜8克，天花粉12克，生牡蛎15克，黄芩、炙甘草各6克。水煎服。

一、发散风寒药

紫苏叶

别名 苏叶、香苏。

来源 唇形科植物紫苏 *Perilla frutescens* (L.) Britt. 的干燥叶片，或带部分嫩枝。

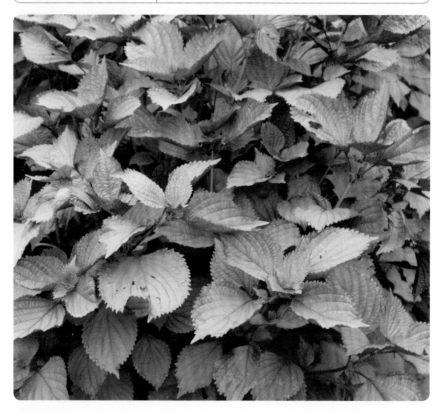

形态特征 一年生直立草本，高1米左右。茎方形，紫色或绿紫色，上部被有紫色或白色毛。叶对生，有长柄；叶片卵形或卵圆形，长4～11厘米，宽2.5～9厘米，先端长尖，基部楔形，微下延，边缘有粗锯齿，两面均带紫色，下面有油点。总状花序顶生或腋生；苞片卵形；花萼钟状，具5齿；花冠2，唇形，红色或淡红色；雄蕊4。花期8～11月，果期8～12月。

生境分布 生长于山地、路旁、村边或荒地，多为栽培。分布于全国，以江苏、湖北、广东、广西、河南、河北、山东、山西、浙江、四川为主要分布区。

采收加工 9月（白露前后），枝叶茂盛，花序刚长出时采收，阴干。

饮片特征

本品叶多皱缩卷曲、破碎，完整者展平后呈卵圆形。先端长尖或急尖，基部圆形或宽楔形，边缘具圆锯齿。两面紫色，或上表面绿色，下表面紫色，疏生灰白色毛，下表面有多数凹点状的腺鳞。叶柄紫色或紫绿色，质脆。带嫩枝者，枝的直径约25毫米，紫绿色，切面中部有髓。气清香，味微辛。

性味归经	辛，温。归肺、脾经。
功效主治	发汗解表，行气宽中。主治风寒感冒、咳嗽呕恶、妊娠呕吐、鱼蟹中毒。
药理作用	本品有解热、抗菌作用，有促进消化液分泌、增进胃肠蠕动、减少支气管分泌、缓解支气管痉挛的作用。紫苏油可使血糖上升。临床上选方可用于治疗伤风发热、慢性气管炎、乳痈肿痛等。
用法用量	水煎服，5~9克。不宜久煎。
使用注意	脾虚便溏者慎用。

精选验方

①寒泻：紫苏叶15克。水煎，加红糖6克，冲服。②解食鱼蟹中毒：紫苏叶60克。水煎浓汁代茶饮，或加姜汁10滴调服。③子宫下垂：紫苏叶60克。煎汤熏洗。④慢性气管炎：取干紫苏叶与少量干姜（1:1），制成25%紫苏叶药液，每日早、晚各服1次，每次100毫升，10日为1个疗程，每疗程间隔3日。⑤寻常疣：鲜紫苏叶适量。外擦患处，每日1次，每次10~15分钟，连用3~5次。⑥感冒：紫苏叶10克，葱白5根，生姜3片。水煎温服。⑦外感风寒头痛：紫苏叶10克，桂皮6克，葱白5根。水煎服。⑧阴囊湿疹：紫苏茎叶适量。水煎，泡洗患处。

一、发散风寒药

生姜

别名　生姜片、煨姜、煨生姜。
来源　姜科植物姜 *Zingiber officinale* Rosc. 的新鲜根茎。

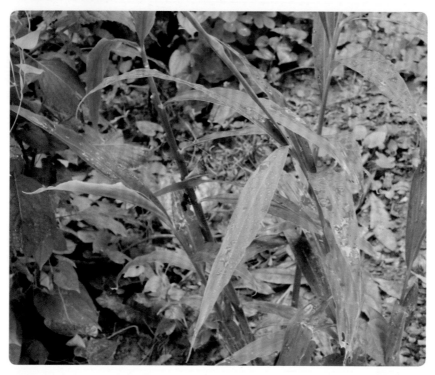

形态特征　多年生宿根草本。根茎肉质，肥厚，扁平，有芳香和辛辣味。叶互生，披针形至条状披针形，长15～30厘米，宽约2厘米，先端渐尖，基部渐狭，平滑无毛，有抱茎的叶鞘；无柄。花茎直立，被以覆瓦状疏离的鳞片；穗状花序卵形至椭圆形，长约5厘米，宽约2.5厘米；苞片卵形，淡绿色；花稠密，长约2.5厘米，先端锐尖；萼短筒状；花冠3裂，裂片披针形，黄色，唇瓣较短，长圆状倒卵形，呈淡紫色，有黄白色斑点；雄蕊1，挺出，子房下位；花柱丝状，为淡紫色，柱头呈放射状。蒴果长圆形，长约2.5厘米。花期7～8月，果期12月至翌年1月。

生境分布　生长于阳光充足、排水良好的沙质地。全国各地均产，四川、广东、山东、陕西为主要分布区。

采收加工　秋、冬两季采挖，除去茎叶及须根，洗净。

饮片特征

本品呈不规则块状，略扁，具指状分枝，长4～18厘米，厚1～3厘米。表面黄褐色或灰棕色，有环节，分枝顶端有茎痕或芽。质脆，易折断，断面浅黄色，内皮层环纹明显，维管束散在。气香特异，味辛辣。

性味归经	辛，温。归肺、脾、胃经。
功效主治	发汗解表，温中止呕，温肺止咳。本品性味辛温，行于表则发散风寒以发汗解表；走于里则双温肺胃、降逆气，在肺为温肺化饮止咳，在胃为温中止呕。
药理作用	本品能促进消化液的分泌以增加食欲；抑制肠内异常发酵，促进肠管蠕动，排出气体；有止吐、镇痛、抗炎消肿作用；有兴奋中枢神经系统作用，能拮抗催眠剂、增进血液循环、升高血压，使代谢旺盛；对伤寒沙门菌、霍乱弧菌、阴道毛滴虫有抑制杀灭作用。
用法用量	水煎服，3～10克，或捣汁服。外用：敷、擦、熨患处。
使用注意	阴虚内热者忌服。

精选验方

①**牙痛**：牙痛时，切一片生姜咬在痛牙处即可止痛。②**咽喉肿痛**：热姜水加少许盐，以此漱口，每日早、晚各1次，可消炎止痛。③**口腔溃疡**：生姜20克。捣汁，频频漱口吐出，每日2～3次。④**斑秃**：生姜适量。切片，近火烤热擦患处，每日2次。⑤**止呕**：生姜片少许。放口中即可。⑥**呃逆**：鲜姜（取汁）30克，蜂蜜30毫升。调匀服。⑦**未破冻疮**：生姜适量。切片，烤热后用其平面摩擦冻伤处即可。⑧**支气管哮喘**：生姜30克，白芥子10克，烧酒适量。生姜、白芥子切细，捣烂绞汁，加烧酒调和为糊，以棉球蘸药糊，擦调肺俞、大椎、膻中3个穴位，每穴擦拭10分钟，以局部灼热有痛感为度；或以纱布蘸药液敷于以上3个穴位1～3小时，痛则去掉，以不起泡为度。⑨**食物过敏引起的荨麻疹**：生姜50克，红糖100克，醋100毫升。将生姜洗净，切成细丝，放锅中加水200毫升煮取汁100毫升，与红糖、醋同放锅内再煎至糖溶化为度，取出待凉，分3次服；每日1剂，连服5～7日。

一、发散风寒药

香薷

别名　香茹、香草。
来源　唇形科植物江香薷 *Mosla chinensi* 'Jiangxiangru' 的干燥地上部分。

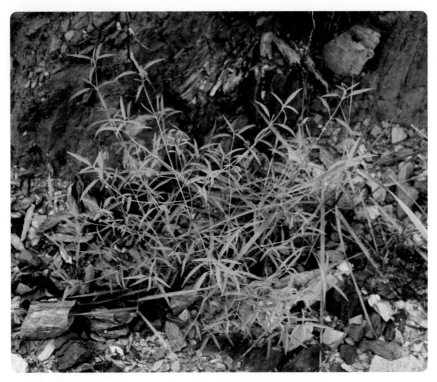

形态特征　多年生草本，高30~50厘米。茎直立，四棱形，黄紫色，被短柔毛。单叶对生，叶片卵状三角形至披针形，长3~6厘米，宽0.8~2.5厘米，先端渐尖，基部楔形，边缘具疏锯齿，两面被短柔毛，下面密布凹陷腺点。轮伞花序密集呈穗状，顶生或腋生，偏向一侧；苞片广卵形，边缘有睫毛，萼钟状，外被白色短硬毛，5齿裂；花冠唇形，淡紫红色至紫红色，外密被长柔毛；雄蕊、雌蕊内藏，退化雄蕊2；子房上位，4深裂。小坚果近卵形或长圆形，棕色至黑棕色。花期9月，果期10月。

生境分布　生长于山野。分布于江西、河南、河北、安徽等省。

采收加工　夏、秋两季果实成熟时，割取地上部分，除去杂质，晒干或阴干。

饮片特征

本品呈不规则小段，长2～4厘米。茎部紫红色，上部黄绿色或淡黄色，全体密被白色茸毛。茎方柱形，节明显。质脆，易折断。叶对生，多皱缩或脱落，叶片展平后呈长卵形或披针形，暗绿色或黄绿色，边缘有疏锯齿。气清香而浓，味微辛而凉。

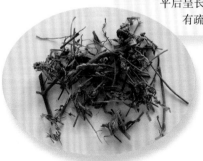

性味归经	辛，微温。归肺、脾、胃经。
功效主治	发汗解表，化湿和中，利水消肿。本品辛香疏散，外祛风邪，发汗以解表；内能疏散脾胃湿滞，运脾和中；其宣散肺气，开启水道上源则利水以消肿。
药理作用	其挥发油有发汗解热作用；能刺激消化腺分泌，调节胃肠运动，促进其蠕动；使肾小球充血，滤过压增高，从而产生利尿作用。
用法用量	水煎服，3～10克。
使用注意	表虚有汗及阳暑者忌用。解表不宜久煎，用于水肿宜久煎浓缩服。

精选验方

①**小便不利、头面浮肿**：香薷、白术各等份。研粉，炼蜜为丸，每服9克，每日2～3次。②**头痛、骨节痛**：香薷全草6～9克。水煎服。③**口臭**：香薷适量。水煎，取汁服或漱口。④**鼻血不止**：将香薷研细，开水冲服5克。⑤**暑热**：香薷10克，厚朴6克，金银花、连翘各15克，鲜白扁豆花30克，生石膏40克（先煎）。水煎服。⑥**暑呕**：香薷、广藿香、制半夏、姜竹茹各10克，厚朴5克，鲜白扁豆花20克，金银花、连翘各15克。水煎服。⑦**暑泻**：香薷、炒白扁豆、金银花、连翘各10克，厚朴5克，六一散（布包）、葛根各10克，黄连3克。水煎服。⑧**暑咳**：香薷、桑叶、苦杏仁、川贝母、炒牛蒡各10克，厚朴5克，鲜白扁豆花20克，金银花、连翘各15克。水煎服。⑨**风寒闭暑**：香薷、白扁豆、厚朴（姜汁炒）各4.5克，甘草（炙）1.5克。水煎服。⑩**防治感冒**：香薷、积雪草、青蒿、甘草各15克，青蛇仔、五指柑叶、岗梅叶各20克。共研细末，混匀，分装成每包6克，成人每日1～3包（小儿用量适当酌减），开水冲泡，分3次服。

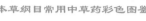
一、发散风寒药

防风

别名 关防风、东防风、口防风、西防风、防风炭。
来源 伞形科植物防风 *Saposhnikovia divaricata* (Turcz.) Schischk. 的干燥根。

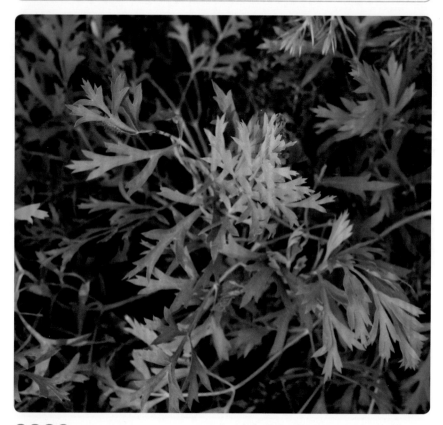

形态特征 多年生草本，高达80厘米。茎基密生褐色纤维状的叶柄残基；茎单生，2歧分枝。基生叶有长柄，2～3回羽裂，裂片楔形，有3～4缺刻，具扩展叶鞘。复伞形花序，花小，白色。双悬果椭圆状卵形，分果有5棱，棱槽间有油管1，结合面有油管2，幼果有海绵质瘤状突起。花期8～9月，果期9～10月。

生境分布 生长于丘陵地带山坡草丛中或田边，路旁，高山中、下部。分布于黑龙江、吉林、辽宁、内蒙古、河北、山西、河南等省（区）。

采收加工 春、秋两季采挖，去净残茎、泥土、须根等杂质，晒干。

饮片特征

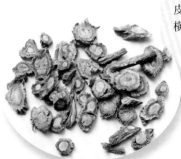

本品为类圆形或不规则形的厚片。外表皮呈灰棕黄色，具纵皱纹，有的可见致密的横环纹或纤维状叶柄残基。切面有放射状裂隙，皮部呈淡棕黄色至棕黄色，可见散在的黄棕色油点，木部淡黄色。质松软。气特异，味微甘。

性味归经	辛、甘，微温。归膀胱、肝、脾经。
功效主治	散风胜湿，解表，止痛止痉。本品以辛为用，药性温和，以疏散风邪为长，故有防风之名。该药外能祛风寒风热而解表、止痒，中能祛风湿以止痛，内能祛风以止痉。
药理作用	本品有发汗、解热镇痛作用；有抗惊厥作用；对铜绿假单胞菌（绿脓杆菌）、金黄色葡萄球菌有一定的抑制作用，对志贺菌属、枯草杆菌、溶血性链球菌有抑制作用，对流感病毒、某些皮肤癣菌也有抑制作用。
用法用量	水煎服，3～10克。治泄泻、肠风下血时可炒炭。
使用注意	血虚发痉及阴虚火旺者禁服。

精选验方

①**麻疹、风疹不透**：防风、荆芥、浮萍各10克。水煎服。②**痔疮出血**：防风8克，荆芥炭、地榆炭各10克。水煎服。③**酒渣鼻**：防风、白蒺藜、僵蚕、甘草各1克，荆芥穗4克，黄芩6克，茶叶1撮。水煎服。④**感冒头痛**：防风、荆芥各10克，紫苏叶、羌活各8克。水煎服。⑤**真菌性阴道炎**：防风、京大戟、艾叶各25克。煎水，熏洗，每日1次。⑥**下肢痿弱无力**：防风、赤芍各5克，生黄芪60克。水煎服，每日1剂。⑦**风湿关节痛**：防风、杜仲、秦艽、牛膝、人参、当归、茯苓、肉桂各10克，桑寄生、熟地黄各15克，独活、白芍各9克，川芎6克，甘草、细辛各3克。每日1剂（酒为引），3～5剂可愈。⑧**抑郁所致经闭**：防风、陈皮、柴胡、制香附、九香虫、厚朴、枳实、川芎、川牛膝、当归各10克，白芍15克，砂仁4克。水煎服。⑨**腮腺炎**：防风、羌活、独活、柴胡、川芎、白芷、连翘、瓜蒌根、牛蒡子、荆芥、当归尾各10克，红花5克，甘草、漏芦各3克。水煎服。⑩**大便带血**：防风、升麻、大黄各9克，荆芥穗、枳壳各9克（均炒炭），侧柏炭15克，槐花30克。共研细末，空腹米汤调服，每日早、晚各6克。

羌活

别名	川羌、条羌、蚕羌、竹节羌、西羌活、大头羌。
来源	伞形科植物羌活 *Notopterygium incisum* Ting ex H.T.Chang 或宽叶羌活 *Notopterygium franchetii* H.de Boiss. 的干燥根茎和根。

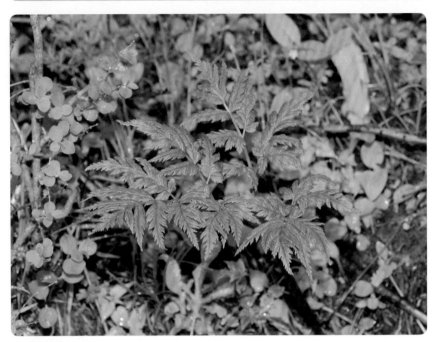

形态特征 羌活：多年生草本，高60～150厘米。茎直立，淡紫色，有纵沟纹。基生叶及茎下部叶具柄，基部两侧呈膜质鞘状，叶片为3回3出羽状复叶，小叶3～4对，卵状披针形，最下1对小叶具柄；茎上部的叶近无柄，叶片薄，无毛。复伞形花序，伞幅10～15；小伞形花序有花20～30，花小，白色。双悬果长圆形，主棱均扩展成翅，每棱槽有油管3，合生面有油管6。

宽叶羌活：与上种区别为小叶长圆状卵形至卵状披针形，边缘具锯齿，叶脉及叶缘具微毛。复伞形花序，伞幅14～23；小伞形花序上生多数花，花淡黄色。双悬果近球形，每棱槽有油管3～4，合生面有油管4。花期7～8月，果期8～9月。

生境分布 生长于海拔2600～3500米的高山、高原之林下、灌木丛、林缘、草甸。分布于四川、甘肃、青海、云南等省。

采收加工 春、秋两季采挖，除去茎叶、细根、泥土，晒干或烘干。

饮片特征

本品呈类圆形、不规则形横切或斜切片，表皮棕褐色至黑褐色，切面边缘棕褐色至黑褐色，皮部棕黄色至暗棕色，有多数黄棕色油点，木部黄白色，切面呈菊花纹，有的可见放射状纹理，髓部黄色至黄棕色，周边暗棕色或黑棕色，有隆起的环节及须根痕。体轻，质脆，易折断。断面不平整，有多数裂隙。气香，味微苦、辛而麻。

性味归经	辛、苦，温。归膀胱、肾经。
功效主治	祛风散寒胜湿，解表止痛。本品辛、苦，性温，气味重且浓烈，善能祛除风寒湿邪，而有解表、止痛之功效。
药理作用	本品挥发油有发汗、解热、镇痛作用；对皮肤真菌、布鲁菌属有抑制作用，对结核分枝杆菌也有抑制作用。本品水溶成分有抗实验性心律失常、心肌缺血作用。
用法用量	水煎服，3～10克。
使用注意	本品气味浓烈，温燥性强，易耗阴血，故表虚汗出、阴虚外感、血虚痹痛者慎用。过量应用易致呕吐，脾胃虚弱者不宜服用。

精选验方

①**眼胀**：羌活适量。水煎服。②**产后腹痛、产肠脱出**：羌活100克。酒煎服。③**历节风**：羌活、独活、油松节各等份。酒煎服，每日空腹1杯。④**风湿性关节炎**：羌活、当归、桂枝各6克，松子仁10～15克。每日1剂，加黄酒和水等量合煎，分2次服。⑤**头痛**：羌活12克，绿豆根15克，五味子3克。水煎服，每日1～2次。⑥**感冒发热、扁桃体炎**：羌活5克，板蓝根、蒲公英各6克。每日1剂，水煎，分2次服。⑦**风寒感冒**：羌活10克，绿茶3克。用300毫升开水冲泡后饮用。⑧**中风口噤、四肢强直、角弓反张**：羌活15克，防风10克，黑豆（去皮，炒熟）30克，黄（米）酒200毫升。前3味共研末，酒浸，置火上煮沸，去渣，温饮。

白芷

别名	川白芷、香白芷、杭白芷。
来源	伞形科植物白芷*Angelica dahurica*（Fisch. ex Hoffm.）Benth. et Hook. f. 或杭白芷 *Angelica dahurica*（Fisch. ex Hoffm.）Benth. et Hook. f. var. *formosana*（Boiss.）Shan et Yuan 的干燥根。

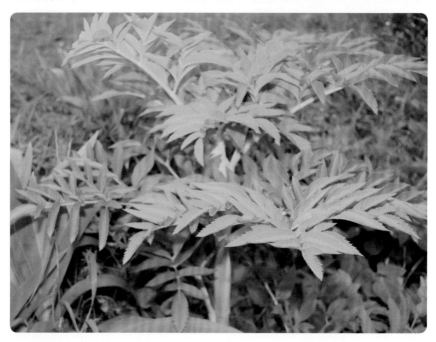

形态特征 **白芷**：多年生草本，高1~2米。根圆锥形；茎粗壮中空。叶基生，有长柄，基部叶鞘紫色，叶片2~3回羽状分裂，最终裂片长圆形或披针形，边缘有粗锯齿，基部沿叶轴下延呈翅状；茎上部叶有显著膨大的囊状鞘。复伞形花序顶生或腋生，总苞片长卵形，膨大呈鞘状；花白色。双悬果椭圆形，无毛或极少毛，分果侧棱呈翅状，棱槽中有油管1，合生面有油管2。**杭白芷**：与白芷的主要区别在于植株较矮，茎及叶鞘多为黄绿色。根上方近方形，皮孔样突起大而明显。根为圆锥形，上部近方形。表面淡灰棕色，有多数皮孔样横向突起，排列成行，质重而硬。断面富粉性，形成层环明显，并有多数油室。花期5~6月，果期6~7月。

生境分布 栽培于四川、浙江、河南、河北、安徽等省。

采收加工 夏、秋两季叶黄时采集，除去残茎、须根、泥土，晒干或烘干。

饮片特征

本品呈类圆形或类方形的厚片，直径1.5～2.5厘米。外表皮灰棕色或黄棕色。切面白色或灰白色，呈粉性，形成层环棕色，近方形或近圆形，皮部散有多数棕色油点，射线紧密。气芳香，味辛、微苦。

性味归经	辛，温。归肺、胃经。
功效主治	散风解表，通窍止痛，燥湿止带，消肿排脓。本品辛香温燥，善疏散燥湿，能外散风寒表邪，解表、通窍、止痛；内燥湿邪止带，消肿、散结、排脓。
药理作用	本品对大肠埃希菌（大肠杆菌）、志贺菌属、伤寒沙门菌、副伤寒沙门菌、铜绿假单胞菌、变形杆菌等致病性真菌有一定的抑制作用；小量白芷毒素能兴奋中枢神经，大剂量则使肢体僵直、间歇性痉挛，并最终导致全身麻痹；能对抗蛇毒引起的中枢神经系统抑制；对蛋清、甲醛、二甲苯所致炎症有抑制作用；对致热动物有解热作用；能减少醋酸所致动物扭体次数，提高对热刺激的痛阈值。
用法用量	水煎服，3～10克。外用：适量。
使用注意	阴虚血热者忌服。

精选验方

①牙痛：白芷、细辛（或吴茱萸）各8克。水煎，漱口（或研末，塞牙）。②肝炎：白芷、大黄各等份。研末服，每次5克，每日2次。③外感风寒引起的头痛、眉棱骨痛：白芷60克。水煎服，每日3次。④白癜风：白芷30～50克。水煎服，每日1剂。⑤疮疡、乳痛：白芷、当归各8克，金银花、蒲公英各15克。水煎服。⑥头风头痛：白芷、川芎（研细末）各3克，大葱15克。共捣如泥，外敷贴太阳穴。⑦偏头痛：白芷、香附（炒）、川芎、石膏、甘草、薄荷各30克。共研细末，每取6克，以清茶送服。⑧宫颈癌：白芷、土茯苓、苦参、王不留行、白鸡冠花、半枝莲、墓头回各12克，大蓟炭、小蓟炭各9克。每日1剂，水煎，分2次服。

一、发散风寒药

细辛

别名 辽细辛、北细辛。
来源 马兜铃科植物北细辛 *Asarum heterotropoides* Fr. Schmidt var. *mandshuricum* (Maxim.) Kitag. 或华细辛 *Asarum sieboldii* Miq. 的干燥全草。

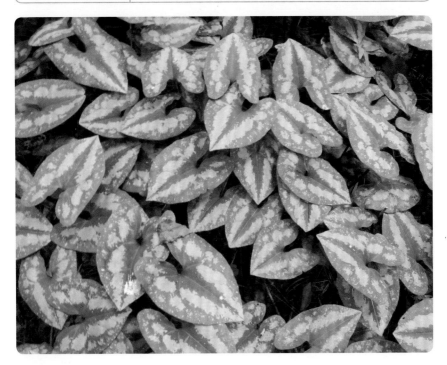

形态特征 **北细辛**：多年生草本，高10～25厘米。叶基生，1～3片，心形至肾状心形，顶端短锐尖或钝，基部深心形，全缘，两面疏生短柔毛或近于无毛；有长柄。花单生，花被钟形或壳形，淡紫色，顶端3裂，裂片由基部向下反卷，先端急尖；雄蕊12，花丝与花药等长；花柱6。蒴果肉质，半球形。**华细辛**：与上种类似，唯叶先端渐尖，上面散生短毛，下面仅叶脉散生较长的毛。花被裂片由基部沿水平方向开展，不反卷。花丝较花药长约1.5倍。花期5月，果期6月。

生境分布 生长于林下腐殖层深厚稍阴湿处，常见于针阔叶混交林及阔叶林下、密集的灌木丛中、山沟底稍湿润处、林缘或山坡疏林下的湿地。北细辛分布于辽宁、吉林、黑龙江等省，习称辽细辛；华细辛分布于陕西等省。

采收加工 夏季果熟期或初秋采集，除去泥土，置阴凉通风处晾干。

饮片特征

本品呈不规则的段。根茎呈不规则圆形，外表皮灰棕色，有时可见环形的节。根细，表面灰黄色，平滑或具纵皱纹，叶多破碎。质脆，易折断。切面黄白色或白色。气辛香，味辛辣、麻舌。

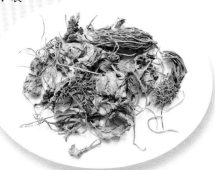

性味归经	辛，温。有小毒。归肺、肾、心经。
功效主治	祛风散寒，解表，通窍止痛，温肺化饮。本品味辛香窜，性温而烈，既能外散风寒，解表，通窍止痛；又能内助阳气，温肺化饮。
药理作用	本品有明显的中枢抑制作用，能镇静、镇痛；有局部麻醉作用；有解热作用；对豚鼠离体气管有显著的松弛作用，增加肺灌流量，镇咳；对革兰阳性菌、枯草杆菌、伤寒沙门菌、结核分枝杆菌有抑制作用；有强心、扩张血管、增强脂代谢、升高血糖等作用。
用法用量	水煎服，2～5克。或0.5～1克，入丸、散用。外用：适量。
使用注意	阴虚干咳、阴虚阳亢头痛、肾功能不良者忌用。反藜芦。

精选验方

①**小儿目疮**：细辛末适量。醋调，贴脐上。②**阳虚感冒**：细辛、麻黄各3克，附子10克。水煎，温服。③**口舌生疮**：细辛、黄连各等份。研末，先以布揩净患处，再掺药在上，涎出即愈。④**牙痛**：细辛3克（后下），白芷、威灵仙各10克。水煎2次，混合药液，上、下午分服，每日1剂。⑤**鼻塞不通**：细辛末少许。吹入鼻中。⑥**小儿支气管炎**：细辛6克，栀子、没药各12克，雄黄10克。共研细末，米醋调敷于胸、背部。⑦**小儿百日咳**：细辛、吴茱萸、大蒜、檀香、葶苈子、百部各10克，甘遂5克，麝香1克。研细末；每取10克，猪胆汁（或鸡胆汁）调贴于涌泉、神阙、身柱、膏肓等穴，每次8～12小时，每日1次。⑧**哮喘**：细辛15克，白芥子21克，甘遂12克。共研细末，姜汁调敷于肺俞、定喘、膻中、尺泽、足三里这几个穴位上（胶布固定），每次30～60分钟（擦掉药膏），10日1次。⑨**单纯疱疹**：细辛、桔梗、人参、甘草、茯苓、天花粉、白术、薄荷各10克。水煎服。

一、发散风寒药

苍耳子

别名 苍耳实、苍耳仁、野茄子、刺儿棵、疔疮草、胡苍子、黏黏葵。

来源 菊科植物苍耳 *Xanthium sibiricum* Patr. 的带总苞的果实。

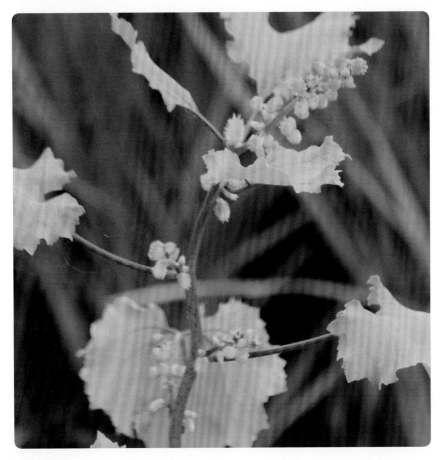

形态特征 一年生草本，高30～90厘米，全体密被白色短毛。茎直立。单叶互生，具长柄；叶片三角状卵形或心形，通常3浅裂，两面均有短毛。头状花序顶生或腋生。瘦果，纺锤形，包在有刺的总苞内。花期7～8月，果期9～10月。

生境分布 生长于荒地、山坡等干燥向阳处。分布于全国各地。

采收加工 9～10月割取地上部分，打下果实，晒干，去刺，生用或炒用。

饮片特征

本品呈纺锤形或卵圆形，长1~1.5厘米，直径0.4~0.7厘米。表面黄棕色或黄绿色，有多数钩刺或去除钩刺所留下的点状突起，果皮薄，易脱落，剖开后内有双仁，油性大。有纵纹。质硬而脆。气微香，味微苦。

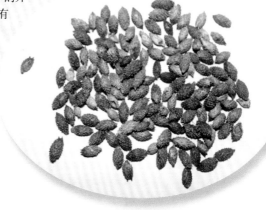

性味归经	辛、苦，温；有毒。归肺经。
功效主治	散风除湿，通鼻窍，祛风湿。主治风寒头痛、鼻渊流涕、鼻衄、风疹瘙痒、湿痹拘挛。
药理作用	苍耳苷对正常大鼠、兔和犬有显著的降血糖作用。煎剂有镇咳作用。小剂量有呼吸兴奋作用，大剂量则有抑制作用。本品对心脏有抑制作用，使心率减慢，收缩力减弱。对兔耳血管有扩张作用；静脉注射有短暂的降压作用。对金黄色葡萄球菌、乙型溶血性链球菌、肺炎链球菌有一定的抑制作用，并有抗真菌作用。
用法用量	水煎服，3~10克。或入丸、散。
使用注意	血虚头痛者不宜服用。过量服用易致中毒。

精选验方

①**慢性鼻炎、鼻窦炎**：（苍耳子散）苍耳子20克，辛夷、白芷各15克，薄荷7.5克，葱白3根，茶叶1撮。水煎服；另有一方，复方苍耳子膏，每服10毫升，每日2次，温开水冲服。②**疟疾**：鲜苍耳150克（洗净，捣烂）。水煎15分钟，去渣，打入鸡蛋2~3个煮成溏心蛋（蛋黄未全熟），于发作前吃蛋。1次未愈，可继续服用。③**流行性腮腺炎**：苍耳子、马蓝、金银花、板蓝根各25克，防风、薄荷各10克。每日1剂，分2次水煎服。

一、发散风寒药

柽柳

别名　西河柳。
来源　柽柳科植物柽柳 *Tamarix chinensis* Lour. 的细嫩枝叶。

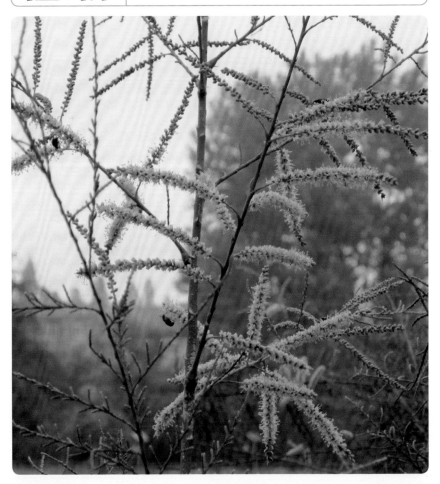

形态特征 落叶灌木或小乔木。老枝红紫色或淡棕色。叶互生，披针形，鳞片状，小而密生，呈浅蓝绿色。总状花序集生于当年生枝顶，组成圆锥状复花序；花小而密，花粉红色。花期4～9月，果期6～10月。

生境分布 生长于坡地、沟渠旁。全国各地均有分布，主要分布于河北、河南、山东、安徽、江苏、湖北、云南、福建、广东等省。

采收加工 5月前后花欲开时剪取细嫩枝叶，晒干或阴干。

饮片特征

干燥的枝梗呈圆柱形，嫩枝直径1~1.5毫米，表面灰绿色，生有许多互生的鳞片状小叶。质脆，易折断。粗梗直径约3毫米，表面红褐色，叶片常脱落而残留叶基呈突起状。横断面黄白色，木质部占绝大部分，有明显的年轮，皮部与木质部极易分离，中央有髓。气微弱，味淡。

性味归经	辛，平。归肺、胃、心经。
功效主治	发表透疹，祛风除湿。本品味辛性平，善于疏散祛除肌表、筋肉邪气，而有发表透疹和祛风湿除痹的功效。
药理作用	本品能调节体温中枢，扩张皮肤血管，起发汗解热作用；对肺炎链球菌、甲型溶血性链球菌、白色葡萄球菌、流感病毒有抑制作用；对中脑、延髓有一定的麻醉作用。
用法用量	水煎服，3~10克。外用：适量。
使用注意	过量服用令人心烦、血压下降、呼吸困难。麻疹已透者不宜服用。

精选验方

①**慢性气管炎**：鲜柽柳100克（干者减半），白矾1.8克。每日1剂，水煎2次（白矾分2次入煎），药液混合，早、晚分服。②**肾炎**：柽柳30克。每日1剂，水煎，分2次空腹温服；15日为1个疗程，连服1~4个疗程。③**疹后痢**：柽柳末适量。砂糖调服。④**吐血**：鲜柽柳叶60克，茜草15克。水煎服。⑤**类风湿关节炎，属风湿热证**：柽柳、功劳叶、虎杖根各30克，豨莶草、威灵仙各15克，防己、秦艽、土鳖虫、当归、芍药各12克。水煎2次，每次加水500毫升，煎液混合，分2次服。每日1剂，10剂为1个疗程，一般服1~3个疗程。⑥**感冒、发热、头痛**：柽柳、薄荷、绿豆衣各9克，生姜3克。水煎服。⑦**麻疹透发不快**：柽柳叶15克（鲜枝叶30克），荸荠90克。水煎服，每日分2次服。⑧**牙龈出血**：柽柳9克，芦根30克。水煎服。

鹅不食草

别名	食胡荽、天胡荽、鹅不食。
来源	菊科植物石胡荽 *Centipeda minima* (L.) A. Br. et Aschers. 的全草。

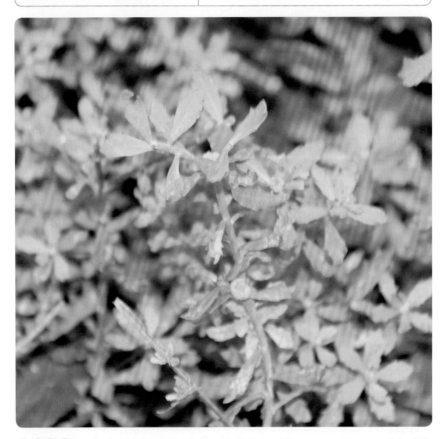

形态特征 一年生匍匐状柔软草本，枝多广展，高8～20厘米，近秃净或稍被绵毛。叶互生；叶片小，匙形，长7～20毫米，宽3～5毫米，先端钝，基部楔形，边缘有疏齿。头状花序无柄，直径3～4毫米，腋生；花杂性，淡黄色或黄绿色，管状；花冠钟状，花柱裂片短，钝或截头形。瘦果四棱形，棱上有毛，无冠毛。花期9～11月。

生境分布 生长于稻田或阴湿处、路旁。分布于浙江、湖北、江苏、广东等省。

采收加工 5～6月花开放时采收，去净泥土，晒干。

饮片特征

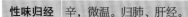

本品缠结成团。须根纤细，淡黄色。茎细，多分枝；质脆，易折断，断面黄白色。叶小，近无柄；叶片多皱缩、破碎，完整者展平后呈匙形，表面灰绿色或棕褐色，边缘有3～5个锯齿。头状花序黄色或黄褐色。气微香，久嗅有刺激感，味苦、微辛。

性味归经	辛，微温。归肺、肝经。
功效主治	散风寒湿，解表，通窍，止痛，止咳化痰。本品味辛轻浮，性善发散疏通，归于肺，行于肌表，能发散风寒而解表、宣透鼻窍、止咳化痰；行于肌肉筋骨则祛除风湿、消除瘀滞，能除痹止痛。
药理作用	本品挥发油和乙醇提取液有止咳、平喘、化痰作用；本品对铜绿假单胞菌、变形杆菌、伤寒沙门菌、志贺菌属、金黄色葡萄球菌及流感病毒等病原微生物有抑制作用。
用法用量	水煎服，3～6克。外用：适量。
使用注意	内服本品对胃有刺激作用。

精选验方

①**伤风头痛、鼻塞**：鹅不食草（鲜或干均可）适量。搓揉，嗅其气，即打喷嚏，每日2次。②**胬肉攀睛**：鲜鹅不食草100克。捣烂，取汁煮沸澄清，加梅片0.3克调匀，点入眼内。③**脾寒疟疾**：鹅不食草1把。杵汁半碗，入酒半碗，和服。④**结膜炎**：鲜鹅不食草、野菊花各10～15克。水煎，加白糖调服。⑤**牛皮癣**：鹅不食草适量。捣涂。⑥**跌打肿痛**：鹅不食草适量。捣烂，炒热，敷患处。⑦**鼻炎**：鹅不食草适量。研成细粉，吸入鼻孔，每日数次；或用棉花浸湿拧干后，包药粉少许，卷成细条塞鼻，20～30分钟后取出，每日1次；或制成油膏纱条，放置鼻腔内，1小时后取出。⑧**关节炎**：鲜鹅不食草30克，猪瘦肉120克。加酒适量，炖熟后服食。⑨**急性腰部扭挫伤**：鹅不食草适量。研末，成人每次用6～9克（小儿减半），黄酒300～400毫升（不饮酒者，用酒、水各半），红糖50～100克，同煮（沸后密盖，勿令泄气），过滤后分次温服。⑩**慢性鼻窦炎**：鹅不食草（研成细末）25克，凡士林75克。调成软膏，涂于鼻腔患处，每日2～3次。

二、发散风热药

薄 荷

别名 土薄荷、苏薄荷。
来源 唇形科植物薄荷 *Mentha haplocalyx* Briq. 的干燥茎叶。

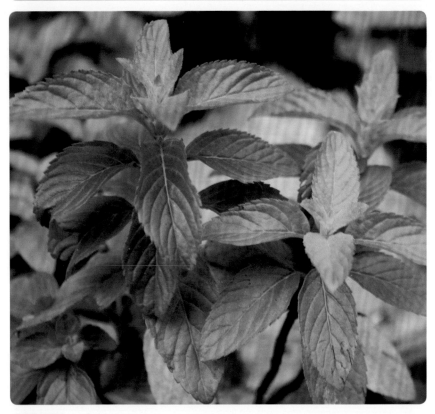

形态特征 多年生草本，高10～80厘米。茎方形，被逆生的长柔毛及腺点。单叶对生，叶片短圆状披针形，长3～7厘米，宽0.8～3厘米，两面有疏柔毛及黄色腺点；叶柄长2～15毫米。轮伞花序腋生；萼钟形，外被白色柔毛及腺点，花冠淡黄色。小坚果卵圆形，黄褐色。花期7～9月，果期10月。

生境分布 生长于河旁、山野湿地。全国各地均产，以江苏、浙江、江西为主要分布区，其中尤以江苏产者为佳。

采收加工 大部分产区每年采割2次，第一次在夏季茎叶茂盛时，第二次在花开三轮时。割取地上部分，及时晒干或阴干。生长期长的地区也可每年采割3次。

饮片特征

本品呈不规则的段。茎方柱形，表面紫棕色或淡绿色，具纵棱线，棱角处具茸毛。切面白色，中空，质脆，易折断。叶片卷曲皱缩，多破碎，上表面深绿色，下表面灰绿色，稀被茸毛，有时可见腋生的花序上残留花萼。揉搓后有特殊清凉香气，味辛，凉。

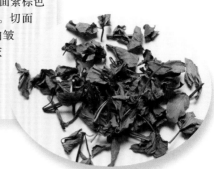

性味归经	辛，凉。归肺、肝经。
功效主治	疏散风热，透疹，清利头目、咽喉，疏肝解郁。本品辛凉轻浮，善于发散在表、在上之风热邪气，并以其凉性而微有清热之能，故可疏散风热表邪，透疹，利咽，清利头目。其疏散之性，行于肝经，则可条达肝气，解除郁滞。
药理作用	本品能通过兴奋中枢神经系统，使皮肤毛细血管扩张，汗腺分泌增加，促进散热而有发汗解热作用；能制止肠内异常发酵，抑制胃肠平滑肌收缩，对抗乙酰胆碱而呈解痉作用；能促进呼吸道腺体分泌，使附着于呼吸道黏膜上的黏液易于排出；有轻度缩宫素的作用，可抗早孕、抗着床。
用法用量	水煎服，3~6克，宜后下轻煎。发汗可专用叶，理气可专用梗。
使用注意	薄荷芳香辛散，发汗耗气，故体虚多汗者不宜使用。

精选验方

①**一切牙痛、风热肿痛**：薄荷、樟脑、花椒各等份。研细末，涂患处。②**眼弦赤烂**：薄荷适量。以生姜汁浸一宿，晒干，研末，每次用5克，沸汤泡洗。③**小儿感冒**：鲜薄荷5克，钩藤、贝母各3克。水煎服。④**眼睛红肿**：薄荷、夏枯草、鱼腥草、菊花各10克，黄连5克。水煎服。⑤**目赤、咽痛**：薄荷、桔梗各6克，牛蒡子、板蓝根、菊花各10克。水煎服。⑥**鼻衄**：鲜薄荷汁适量。滴之或以干薄荷水煮，棉球蘸湿塞鼻。⑦**外感发热、咽痛**：薄荷3克，菊花、桑叶各9克。水煎服。⑧**上呼吸道感染之风热证**：薄荷、桔梗、生甘草、荆芥、淡豆豉各6克，金银花、连翘各15克，牛蒡子9克，淡竹叶4克。每日1剂，水煎，分2次服。⑨**风热感冒**：鲜薄荷叶10片，太子参10克，甘草、绿茶各5克，白糖适量。用500毫升沸水冲泡10分钟，去渣，加白糖调匀，代茶饮，每日1剂。

二、发散风热药

牛蒡子

别名 牛子、大力子、鼠粘子、恶实子。
来源 菊科植物牛蒡 *Arctium lappa* L. 的干燥成熟果实。

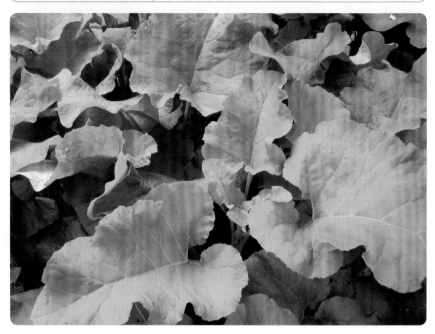

形态特征 二年生大型草本，高1～2米，上部多分枝，带紫褐色，有纵条棱。根粗壮，肉质，圆锥形。基生叶大型，丛生，有长柄；茎生叶互生，有柄，叶片广卵形或心形，长30～50厘米，宽20～40厘米，边缘微波状或有细齿，基部心形，下面密布白色短柔毛，茎上部的叶逐渐变小。头状花序簇生于茎顶或排列呈伞房状，花序梗长3～7厘米，表面有浅沟，密生细毛；总苞球形，苞片多数，覆瓦状排列，披针形或线状披针形，先端延长呈尖状，末端钩曲；花小，淡红色或红紫色，全为管状花，两性，聚药雄蕊5；子房下位，顶端圆盘状，着生短刚毛状冠毛，花柱细长，柱头2裂。瘦果长圆形，具纵棱，灰褐色，冠毛短刺状，淡黄棕色。花期6～8月，果期8～10月。

生境分布 生长于沟谷林边、荒山草地中。全国各地均产。主要分布区为河北、吉林、辽宁、黑龙江、浙江，其中尤以东北三省产量为大。

采收加工 秋季果实成熟时采收果序，晒干，打下果实，除去杂质，再晒干。

饮片特征

果实呈长扁卵形，长约6毫米，中部直径约3毫米。外皮灰褐色，有数条微突起的纵纹，有稀疏的黑色斑点，窄端微弯曲。顶上有浅色小点，外皮坚硬。无臭，味微苦。

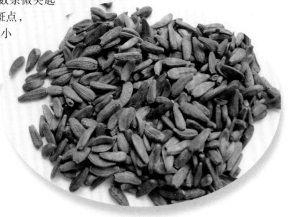

性味归经	辛、苦，寒。归肺、胃经。
功效主治	疏散风热，透疹利咽，解毒消肿。本品辛寒透发，苦寒清泄，故有疏散风热、透发疹毒、宣肺利咽、清泄火热、消散热毒结聚之功效。
药理作用	本品有解热、利尿作用；对肺炎链球菌、金黄色葡萄球菌有显著的抑制作用；对多种致病性皮肤真菌有抑制作用；新近发现本品有抗肿瘤作用。
用法用量	水煎服，3～10克。
使用注意	本品性寒滑肠，便溏者慎用。

精选验方

①**肺热咳嗽，咳痰不畅**：牛蒡子、浙贝母各10克，桔梗、甘草各3克。水煎服。②**咽喉肿痛**：牛蒡子、板蓝根、桔梗、薄荷、甘草各适量。水煎服。③**麻疹不透**：牛蒡子、葛根各6克，蝉蜕、荆芥各3克。水煎服。④**痔疮**：牛蒡子根、漏芦根各适量。与嫩猪大肠煮服。⑤**感冒发热、咽喉肿痛**：牛蒡子9克，板蓝根15克，薄荷、甘草各3克。水煎服。⑥**上呼吸道感染之风热证**：牛蒡子9克，金银花、连翘各15克，桔梗、薄荷、生甘草、荆芥、淡豆豉各6克，淡竹叶4克。每日1剂，水煎，分2次服。⑦**风火牙痛**：牛蒡子10克（炒一下）。水煎，含漱。⑧**眩晕、面目水肿**：牛蒡子、菊花、独活、羌活各6克，炙甘草1.5克，旋覆花3克，生姜3片。每日1剂，加水500毫升煎至200毫升，分次服用。⑨**习惯性便秘**：生牛蒡子（捣碎）15克。加开水500毫升冲泡20分钟后代茶饮。

菊 花

| 别名 | 白菊、滁菊、贡菊、怀菊、祁菊、川菊、杭白菊、白茶菊、黄菊花、杭黄菊、白菊花、黄甘菊。 |
| 来源 | 菊科植物菊 *Chrysanthemum morifolium* Ramat. 的干燥头状花序。 |

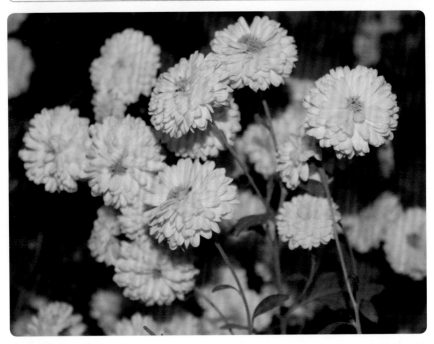

形态特征 多年生草本。茎直立，具毛，上部多分枝，高60～150厘米。单叶互生，具叶柄；叶片卵形至卵状披针形，长3.5～5厘米，宽3～4厘米，边缘有粗锯齿或深裂呈羽状，基部心形，下面有白色毛茸。**滁菊**：类球形，直径1.5～2.5厘米。苞片淡褐色或灰绿色；舌状花白色，不规则扭曲，内卷，边缘皱缩。**贡菊**：形似滁菊，直径1.5～2.5厘米。总苞草绿色。舌状花白色或类白色，边缘稍内卷而皱缩；管状花小，黄色。**杭菊**：呈碟形或扁球形，直径2.5～4厘米。**怀菊、川菊**：花大，舌状花多为白色微带紫色，有散瓣，管状花小，淡黄色至黄色。花期9～11月，果期10～11月。

生境分布 喜温暖湿润气候，阳光充足，忌遮阴。耐寒，稍耐旱，怕水涝，喜肥。菊花均系栽培，全国大部分省份均有种植，其中安徽、浙江、河南、四川等省为主要分布区。

采收加工 秋末霜降前后花盛开时分批采收，阴干或烘干，或熏、蒸后晒干。

饮片特征

本品呈扁球形，黄白色或类白色。舌状花不规则扭曲内卷，管状花不外露，花瓣为条状，弯曲皱缩，质柔软。味甘、微苦，气清香。贡菊花扁圆形，总苞灰绿色，舌状花类白色，上部反折，管状花短小。

性味归经	辛、甘、苦，微寒。归肺、肝经。
功效主治	疏散风热，平肝明目，清热解毒。本品味辛清香质轻，性能发散，入于肺经行于肌表，有疏散风热之功效。其性味苦寒，长于清热，入于肝经能清肝明目，潜降肝阳；走于肌肉能消散热结，有清热解毒之功效。
药理作用	本品对人工发热家兔有解热作用；有扩张冠状动脉、增加冠状动脉血流量、提高心肌耗氧量的作用；有降血压作用；对金黄色葡萄球菌、链球菌属、多种致病性杆菌、皮肤真菌有抗菌作用；高浓度对流感病毒PR3和钩端螺旋体（简称钩体）有抑制作用。
用法用量	水煎服，10～15克。疏散风热多用杭黄菊，平肝明目多用白菊花。
使用注意	本品寒凉，气虚胃寒、食减泄泻者慎服。

精选验方

①**眼目昏暗**：菊花120克，枸杞子90克，肉苁蓉60克，巴戟天30克。研细末，炼蜜为丸，每次6克，温开水送下。②**感冒发热、头昏、目赤、咽喉不利**：菊花6克，薄荷9克，金银花、桑叶各10克。沸水浸泡，代茶饮。③**发热、咽干唇燥、咳嗽**：菊花10克，桑叶、枇杷叶各5克。研粗末，沸水冲泡代茶饮。④**轻微腋臭**：白菊花、辛夷各9克，苞谷粉、冰片各60克，滑石粉30克。研细末，涂抹腋臭处。⑤**高血压肝阳上亢证**：菊花50克。水煎，代茶饮。⑥**风热感冒**：菊花、苦杏仁各6克，白糖适量。苦杏仁捣碎，菊花去杂质，水煎30分钟，加入白糖搅匀，代茶饮。⑦**喘息型慢性支气管炎**：菊花、川贝母各12克，炙麻黄、桔梗、苦杏仁、炙甘草各6克。水煎2次，共取药汁300毫升，分2次服。每日1剂，1个月为1个疗程。⑧**猩红热**：野菊花120克，山豆根60克。每日1剂，水煎，10岁以上顿服，3岁以下分3次服。

二、发散风热药

柴 胡	别名	北柴胡、醋柴胡、硬柴胡、软柴胡、南柴胡、酒柴胡。
	来源	伞形科植物柴胡（北柴胡）*Bupleurum chinense* DC. 的干燥根。

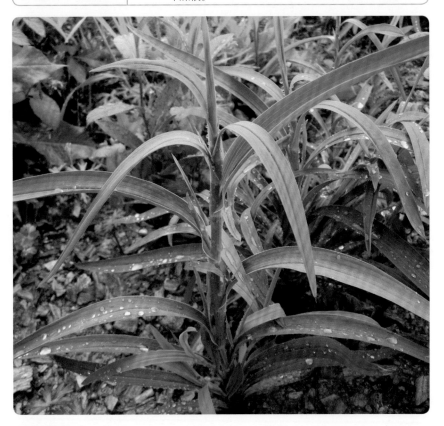

形态特征 多年生草本植物。主根圆柱形，有分枝。茎丛生或单生，实心，上部多分枝，略呈"之"字形弯曲。基生叶倒披针形或狭椭圆形，早枯；中部叶倒披针形或宽条状披针形，长3～11厘米，下面具有粉霜。复伞形花序腋生兼顶生，花鲜黄色。双悬果椭圆形，棱狭翅状。花期7～9月，果期9～11月。

生境分布 生长于较干燥的山坡、林中空隙地、草丛、路边、沟边。分布于辽宁、甘肃、河北、河南等省。

采收加工 春、秋两季采挖，除去茎苗和泥土，晒干。

饮片特征

本品为类圆形或不规则形的厚片。外表皮棕褐色至黑褐色，具纵皱纹、支根痕及横长皮孔，有的可见茎基及纤维状叶的残基。切面皮部狭，黄棕色；木部宽，黄白色，有的可见放射状纹理或数轮环纹，折断面纤维状，分层。气微香，味微苦。

性味归经	苦、辛，微寒。归肝、胆经。
功效主治	疏散退热，疏肝解郁，升阳举陷。本品苦辛微寒，气香质轻，有升发疏散之性，疏散以退热，疏肝以解郁，升举清阳之气而举陷。
药理作用	本品对中枢神经系统有镇静、镇痛、解热、降温、镇咳作用；有抗炎作用；有抗脂肪肝、抗肝损伤、利肝、降转氨酶作用；有降胆固醇作用；对结核分枝杆菌、流感病毒、牛痘病毒、肝炎病毒有抑制作用；能阻止疟原虫的发育。
用法用量	水煎服，3～10克。退热宜用生品，疏肝解郁用醋制品。
使用注意	肝阳上亢、肝风内动、阴虚火旺、气机上逆者慎用。

精选验方

①**黄疸**：柴胡6克，甘草3克，白茅根15克。水煎服。②**黄褐斑**：柴胡、白术各10克，生地黄、丹参、茯苓、煨姜各15克，香附12克，薄荷3克，蝉蜕6克。水煎服，每日1剂。③**黄疸型肝炎**：柴胡10克，茵陈15克，栀子8克。水煎服。④**流行性感冒**：柴胡12克，黄芩、半夏各10克，太子参、炙甘草各5克，生姜6克，大枣（去核）3枚，板蓝根15克。水煎服，每日1剂。⑤**感冒发热**：柴胡、葛根各10克，黄芩8克，石膏15克。水煎服。⑥**疟疾寒热往来**：柴胡10克，黄芩8克，青蒿15克。水煎服。⑦**变应性鼻炎**：柴胡、乌梅、防风、五味子各12克，甘草8克。每日1剂，水煎（每次饮用时加15毫升蜂蜜），分2次服。⑧**流行性感冒**：柴胡、赤芍各10克，防风9克，陈皮、甘草各6克，生姜3片。每日1剂，水煎2次，药汁混合，分3次服（幼儿用量酌减）。⑨**肝胃不和所致的胃溃疡**：柴胡、枳壳、厚朴、佛手各12克，白芍、炒香附、炒建曲各15克，甘草5克。每日1剂，水煎，分2次服。

二、发散风热药

升 麻

别名 绿升麻、炙升麻。
来源 毛茛科植物大三叶升麻 *Cimicifuga heracleifolia* Kom.、兴安升麻 *Cimicifuga dahurica* (Turcz.) Maxim . 或升麻 *Cimicifuga foetida* L. 的干燥根茎。

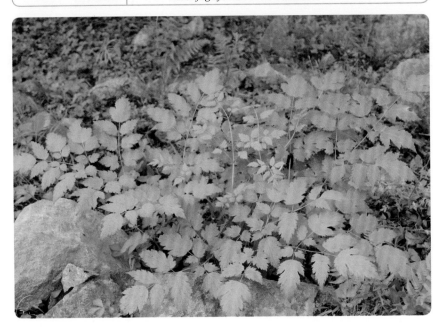

形态特征 大三叶升麻：多年生草本，根茎上生有多数内陷圆洞状的老茎残基。叶互生，2回3出复叶，小叶卵形至广卵形，上部3浅裂，边缘有锯齿。圆锥花序具分枝3～20，花序轴和花梗密被灰色或锈色的腺毛及柔毛；花两性，退化雄蕊长卵形，先端不裂；能育雄蕊多数，花丝长短不一，心皮4～7，光滑无毛。蓇葖果。兴安升麻：与上种不同点是花单性，退化雄蕊先端2深裂，裂片顶端常具1明显花药。升麻：与大三叶升麻不同点为叶为数回羽状复叶。退化雄蕊先端2裂，不具花药。心皮及蓇葖果有毛。花期7～9月，果期8～10月。

生境分布 生长在山坡、沙地。大三叶升麻的根茎为药材关升麻，分布于辽宁、吉林、黑龙江等省；兴安升麻的根茎为药材北升麻，分布于辽宁、黑龙江、河北、山西等省；升麻的根茎为药材西升麻或川升麻，分布于陕西、四川等省。

采收加工 春、秋两季采挖，除去茎苗和泥土，晒至须根干时，火燎或用其他方法除去须根，晒干。

饮片特征

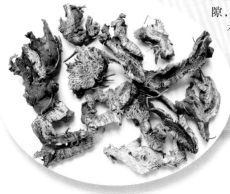

本品为不规则切片，厚2~4毫米，直径2~4厘米。外表皮为黑褐色或棕褐色，粗糙不平，多见根痕及须茎。切面灰白色或淡棕黄色，皮部薄，呈淡棕褐色；木部呈网状或放射状裂隙，形成丝瓜络样网状花纹，中心多有孔洞，呈枯朽状淡褐色。周边多凹凸不平，有数个枯朽半圆形空洞，栓皮部棕褐色至黑色，表面较光滑，有残留须根痕迹。质地坚而轻、不易折断。气味微苦而涩。

性味归经	辛、微甘，微寒。归肺、脾、胃、大肠经。
功效主治	发表透疹，清热解毒，升举阳气。本品味辛质轻，具升散之性，其归肺经能发表透疹，归脾经能升举阳气；其性寒而有清热解毒之功效。
药理作用	北升麻有解热、镇痛、抗惊厥、抗炎作用；升麻有抑制心脏、减慢心率、降血压作用；升麻对氯乙酰胆碱、组胺、氯化钡所致肠痉挛有抑制作用；升麻对结核分枝杆菌、金黄色和白色葡萄球菌、卡他莫拉菌有中度抑制作用；升麻能缩短凝血时间。
用法用量	水煎服，3~10克。发表透疹、解毒宜生用，升举阳气宜炙用。
使用注意	麻疹疹出已透、阴虚火旺、肝阳上亢、上盛下虚者忌用。

精选验方

①**子宫脱垂**：升麻、柴胡各10克，黄芪60克，党参12克，山药30克。水煎服，连服1~3个月；或升麻6克，牡蛎12克，研末，分2~3次空腹服，每日1剂。②**气虚乏力、中气下陷**：升麻、人参、柴胡、陈皮、当归、白术各6克，黄芪18克，炙甘草9克。水煎服。③**风热头痛，眩晕**：升麻、薄荷各6克，白术10克。水煎服。④**口疮**：升麻6克，黄柏、大青叶各10克。水煎服。⑤**牙周炎**：升麻10克，黄连、知母各6克。水煎服。⑥**胃下垂**：升麻、黄芪各20克，茯苓、麦芽、党参各15克，山楂12克，鸡内金、白术、枳实、三棱、莪术、川芎、柴胡各10克，红花9克。水煎，分2次服，每日1剂。

蔓荆子

别名　京子。
来源　马鞭草科植物单叶蔓荆 *Vitex trifolia* L. var. *simplicifolia* Cham. 或蔓荆 *Vitex trifolia* L. 的干燥成熟果实。

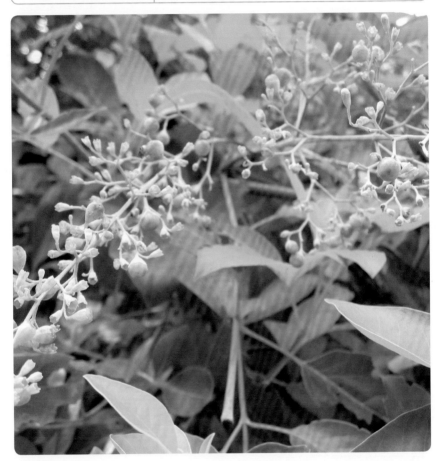

形态特征 落叶灌木，高约3米，幼枝方形，密生细柔毛。叶为3小叶，小叶倒卵形或披针形；叶柄较长。顶生圆锥形花序；花萼钟形；花冠淡紫色。核果球形，大部分为宿萼包围。花期7月，果期9～11月。

生境分布 生长于海边、河湖沙滩上。分布于山东、江西、浙江、福建等省。

采收加工 秋季果实成熟时采收，除去杂质，晒干。

饮片特征

　　本品呈圆球形，表面黑褐色，有纵浅沟4，基部有果柄痕。质坚韧，体轻，不易破碎。气香，味淡，微辛。

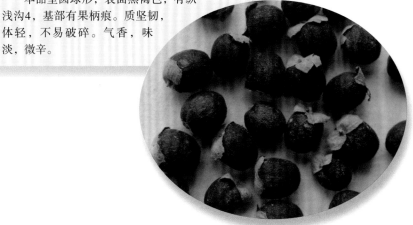

性味归经	辛、苦，微寒。归膀胱、肝、胃经。
功效主治	疏散风热，清利头目。本品味辛质轻，行于表，走于头，善于发散；其性寒，能清热，故有疏散风热、清利头目之功效。
药理作用	本品有镇静、止痛、解热作用。
用法用量	水煎服，5～10克。
使用注意	青光眼患者禁服。

精选验方

①**风寒侵目，肿痛出泪，涩胀畏光**：蔓荆子15克，荆芥、白蒺藜各10克，柴胡、防风各5克，甘草2.5克。水煎服。②**头屑**：蔓荆子、侧柏叶、川芎、桑白皮、细辛、墨旱莲各50克，菊花100克。水煎，去渣后洗发。③**急性虹膜炎**：蔓荆子、决明子、菊花各10克，木贼6克。每日1剂，水煎2次，混合后上、下午分服。④**劳役饮食不节，内障眼病**：蔓荆子10.5克，黄芪、人参各50克，炙甘草40克，白芍、黄柏各15克（酒拌炒4遍）。捣散为末，每服15～25克，水煎服。⑤**急、慢性鼻炎**：蔓荆子15克，葱须20克，薄荷6克。水煎，取汁代茶饮，每日1剂。⑥**上呼吸道感染**：蔓荆子、青蒿、黄芩、牛蒡子、柴胡、芦根各12克，金银花、蒲公英、连翘、菊花各15克，桔梗、荆芥各10克，板蓝根20克，甘草6克。水煎（取药汁600毫升），分3次服，每日1剂。⑦**内耳性眩晕**：半夏、蔓荆子各12克，柴胡、枳壳、龙胆、竹茹、苍耳子、栀子、青皮各9克，黄芩、大青叶各15克。水煎2次，混合煎汁，每日1剂。

二、发散风热药

浮萍

别名 浮萍草、紫背浮萍。

来源 浮萍科植物紫萍 *Spirodela polyrrhiza* (L.) Schleid. 的干燥全草。

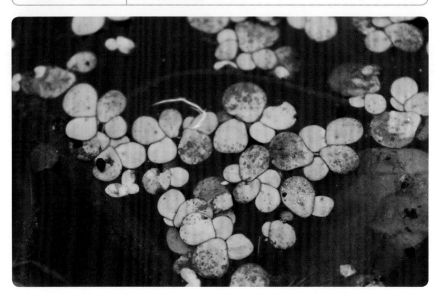

形态特征 **紫萍**：多年生细小草本，漂浮水面。根5～11条束生，细小，纤维状，长3～5厘米。花序生于叶状体边缘的缺刻内；花单性，雌雄同株；佛焰苞袋状，短小，2唇形，内有2雄花和1雌花，无花被；雄花有雄蕊2，花药2室，花丝纤细；雌花有雌蕊1，子房无柄，1室，具直立胚珠2，花柱短，柱头扁平或环状。果实圆形，边缘有翅。花期4～6月，果期5～7月。**浮萍**：浮水小草本。根1条，长3～4厘米，纤细，根鞘无翅，根冠钝圆或截切状。叶状体对称，倒卵形、椭圆形或近圆形，长1.5～6毫米，宽2～3毫米，上面平滑，绿色，不透明，下面浅黄色或紫色，全缘，具不明显的3脉纹。叶状体背面一侧具囊，新叶状体于囊内形成浮出，以极短的细柄与母体相连，随后脱落。花单性，雌雄同株，生于叶状体边缘开裂处；佛焰苞翼状，内有雌花1，雄花2；雄花花药2室，花丝纤细；雌花具1雌蕊，子房具弯生胚珠1。果实近陀螺状，无翅。种子1枚，具凸起的胚乳和不规则的凸脉12～15。花期4～6月，果期5～7月。

生境分布 生长于池沼、水田、湖湾或静水中。全国各地均产。

采收加工 6～9月捞取，洗净，拣去杂质，晒干。

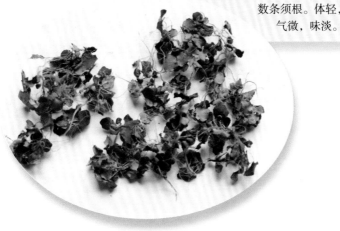

饮片特征

本品为扁平叶状体，呈卵形或卵圆形，直径2～5毫米。上表面淡绿色至灰绿色，偏侧有一小凹陷，边缘整齐或微卷曲。下表面紫绿色至紫棕色，着生数条须根。体轻，手捻易碎。气微，味淡。

性味归经	辛，寒。归肺、膀胱经。
功效主治	发汗解表，透疹止痒，利水消肿。本品辛寒轻浮，归肺、膀胱经，行于肌表，善于开毛窍散表邪，故有解表透疹之效；其上能散束肺之邪，以通水道之上源，下能行膀胱之气，从而有利水消肿之功。
药理作用	本品有利尿作用和微弱解热作用。
用法用量	水煎服，3～10克。煎水熏洗。
使用注意	表虚自汗者慎服。

精选验方

①**水痘**：浮萍15克，苦参、芒硝各30克。水煎，去渣，洗浴患处，每日2次。
②**急性、亚急性湿疹**：浮萍、苦参、知母各5克，黄柏、牛蒡子各9克，泽泻、防风、荆芥、甘草各10克，苍术15克，土茯苓30克。每日1剂，水煎，分2次服。
③**血虚风燥型慢性荨麻疹**：浮萍、蛇蜕、川芎、炙甘草各10克，荆芥、防风、白蒺藜、何首乌各15克，当归、生地黄、白芍、黄芪各20克。水煎（取药汁200毫升），早、晚分服。每日1剂，1个月为1个疗程。④**雀斑**：浮萍、皂角、白梅肉、樱桃枝各适量。共研细末，加水调搽患处。⑤**痱子**：浮萍30克，苦参60克。水煎，取汁洗患处，每日2～3次。

木 贼

别名 木贼草。
来源 木贼科植物木贼 *Equisetum hiemale* L. 的干燥地上部分。

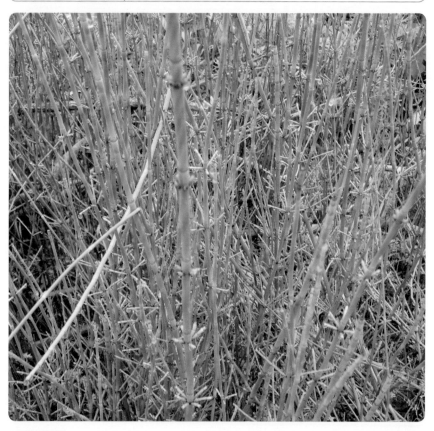

形态特征 一年生或多年生草本蕨类植物，植株高达100厘米。枝端产生孢子叶球，矩形，顶端尖，形如毛笔头。根茎短，棕黑色，匍匐丛生；地上茎单一枝不分枝，中空，有纵列的脊，脊上有疣状突起2行，极粗糙。叶呈鞘状，紧抱节上，顶部及基部各有1黑圈，鞘上的齿极易脱落。孢子囊生于茎顶，长圆形，无柄，具小尖头。孢子囊穗6～8月抽出。

生境分布 生长于河岸湿地、坡林下阴湿处、溪边等阴湿的环境。分布于东北、华北和长江流域一带。

采收加工 夏、秋两季采割，除去杂质，晒干或阴干。

饮片特征

本品为管状的段，直径2～7毫米。表面灰绿色或黄绿色，有多数纵棱，顺序排列，棱上有多数细小光亮的疣状突起，触之有粗糙感；节明显，节上着生筒状鳞叶，叶鞘基部和鞘齿黑棕色，中部淡棕黄色。切面中空，周边有多数圆形的小空腔。气微，味甘淡、微涩，嚼之有沙粒感。

性味归经	甘、苦，平。归肺、肝经。
功效主治	疏散风热，明目退翳。本品性味平淡，质地轻浮，有疏散之性，能疏散风热以明目退翳。
药理作用	本品有降压、消炎、利尿、收敛等作用。
用法用量	水煎服，3～10克。外用：研末，撒敷。
使用注意	气血虚者慎服。

精选验方

①**肠风下血**：木贼（去节，炒）30克，木馒头（炒）、枳壳（制）、槐角（炒）、茯苓、荆芥各15克。共研为末，每服6克，水浓煎，大枣汤调服。②**翳膜遮睛**：木贼6克，蝉蜕、谷精草、黄芩、苍术各9克，蛇蜕、甘草各3克。水煎服。③**目昏多泪**：木贼、苍术各等份。共研末，温开水调服，每次6克。④**胎动不安**：木贼（去节）、川芎各等份。研末，每服9克，水一盏，入金银花3克煎服。⑤**风热目赤、急性黄疸型肝炎**：木贼30克，板蓝根、茵陈各15克。水煎服。⑥**急性膀胱炎**：木贼10克，马鞭草20克。每日1剂，水煎，分2次服。⑦**扁平疣**：木贼、穿山甲、马齿苋、薏苡仁各30克，红花、紫草各10克。每日1剂，水煎，分2次服。第3次煎汁加食醋适量，擦患处至皮肤发红或发热为止，每日1次，妇女避开经期。

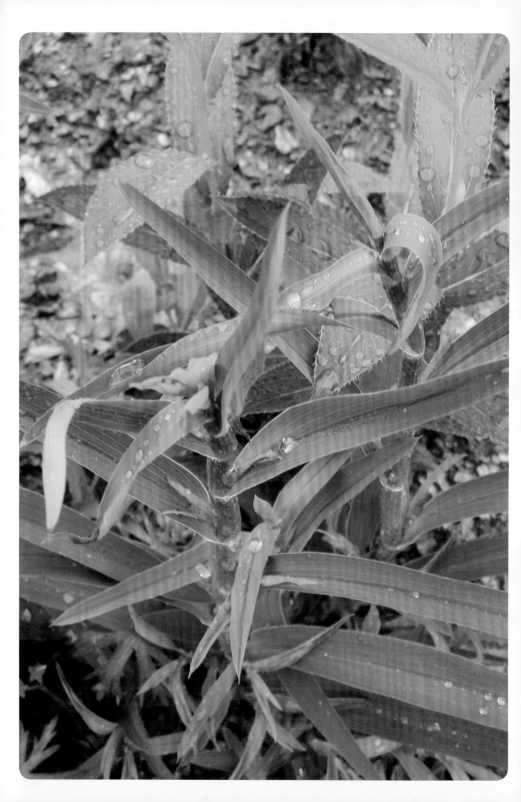

第二章

清热药

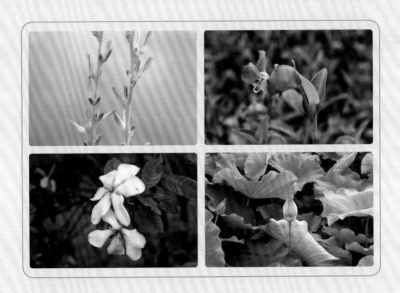

知 母

别名	毛知母、肥知母、光知母、盐知母、知母肉。
来源	百合科植物知母 *Anemarrhena asphodeloides* Bge. 的干燥根茎。

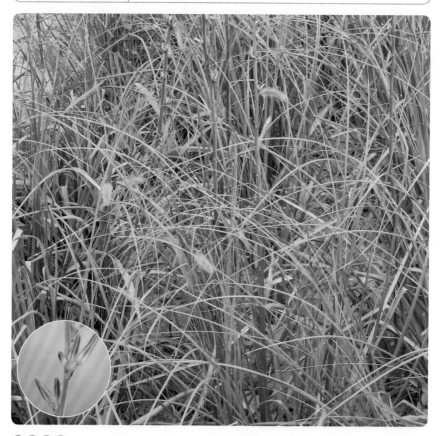

形态特征 多年生草本，根茎横走，密被膜质纤维状的老叶残基。叶丛生，线形，质硬。花茎直立，从叶丛中生出，其下散生鳞片状小苞片，2～3朵簇生于苞腋，呈长形穗状花序，花被长筒形，黄白色，干后略带紫色，有紫色条纹。蒴果长圆形，熟时3裂。种子黑色。花期5～8月，果期8～9月。

生境分布 生长于山地、干燥丘陵或草原地带。分布于河北、山西及东北等地。

采收加工 春、秋两季采挖，除去茎苗及须根，保留黄茸毛，晒干，称"毛知母"。鲜时剥去外皮晒干者，称"光知母"或"知母肉"。

饮片特征

本品呈不规则类圆形的厚片。外表皮黄棕色或棕色，可见少量残存的黄棕色叶基纤维和凹陷或突起的点状根痕。质硬，容易折断，切面黄白色至黄色。气微，味微甜、略苦，嚼之带黏性。

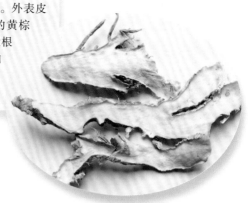

性味归经	苦、甘，寒。归肺、胃、肾经。
功效主治	清热泻火，滋阴润燥。本品苦寒能清热泻火，甘寒质润能滋阴润燥，以清润为专长。上清肺热而泻火，中清胃热而除烦渴，下润肾燥而滋阴。
药理作用	本品有解热、镇静、祛痰、降血糖、利尿，以及抗志贺菌属、伤寒沙门菌、副伤寒沙门菌、霍乱弧菌、大肠埃希菌、铜绿假单胞菌、葡萄球菌、溶血性链球菌、肺炎链球菌、百日咳鲍特菌等作用。
用法用量	水煎服，6~12克。清热泻火宜生用，滋阴降火宜盐水炒用。
使用注意	本品性寒质润，有滑肠之弊，故脾虚便溏者不宜用。

精选验方

①**咳嗽（肺热，痰黄黏稠）**：知母12克，黄芩9克，鱼腥草、瓜蒌各15克。水煎服。②**血淋涩痛**：知母、黄柏、木通、滑石各6克。水煎服。③**骨蒸劳热、五心烦热**：知母、熟地黄各12克，鳖甲、银柴胡各10克。水煎服。④**老年性糖尿病**：知母、天花粉各30克，山药50克，五味子、玄参、麦冬、天冬各15克，生地黄、鸡内金各20克。水煎，每日1剂，分2次服。⑤**老年干燥综合征**：知母、黄柏各20克，熟地黄15克，山茱萸、山药、泽泻、茯苓、牡丹皮各10克。水煎服，每日1剂。⑥**前列腺肥大症**：知母、黄柏、牛膝各20克，丹参30克，大黄15克，益母草50克。水煎服，每日1剂。⑦**支气管扩张咯血症**：知母、乌梅、生赭石各15克，生龙骨、生牡蛎、鱼腥草各30克，三七粉（冲服）3克。每日1剂；水煎，咯血100毫升以下者分3次服，咯血100毫升以上者分4次服。⑧**妇女更年期高血压**：知母、仙茅、淫羊藿、巴戟天、黄柏、当归各10克。水煎，每日1剂，分2次服，20日为1个疗程。

栀 子

别名	越桃、生栀子、黑栀子、生山栀、焦栀子、栀子仁、炒栀子、栀子皮、姜栀子。
来源	茜草科植物栀子 *Gardenia jasminoides* Ellis 的干燥成熟果实。

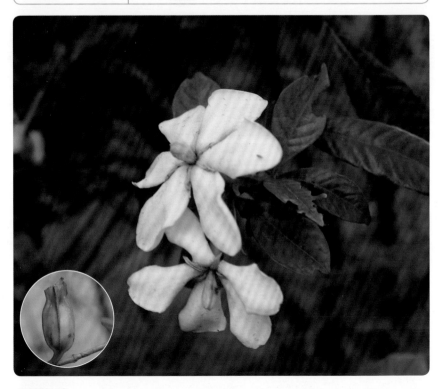

形态特征 叶对生或3叶轮生；托叶膜质，联合呈筒状；叶片革质，椭圆形、倒卵形至广倒披针形，全缘，表面深绿色，有光泽。花单生于枝顶或叶腋，白色，香气浓郁；花萼绿色，圆筒形，有棱，花瓣卷旋，下部联合呈圆柱形，上部5～6裂；雄蕊通常6；子房下位，1室。浆果，壶状，倒卵形或椭圆形，肉质或革质，金黄色，有翅状纵棱5～8。花期5～7月，果期8～11月。

生境分布 生长于山坡、路旁，南方各地有野生。分布于浙江、江西、湖南、福建等我国长江以南各省（区）。以江西产者为道地产品。

采收加工 9～11月果实成熟呈红黄色时采收，除去果梗及杂质，蒸至上汽或置沸水中略烫，取出干燥即得。

饮片特征

本品呈长卵圆形或椭圆形，表面红黄色或红棕色，具6条翅状纵棱，棱间有1条明显的纵脉纹，且有分枝。顶端残存萼片，基部稍尖，有残留果梗。

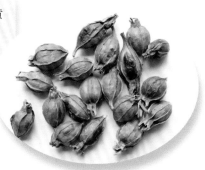

性味归经	苦，寒。归心、肺、肝、胃经。
功效主治	泻火除烦，清热利湿，凉血解毒，消肿止痛。本品苦寒，以清泻为功。能清心、肺、胃三焦之火而利小便；泻心、肺、胸膈之热而除烦；入心肝，走血分，凉血止血，清利肝胆湿热而退黄疸；栀子外用可消肿止痛，用于治疮疡肿毒。
药理作用	本品能增强胆汁分泌，有利胆作用，并有镇静、降压、止血作用。体外实验对志贺菌属、铜绿假单胞菌、金黄色葡萄球菌及各种癣菌有抑制作用，其水煎液可杀死钩体及血吸虫的成虫。
用法用量	水煎服，6～10克。外用：适量。生用清热泻火；炒焦后止血；姜汁炒用止烦呕。栀子皮偏于达表祛肌热；栀子仁偏于走里清内热。
使用注意	脾虚便溏、食少者忌用。

精选验方

①**血淋涩痛**：生栀子末、滑石各等份。葱汤下。②**热毒下血**：栀子30枚。加水1500毫升煎取500毫升，去渣服。③**小便不通**：栀子27枚，盐少许，独头大蒜1枚。捣烂，摊纸花上贴脐或涂阴囊上，一会儿即通。④**急性胰腺炎**：栀子、牡丹皮、木香、厚朴、延胡索各25克，大黄、赤芍各40克，芒硝15克。加水800毫升煎取约500毫升，分2次服。轻者每日1剂。⑤**毛囊炎**：栀子粉、穿心莲粉各15克，冰片2克，凡士林100克。调匀外涂，每日2次。⑥**结节性红斑**：栀子粉20克，赤芍粉10克，凡士林100克。调匀外涂，每日2次。⑦**软组织挫伤**：栀子粉适量。用食醋或凉茶调涂患处，干后即换。⑧**脓疱疮**：栀子9克，黄芩、黄柏各12克，黄连15克。水煎服，每日1剂。⑨**痛风性关节炎**：栀子、黄柏、白术、云苓、苦参、猪苓、桂枝、泽泻、苍术、茵陈各10克。水煎2次，每次加水500毫升煎取药汁150毫升，共煎药汁300毫升混匀，分2次服用。每日1剂，1周为1个疗程，连服2～3个疗程。

天花粉

别名　花粉、瓜蒌根、栝蒌根。

来源　葫芦科植物栝楼 *Trichosanthes kirilowii* Maxim. 或日本栝楼 *Trichosanthes japonica* Regel 的干燥块根。

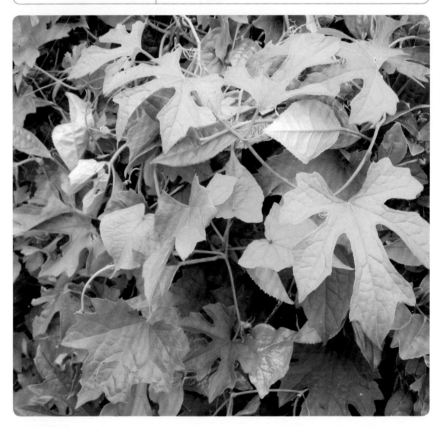

形态特征 多年生草质藤本，根肥厚。叶互生，卵状心形，常掌状3~5裂，裂片再分裂，基部心形，两面被毛。花单性，雌雄异株，雄花3~8排，成总状花序，花冠白色，5深裂，裂片先端流苏状；雌花单生，子房卵形。果实圆球形，成熟时呈橙红色。花期5~8月，果期8~10月。

生境分布 生长于向阳山坡、石缝、山脚、田野草丛中。分布于我国南北各地。

采收加工 春、秋两季均可采挖，以秋季采者为佳。挖出后，洗净泥土，刮去粗皮，切成段，晒干即可。

饮片特征

本品为类圆形或类长方形厚片,直径1.5～5.5厘米。外表面黄白色至淡棕黄色,残存的外皮黄褐色。切面类白色,可见淡黄色筋脉纹或筋脉小点。质坚,细腻,粉性。味微苦。

性味归经	甘、微苦,微寒。归肺、胃经。
功效主治	清热生津,清肺润燥,消肿排脓。本品苦寒清热泻火,甘寒养阴生津。入肺胃能清肺润燥,养胃生津。以其苦寒之性,又有清热解毒、消肿排脓之效。
药理作用	本品有致流产和抗早孕作用,对动物移植性肿瘤的生长有抑制作用;体外对溶血性链球菌、肺炎链球菌、白喉棒状杆菌有一定的抑制作用。
用法用量	水煎服,10～15克;或入丸、散。外用:研末,水或醋调敷。
使用注意	脾胃虚寒、大便滑泻者及孕妇忌服。不宜与乌头、附子同用。

精选验方

①**肺燥咳嗽、口渴**:天花粉、天冬、麦冬、生地黄、白芍、秦艽各等份。水煎服。②**胃和十二指肠溃疡**:天花粉10克,贝母6克,鸡蛋壳5枚。共研粉,每服6克,每日3次。③**天疱疮、痱子**:天花粉、连翘、金银花、赤芍、淡竹叶、泽泻、滑石、车前子、甘草各等份。水煎服。④**乳头溃疡**:天花粉6克。研细末,鸡蛋清调敷。⑤**肺热燥咳、干咳带血丝**:天花粉、麦冬各15克,仙鹤草12克。水煎服。⑥**中、晚期小细胞肺癌**:天花粉、川贝母各15克,党参、天冬各20克,苦杏仁10克,猪苓、白花蛇舌草各30克,生牡蛎60克。每日1剂,水煎,分2次服。⑦**急性淋巴结炎**:天花粉30克,海藻、金银花、连翘、昆布各15克,丹参、黄芩、生地黄、浙贝母各9克,夏枯草12克,穿山甲、青皮、皂角刺各6克。每日1剂,水煎,分2次服,1周为1个疗程;小儿剂量酌减。⑧**糖尿病**:天花粉、枸杞子各30克,山药适量。将山药洗净,放入锅内蒸熟;取枸杞子、天花粉煎汤,食山药,喝汤,每日2次。⑨**急性淋病**:天花粉、土茯苓、蒲公英、马齿苋、败酱草各30克,车前子、连翘、蜂房、牛膝、甘草各15克。每日1剂,水煎,分3次服,1周为1个疗程。

芦根

别名 苇根、苇茎、鲜芦根。
来源 禾本科植物芦苇 *Phragmites communis* Trin. 的新鲜或干燥根茎。

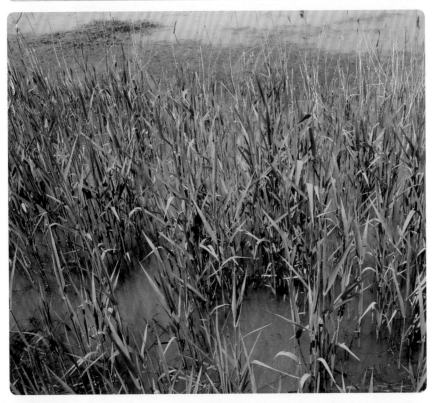

形态特征 多年生高大草本。具有匍匐状地下茎，粗壮，横走，节间中空，每节上具芽；茎高2~5米，节下通常具白粉。叶2列式排列，具叶鞘；叶鞘抱茎，无毛或具细毛；叶片灰绿色或蓝绿色，较宽，线状披针形，粗糙，先端渐尖。圆锥花序大型，顶生，直立，有时稍弯曲，暗紫色或褐紫色，稀淡黄色。花期9~10月。

生境分布 生长于池沼地、河溪地、湖边，以及河流两岸沙地、湿地等处，多为野生。全国各地均有分布。

采收加工 全年均可采挖其地下根茎，除去芽、须根及膜状叶，切成3~4厘米小段，鲜用或晒干。

饮片特征

鲜芦根：本品呈圆柱形段。表面黄白色，有光泽，节呈环状。切面黄白色，中空，有小孔排列成环。质轻而绵软。气微，味甘。

干芦根：本品呈扁圆柱形段。表面黄白色，节间有纵皱纹。切面中空，有小孔排列成环。质软而柔韧，不易折断，气无，味甘甜。

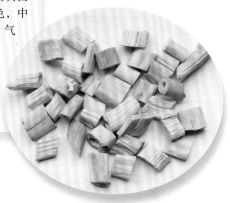

性味归经	甘，寒。归肺、胃经。
功效主治	清热生津，除烦止呕，祛痰排脓。本品甘寒，清热养阴。清肺热、宣肺气而祛痰排脓，清胃热而生津止呕除烦。
药理作用	体外试验对乙型溶血性链球菌有抗菌作用。
用法用量	水煎服，15～30克，鲜品30～60克。鲜品捣汁内服尤佳。
使用注意	脾胃虚寒者忌服。

精选验方

①**肺热咳嗽，痰多黄稠：**芦根、瓜蒌各12克，半夏、黄芩各10克，甘草6克。水煎服。②**酒精性肝病：**芦根30～50克。水煎频服（鲜品捣烂，绞汁服更佳）。③**口疮：**芦根16克，黄柏、升麻各12克，生地黄20克。水煎，含服。④**风疹不透：**芦根、柽柳各30克，胡荽10克。煎汤内服或外洗。⑤**胃热呕吐：**芦根15克，竹茹、葛根各10克，生姜、甘草各3克。水煎服。⑥**温热病后，余热未尽，胸脘微闷，饥不食，苔腻：**芦根30克，佩兰叶、广藿香叶、薄荷叶、鲜荷叶、枇杷叶各10克。水煎（不可久煎），取汁，加白糖调服。⑦**胃热呃逆、呕吐：**芦根汁、姜汁各适量。口服。⑧**肺痈、咳嗽胸痛、咳腥臭脓痰：**芦根30克，薏苡仁20克，桃仁6克，冬瓜子9克。水煎服。⑨**上呼吸道感染：**鲜芦根、金荞麦、生石膏、金银花各30克，黄芩、前胡、地骨皮、枇杷叶各12克，知母、苦杏仁、薄荷、桔梗、炙麻黄各9克，碧玉散（包）18克。每日1剂，水煎，分3次服。⑩**流行性感冒：**芦根、生石膏（先煎）各30克，生甘草3克，柴胡、荆芥、防风、薄荷（后下）、蝉蜕各6克，葛根、金银花、连翘各10克。每日1剂，水煎2次，每次煎取药汁50～200毫升，少量多次频服。

鸭跖草

别名　鸭食草、鸭脚掌、竹叶水草。
来源　鸭跖草科植物鸭跖草 *Commelina communis* L. 的全草。

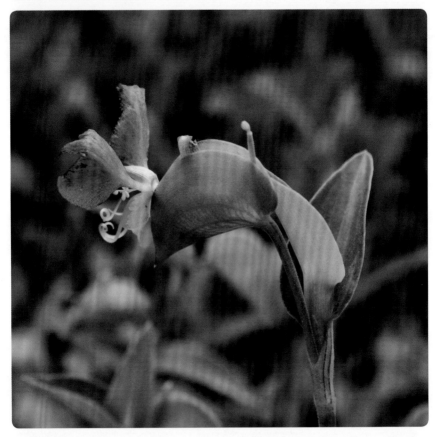

形态特征 一年生草本，高20～60厘米。茎基部匍匐，上部直立，微被毛，下部光滑，节稍膨大，其上生根。单叶互生，披针形或卵状披针形，基部下延成膜质鞘，抱茎，有缘毛；无柄或几近无柄。聚伞花序有花1～4；总苞心状卵形，长1.2～2厘米，边缘对合折叠，基部不相连，有柄；花瓣深蓝色，有长爪。蒴果椭圆形。花期5～9月，果期6～11月。

生境分布 生长于田野间。全国各地均有分布。

采收加工 夏、秋两季采收，洗净鲜用或晒干切段用。

饮片特征

本品呈不规则的段。茎有纵棱，多有分枝或须根，节稍膨大。切面中心有髓。叶互生，多皱缩、破碎，完整叶片展平后呈卵状披针形或披针形，全缘，基部下延成膜质叶鞘，抱茎，叶脉平行。总苞佛焰苞状，心形。气微，味淡。

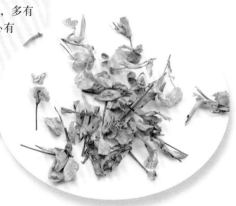

性味归经	甘、苦，寒。归肺、胃、膀胱经。
功效主治	清热解毒，利水消肿。本品苦寒之性而有清热之能，归肺胃走气分而能清热泻火以退热，入肺走表又能疗邪在卫气之证，归膀胱利水道，故有利水消肿之效。
药理作用	本品对金黄色葡萄球菌、八叠球菌有抑制作用，有明显的解热作用。
用法用量	水煎服，15~30克，鲜品30~60克。外用：适量。
使用注意	脾胃虚弱者用量宜少。

精选验方

①**流行性感冒性腮腺炎并发脑膜炎**：鸭跖草60克。每日1剂，水煎服。②**感冒**：干鸭跖草30~60克（鲜草60~120克）。水煎，分2次服。③**急性病毒性肝炎**：鸭跖草30~60克。每日1剂，水煎，分2次服；15~20日为1个疗程。④**睑腺炎**：鲜鸭跖草茎1枝或1段。洗净，手持约45°于酒精灯上燃烧上段，顷刻间下段即有水珠泡液体沸出，随即将沸出液体滴于睑结膜及睑缘（睑腺炎局部肿胀处及周围）；睑皮表面趁热涂之更好；滴药前，睑结膜用生理盐水冲洗，涂药后，患者有症状减轻之感，无需冲药液或做其他任何处理。⑤**急性扁桃体炎**：鸭跖草鲜品60克（干品30克）。水浓煎，去渣，加冰糖30克调服，每日3次；吞咽困难者用鲜全草绞汁，调米醋少许，频频咽下。⑥**上呼吸道感染**：四季青、大青叶、鸭跖草各等份，紫苏、荆芥各等份。水浓煎成每克含生药4克的合剂。口服3~4次，每次50克。病重热甚者，可3~4小时服药1次。⑦**膀胱炎**：鸭跖草60克，胡荽15克，车前草50克。每日1剂，水煎2次，混合药汁，分2次服（服时加少许白糖）。⑧**肩周炎**：鸭跖草、生石膏各60克，苍术、赤芍各6克，知母、防己、羌活、独活、生甘草各9克，西河柳15克。每日1剂，水煎，分2次服。

夏枯草

别名 枯草穗。

来源 唇形科植物夏枯草 *Prunella vulgaris* L. 的全草或果穗。

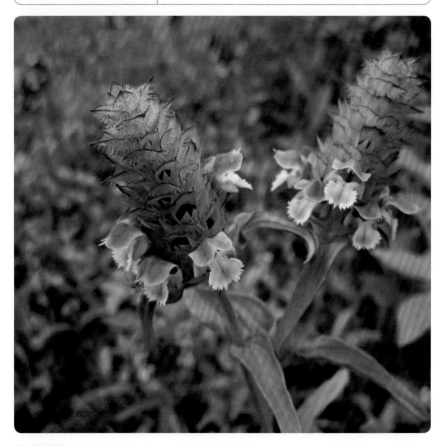

形态特征 多年生草本，有匍匐茎。直立茎方形，高约40厘米，表面暗红色，有细柔毛。叶对生，卵形或椭圆状披针形，先端尖，基部楔形，全缘或有细疏锯齿，两面均被毛，下面有细点；基部叶有长柄。轮伞花序密集顶生成假穗状花序；花冠紫红色。小坚果4，卵形。花期4～6月，果期4～8月。

生境分布 均为野生，多生长于路旁、草地、林边。分布于浙江、江苏、安徽、河南等省。

采收加工 夏季果穗半枯时采收，晒干入药。

饮片特征

本品呈圆柱形，略扁，淡棕色至棕红色，有短柄。苞片膜质，脉纹明显。每苞内有花3，萼片宿存。花瓣脱落，内有小坚果。质轻。气微，味淡。

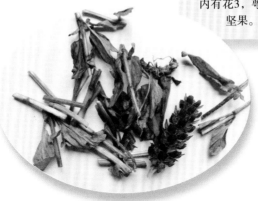

性味归经	辛、苦，寒。归肝、胆经。
功效主治	泻肝火，散郁结，清肝明目。本品苦寒泄热，辛能散结。主归肝经，能清肝火，散郁结，为治肝热痰火郁结所致瘰疬、目珠疼痛之要药。
药理作用	本品有降压、利尿、收缩子宫、增加肠蠕动、兴奋心脏等作用。对结核分枝杆菌、伤寒沙门菌、大肠埃希菌及志贺菌属有抑制作用。
用法用量	水煎服，10～15克；或熬膏服。
使用注意	脾胃虚弱者慎用。

精选验方

①肝虚目痛（冷泪不止，畏光）：夏枯草25克，香附子50克。共研末，每服5克，茶汤调下。②黄疸型肝炎：夏枯草、金钱草各30克，丹参18克。水煎，分3次服，连服7～15日；未愈，再服7日。③跌打损伤、刀伤：把夏枯草在口中嚼碎后敷在伤处。④巩膜炎：夏枯草、野菊花各30克。水煎，分2～3次服。⑤**长期失眠**：夏枯草15克，百合30克。每日1剂，水煎2次，混合药汁，分次服用。⑥**急、慢性结膜炎**：夏枯草、菊花各18克，栀子15克，蝉蜕9克，甘草6克。水煎服，每日2次。⑦**喉癌**：夏枯草、山豆根、龙葵各30克，嫩薄荷3克。每日1剂，水煎，分2次服。⑧**小儿肺炎**：鲜青蒿、鲜夏枯草各30克。共捣烂成糊状，敷于脐部。⑨**慢性阑尾炎**：夏枯草、大血藤各30克，枳壳、木香各15克。水煎服，每日1剂。⑩**妊娠期高血压疾病**：决明子、夏枯草、白糖各15克，菊花10克。水煎，取汁加入白糖煮沸，随量饮用。

决明子

别名 草决明、生决明、炒决明。
来源 豆科植物决明 *Cassia obtusifolia* L. 或小决明 *Cassia tora* L. 的干燥成熟种子。

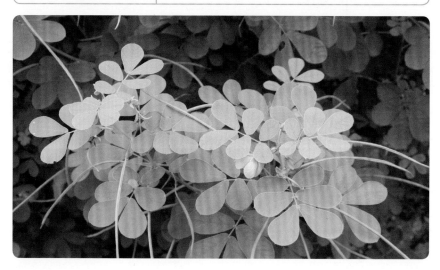

形态特征 **决明**：一年生半灌木状草本，高1～2米，上部多分枝，全体被短柔毛。双数羽状复叶互生，有小叶2～4对，在下面两小叶之间的叶轴上有长形暗红色腺体；小叶片倒卵形或倒卵状短圆形，长1.5～6.5厘米，宽1～3厘米，先端圆形，有小突尖，基部楔形，两侧不对称，全缘。幼时两面疏生柔毛。花成对腋生，小花梗长1～2.3厘米；萼片5，分离；花瓣5，黄色，倒卵形，长约12毫米，具短爪，最上瓣先端有凹陷，基部渐窄；发育雄蕊7，3枚退化；子房细长弯曲，柱头头状。荚果四棱柱状，略扁，稍弯曲，长15～24厘米，果柄长2～4厘米。种子多数，菱状方形，淡褐色或绿棕色，有光泽，两侧面各有1条线形浅色斜凹纹。**小决明**：与决明形态相似，但植株较小，通常不超过130厘米。下面两对小叶间各有1个腺体；小花梗、果实及果柄均较短；种子较小，两侧各有1条宽1.5～2毫米的绿黄棕色带。具臭气。花期6～8月，果期9～10月。

生境分布 生长于村边、路旁和旷野等处。分布于安徽、广西、四川、浙江、广东等省（区），南北各地均有栽培。

采收加工 秋季果实成熟后，将全株割下或摘下果荚晒干，打出种子，扬净荚壳及杂质，再晒干。

饮片特征

本品呈棱方形或短圆柱形，两端平行倾斜，形似马蹄，长3~7毫米，宽2~4毫米。表面绿棕色或暗棕色，平滑有光泽，有突起的棱线和凹纹。种皮薄。质坚硬。气微，味微苦。口嚼稍有豆腥气味。入水中浸泡时，由一处胀裂，手摸有黏性。

性味归经	甘、苦、咸，微寒。归肝、肾、大肠经。
功效主治	清肝明目，润肠通便。本品苦寒可降泄肝经郁热，清肝明目之效好而为眼科常用药；味甘质润而有润肠通便之功。
药理作用	本品有降压及轻度泻下作用。其醇提取物对葡萄球菌、白喉棒状杆菌、伤寒沙门菌、副伤寒沙门菌、大肠埃希菌等均有抑制作用，其1：4水浸剂对皮肤真菌有抗菌作用。
用法用量	水煎服，10~15克。
使用注意	气虚便溏者慎用。

精选验方

①**急性结膜炎**：决明子、菊花、蝉蜕、青葙子各15克。水煎服。②**夜盲症**：决明子、枸杞子各9克，猪肝适量。水煎，食肝服汤。③**雀目**：决明子100克，地肤子50克。捣细罗为散，每于饭后以清粥调饮。④**习惯性便秘**：决明子、郁李仁各18克。沸水冲泡代茶饮。⑤**外感风寒头痛**：决明子50克。用火炒后研细粉，然后用凉开水调涂在头部两侧太阳穴处。⑥**口腔炎**：决明子20克。水煎汤至半量，待冷漱口。⑦**妊娠期高血压疾病**：决明子、夏枯草、白糖各15克，菊花10克。水煎，取汁加入白糖煮沸，随量饮用。⑧**肝郁气滞型脂肪肝**：决明子20克，陈皮10克。切碎，放入沙锅，水浓煎2次，每次20分钟，过滤，合并2次滤汁，再用小火煨至300毫升；代茶饮，可连续冲泡3~5次，当日饮完。⑨**热结肠燥型肛裂**：决明子30克，黄连3克，绿茶2克。沸水冲泡10分钟，代茶频饮；可冲泡3~5次，当日饮完。⑩**肥胖症**：决明子、泽泻各12克，番泻叶1.5克。每日1剂，水煎，分2次服。

谷精草

别名 谷精珠。

来源 谷精草科植物谷精草 *Eriocaulon buergerianum* Koern. 的干燥带花茎的头状花序。

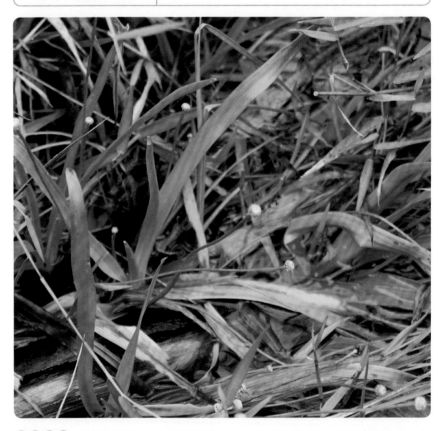

形态特征 多年生草本。叶通常狭窄，密丛生；叶基生，长披针状线形，有横脉。花小，单性，辐射对称，头状花序球形，顶生，总苞片宽倒卵形或近圆形，顶端骤尖。蒴果膜质，室背开裂；种子单生，胚乳丰富。蒴果长约1毫米，种子长椭圆形，有毛茸。花、果期7~12月。

生境分布 生长于溪沟、田边阴湿地带。分布于浙江、江苏、安徽、江西、湖南、广东、广西等省（区）。

采收加工 秋季采收，将花序连同花茎拔出，除去泥土和须根，晒干，切段，生用。

饮片特征

本品头状花序呈半球形，直径4～5毫米；底部有苞片层层紧密排列，苞片淡黄绿色，有光泽，上部边缘密生白色短毛；花序顶部灰白色。揉碎花序，可见多数黑色花药及细小黄绿色未成熟的果实。花茎纤细，长短不一，直径不及1毫米，淡黄绿色，有数条扭曲的棱线。质柔软。气微，味淡。

性味归经	甘，平。归肝、胃经。
功效主治	清肝明目，疏散风热。本品甘、平，主归肝经，善清肝火而明目；又药用花序轻浮上达，善散风热而疗风热目疾。
药理作用	谷精草水浸剂体外试验对某些皮肤真菌有抑制作用，煎剂对铜绿假单胞菌、大肠埃希菌、肺炎链球菌有抑制作用。
用法用量	水煎服，6～15克。
使用注意	阴虚血亏目疾者忌用。

精选验方

①偏、正头痛：谷精草适量。研末，加白面糊调匀，摊纸上贴痛处，干了再换。②鼻血不止：谷精草适量。研末，每服10克，熟面汤送下。③夜盲症：谷精草、苍术各15克，夜明砂9克，猪肝200克。同煮熟，空腹食肝喝汤。④目中翳膜：谷精草、防风各等份。研末，米汤冲服。⑤糖尿病合并视网膜病变：谷精草、麦冬、枸杞子、北沙参、青葙子、当归、川楝子各10克，生地黄、熟地黄、葛根各15克，丹参、决明子各30克，菊花12克。每日1剂，水煎，分2次服。⑥老年性白内障：谷精草、生地黄、赤芍、女贞子、密蒙花、菊花、沙苑子、白蒺藜、党参、黄芪、黄芩各12克，炙甘草6克，草决明15克，生石决明30克。每日1剂，水煎，分2次温服。⑦急性牙周炎：谷精草18克，生石膏（先煎）15克，金银花12克，知母9克，蝉蜕6克，甘草3克。水煎服，每日1剂；重症者每日2剂。

青葙子

别名	鸡冠苋、草决明。
来源	苋科植物青葙 *Celosia argentea* L. 的干燥成熟种子。

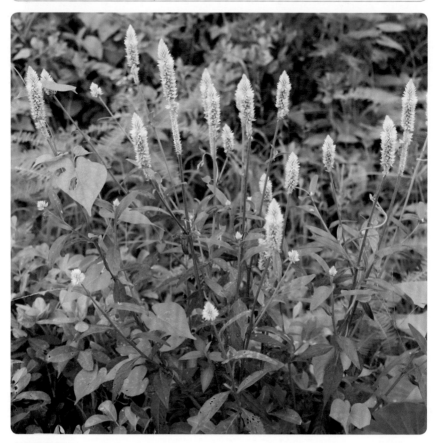

形态特征 一年生草本，高达1米。茎直立，绿色或带红紫色，有纵条纹。叶互生，披针形或椭圆状披针形。穗状花序顶生或腋生；苞片、小苞片和花被片干膜质，淡红色，后变白色。胞果卵形，盖裂。种子扁圆形，黑色，有光泽。花期5~8月，果期6~10月。

生境分布 生长于平原或山坡。分布于我国中部及南部各省（区）。

采收加工 秋季种子成熟时，割下全株或剪下果穗，搓出种子，除去杂质，晒干。

饮片特征

本品呈扁圆形，少数呈圆肾形，直径1~1.5毫米。表面黑色或红黑色，光亮，中间微隆起，侧边微凹处有种脐。种皮薄而脆。气微，味淡。炒青葙子形如青葙子生品，表面焦黑色，有香气。

性味归经	苦，微寒。归肝经。
功效主治	清泻肝火，明目退翳。本品苦寒入肝，其性清降，专攻清泻肝经实火而明目退翳。
药理作用	其油脂有扩瞳作用。青葙子水煎液（每毫升相当于1克生药）对正常家兔瞳孔无明显影响，连续用药6日后，眼压有轻度下降，和对照组比较差异显著，但不能阻止水负荷后的眼压升高。本品煎剂对铜绿假单胞菌有较强的抑制作用。
用法用量	水煎服，3~15克。
使用注意	瞳孔散大及肝肾不足之目疾者忌用。

精选验方

①**慢性葡萄膜炎**：青葙子、白扁豆各15克，玄明粉（冲）4.5克，酸枣仁、茯苓各12克，密蒙花、决明子各9克。水煎服。②**未成熟的白内障**：青葙子、白芍、茺蔚子各15克，车前子、当归、云苓、菊花、决明子各12克，生地黄、熟地黄、玄参、钩藤、麦冬各20克，防风、红花、香附各10克，石决明30克。共研末，水泛为丸，青黛为衣，每次服6~10丸，每日2次。③**老年性白内障**：青葙子、桃仁、白芍、六神曲、益智、桑椹、菊花、夜明砂各10克，红花、蝉蜕、陈皮、川芎、白蒺藜、磁石各6克，当归12克，熟地黄、草决明、枸杞子、丹参各15克。每日1剂，水煎，分2次温服；4个月为1个疗程。④**黄褐斑**：珍珠母30克，鸡血藤、青葙子各21克，茵陈、丹参各15克，浙贝母、杭白菊、茯苓各12克，红花、杭白芍各9克。水煎2次，混合两煎，早、晚分服；每日1剂，2个月为1个疗程。

千里光

别名 九里光、千里明。
来源 菊科植物千里光 *Senecio scandens* Buch.–Ham. 的地上部分。

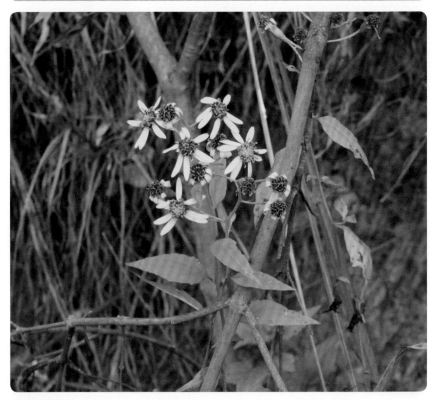

形态特征 多年生草本，呈攀援状。木质茎，高1～5米，有微毛，后脱落。叶互生，卵状三角形或椭圆状披针形，长4～12厘米，宽2～6厘米，先端渐尖，基部楔形至截形，边缘有不规则缺刻状齿裂，或微波状，或近全缘，两面疏被细毛。花序顶生，排成伞房状；总苞筒形，总苞片1层；花黄色，舌状花雌性，管状花两性。瘦果圆柱形，有纵沟，被短毛，冠毛白色。花、果期秋、冬两季至次年春季。

生境分布 生长于路旁及旷野间。分布于江苏、浙江、安徽、江西、湖南、四川、贵州、云南、广东、广西等省（区）。

采收加工 夏、秋两季采收，扎成小把或切段，晒干。

饮片特征

干燥全草长60~100厘米，或切成2~3厘米长的小段。茎圆柱状，表面棕黄色；质坚硬，断面髓部发达，白色。叶多皱缩，破碎，呈椭圆状三角形或卵状披针形，基部戟形或截形，边缘有不规则缺刻，暗绿色或灰棕色，质脆。有时枝梢带有枯黄色头状花序。

性味归经	苦，平；有小毒。归肝经。
功效主治	清肝明目，清热解毒。本品苦、平，以其清泻之力而具清肝明目、清热解毒之功。
药理作用	本品对革兰阳性、阴性细菌均有明显的抑制作用；对金黄色葡萄球菌、伤寒沙门菌、副伤寒沙门菌也有较强的抑制作用；还可抗钩体和阴道毛滴虫。
用法用量	水煎服，15~30克。外用：适量，捣敷或熬膏服。
使用注意	脾胃虚寒者慎服。

精选验方

①**急性扁桃体炎**：千里光60克。每日1剂，水煎2次，每次30分钟，分2次服。②**睑腺炎（麦粒肿）**：千里光适量。熬成膏，每取少许点眼角，每日2次。③**急性尿路感染以及术后感染**：可单用本品煎服。④**滴虫性阴道炎、宫颈炎**：千里光15克（或配花椒5克）。煎液涂阴道周壁，并用棉球蘸药液塞入阴道，12~24小时后取出，每日1次，5次为1个疗程。⑤**毒蛇咬伤后排毒**：千里光适量。捣汁，反复冲洗伤口。⑥**足癣及并发症**：千里光、白矾、葛根各等份。烘干，研末，密闭包装，每袋40克，每晚取1袋倒入盆中，加温水3000毫升混匀，浸泡患足20分钟，7日为1个疗程，连用3个疗程。⑦**老年性前列腺增生**：千里光、鱼腥草、金银花、紫花地丁各30克，知母20克，黄连、黄柏、炮穿山甲粉（分2次吞服）各12克，肉桂10克。每日1剂，水煎汁，分2次服。

一、清热泻火药

荷 叶

别名　干荷叶、荷叶炭、鲜荷叶。
来源　睡莲科植物莲 *Nelumbo nucifera* Gaertn. 的干燥叶。

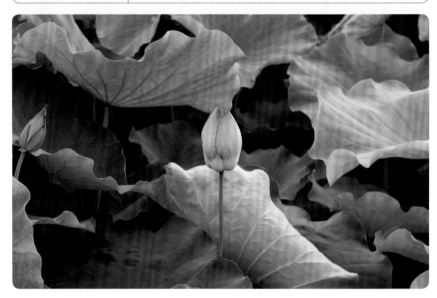

形态特征 多年生水生草本。根茎横生，肥厚，节间膨大，内有多数纵行通气孔洞，外生须状不定根。节上生叶，露出水面；叶柄着生于叶背中央，粗壮，圆柱形，多刺；叶片圆形，直径25～90厘米，全缘或稍呈波状，上面粉绿色，下面叶脉从中央射出，有1～2次叉状分枝。花单生于花梗顶端，花梗与叶柄等长或稍长，也散生小刺；花直径10～20厘米，芳香，红色、粉红色或白色；花瓣呈椭圆形或倒卵形，长5～10厘米，宽3～5厘米；雄蕊多数，花药条形，花丝细长，着生于花托之上；心皮多数埋藏于膨大的花托内，子房椭圆形，花柱极短。花后结"莲蓬"，倒锥形，直径5～10厘米，有小孔20～30，每孔内含果实1；坚果椭圆形或卵形，长1.5～2.5厘米，果皮革质，坚硬，熟时黑褐色。种子卵形或椭圆形，长1.2～1.7厘米，种皮红色或白色。花期6～8月，果期8～10月。

生境分布 生长于水泽、池塘、湖沼或水田内，野生或栽培。全国大部分地区均产。

采收加工 夏、秋两季采收，晒至七八成干时，除去叶柄，折成半圆形或扇形，干燥。

饮片特征

本品多折成半圆形或扇形，展开后呈类圆形，直径20～50厘米，全缘或稍呈波状。上表面呈深绿色或黄绿色，较粗糙；下表面呈淡灰棕色，较光滑，有粗脉21～22，由中心向四周射出，质脆，易破碎。微有清香气，味微苦。

性味归经	苦，平。归肝、脾、胃经。
功效主治	清热解暑，升发清阳，止血。本品味苦性平，其气清香，善清夏季之暑邪；药性升浮，归经脾胃，以升发清阳；干品或炒炭用又有止血作用，且止血而不留瘀，用于各种出血症。
药理作用	其浸剂和煎剂可扩张血管，中等度降压。
用法用量	水煎服，3～9克，鲜品15～30克，荷叶炭3～6克。鲜者偏解暑热；干者偏升清阳；炒炭用于止血。
使用注意	胃酸过多、消化性溃疡和龋齿者，及服用滋补药品期间忌服用。尽量少吃生的荷叶，尤其是胃肠功能弱的人更应该谨慎。脾胃虚弱者慎服。

精选验方

①黄水疮：荷叶适量。烧炭，研细末，香油调敷患处，每日2次。②腹泻：荷叶适量。洗净，置锅内焖炒成炭，放凉，研细末，每取10～15克，白糖开水冲服，每日3次。③口臭：荷叶3～5克。水略煎（或滚水冲泡），每日1剂，代茶饮。④水肿：枯荷叶适量。烧干，研末，每次10克，小米汤冲服，每日3次。⑤风热感冒：鲜荷叶10片，太子参10克，甘草、绿茶各5克，白糖适量。将荷叶、甘草、绿茶、太子参用500毫升沸水冲泡10分钟，去渣，加白糖调匀，每日1剂，代茶饮。⑥小儿暑湿感冒：荷叶、广藿香、生薏苡仁各10克，焦山楂6克。水煎，每日1剂，频服。⑦猩红热：荷叶、野菊花各10克。水煎，每日1剂，分2次服。⑧耳源性眩晕：荷叶、泽泻各15克，党参、生龙骨、白芍、生牡蛎、白术各30克，陈皮、半夏各6克，川芎、柴胡各9克，赭石粉18克，当归、茯苓各24克。水煎，每日1剂，分次服。

生地黄

别名　生地、鲜地黄、鲜生地。
来源　玄参科植物地黄 *Rehmannia glutinosa* Libosch. 的根。

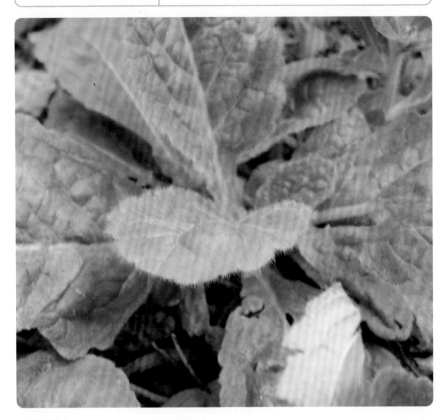

形态特征 多年生草本，全株有白色长柔毛和腺毛。叶基生成丛，倒卵状披针形，基部渐狭成柄，边缘有不整齐钝齿，叶面皱缩，下面略带紫色。花茎由叶丛抽出，花序总状；萼5浅裂；花冠钟形，略二唇状，紫红色，内面常有黄色带紫的条纹。蒴果球形或卵圆形，具宿萼和花柱。花期4～6月，果期7～8月。

生境分布 生于温和气候及阳光充足之地。分布于我国河南、河北、东北及内蒙古，大部分地区有栽培。尤以河南产怀地黄为道地药材。

采收加工 春、秋两季采挖，除去须根，鲜用，为鲜地黄；或将其大小分开，烘焙干燥，为生地黄。

饮片特征

本品呈类圆形或不规则的厚片。外表皮棕黑色或棕灰色，极皱缩，具不规则的横曲纹。切面棕黑色或乌黑色，有光泽，具黏性。质柔软，坚实，气微，味微甜、微苦。

性味归经	甘、苦，寒。归心、肝、肾经。
功效主治	清热凉血，养阴生津。本品苦寒入心肝血分，能清热凉血而泻火；甘寒质润入肾经，能滋阴养血而润燥，故为凉血滋阴之主药。
药理作用	本品有一定的强心、利尿、升高血压、降低血糖等作用。地黄醇提取物可加速血液凝固，对实验性四氯化碳中毒性肝炎小鼠有保护肝脏、防止肝糖原减少的作用；尚能抑制毛状小芽孢癣菌等多种真菌的生长。
用法用量	水煎服，10~30克，鲜品用量加倍，或以鲜品捣汁入药。清热生津宜生用，止血宜炒炭用。
使用注意	本品性寒滞腻，脾虚腹满便溏及胸闷食少者不宜用。

精选验方

①**病后虚汗、口干心躁**：生地黄250克。水三盏，煎一盏半，每日3次。②**慢性咽炎**：生地黄、金银花、川贝母、麦冬、玄参各20克，知母、牡丹皮、石斛各15克，桔梗、甘草、桑叶、薄荷各10克。水煎，每日1剂，分2次服用。③**血热生癣**：生地黄汁适量。频服之。④**肝肾阴亏、虚热动血、胸腹膨胀**：生地黄、白茅根各30克，丹参15克，川楝子9克。水煎服。⑤**风湿性关节炎**：干生地黄90克。切碎，加水600~800毫升煮沸约1小时，取药液300毫升为每日量，1次或2次服。⑥**变应性鼻炎**：生地黄24克，当归、赤芍各15克，川芎6克，苍耳子、辛夷各9克，徐长卿30克。水煎，每日1剂，分3次服，15日为1个疗程。⑦**支气管扩张咯血症**：生地黄、麦冬、百合、仙鹤草各15克，白芍、当归、玄参各12克，白茅根30克，川贝母、甘草各6克。水煎，每日1剂，分2次服。⑧**小儿猩红热**：生地黄、金银花各20克，绿豆30克。将生地黄和金银花水煎，去渣，取汁加绿豆煎汤，每日3次，代茶饮。

玄参

别名 玄台、馥草、黑参、逐马、元参。
来源 玄参科植物玄参 *Scrophularia ningpoensis* Hemsl. 的根。

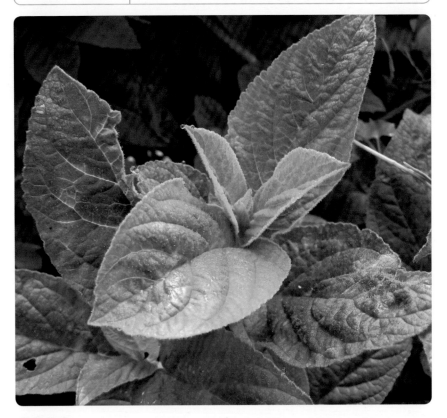

形态特征 多年生草本，根肥大。茎直立，四棱形，光滑或有腺状毛。茎下部叶对生，近茎顶互生，叶片卵形或卵状长圆形，边缘有细锯齿，下面疏生细毛。聚伞花序顶生，展成圆锥状，花冠暗紫色，5裂，上面2裂片较长而大，侧面2裂片次之，最下1裂片最小。蒴果卵圆形，萼宿存。花期7~8月，果期8~9月。

生境分布 生长于溪边、山坡林下及草丛中。分布于我国长江流域及陕西、福建等省（区），野生、家种均有。

采收加工 冬季茎叶枯萎时采挖，除去根茎、幼芽、须根及泥沙，晒或烘至半干，堆放3~6日。反复数次至干燥。

饮片特征

本品呈类圆形或椭圆形的薄片。外表皮呈灰黄色或灰褐色，有明显的纵皱纹，横切面黑色，油润柔软，周边皱缩，微有光泽，有的具裂隙。质坚，不易折。气特异似焦糖，味甘、微苦。

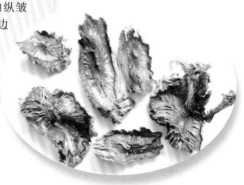

性味归经	甘、苦、咸，寒。归肺、胃、肾经。
功效主治	清热凉血，滋阴解毒。本品苦寒能清热泻火解毒，甘寒能滋水养阴，咸寒质润能软坚润燥。归肾经，能壮肾水以制浮游之火，具有清上彻下之功，为滋阴降火之要药。
药理作用	本品能扩张血管，降血压，降血糖。对多种皮肤真菌和铜绿假单胞菌有抑制作用；在体外有中和白喉毒素的作用。
用法用量	水煎服，10～15克。
使用注意	脾胃虚寒、食少便溏者不宜服用。反藜芦。

精选验方

①**慢性咽喉肿痛**：玄参、生地黄各15克，连翘、麦冬各10克。水煎服。②**热毒壅盛、气血两燔、高热神昏、发斑发疹**：玄参、甘草各10克，石膏30克，知母12克，水牛角60克，粳米9克。水煎服。③**瘰疬、颈部淋巴结肿大**：玄参、牡蛎、贝母各等份。研粉，炼蜜为丸，每次服9克，每日2次。④**腮腺炎**：玄参15克，板蓝根12克，夏枯草6克。水煎服。⑤**热病伤津、口渴便秘**：玄参30克，生地黄、麦冬各24克。水煎服。⑥**急性扁桃体炎**：玄参15克，连翘、射干、牛蒡子、黄芩、桔梗各10克，薄荷6克，甘草5克。水煎服。⑦**热毒炽盛、瘀阻经脉之血栓闭塞性脉管炎**：玄参、金银花各30克，当归15克，甘草6克。水煎服。⑧**小儿急性化脓性扁桃体炎**：玄参、连翘、板蓝根各10克，黄芩、柴胡、桔梗、马勃、乳香、赤芍、牡丹皮、牛蒡子各5克，黄连、薄荷、甘草各3克。水煎至200毫升，每日1剂，分2次服（剂量可依年龄酌情而定）。⑨**慢性咽炎**：玄参、黄芪、丹参各20克，桔梗6克，红花、制僵蚕、射干各10克，玉竹15克。水煎，每日1剂，分2次服。

牡丹皮

别名　丹皮、丹根、牡丹根皮。
来源　毛茛科植物牡丹 *Paeonia suffruticosa* Andr. 的干燥根皮。

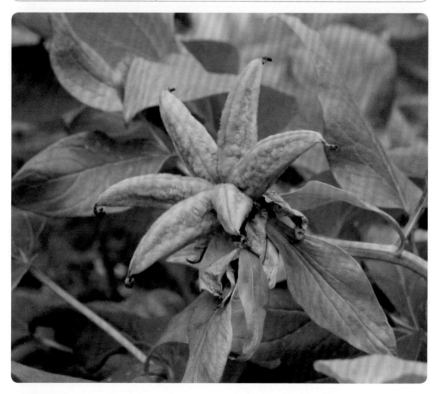

形态特征 落叶小灌木，高1～2米，主根粗长。根皮呈圆筒状或槽状，外表灰棕色或紫褐色，有横长皮孔及支根痕。去栓皮的外表面粉红色，内表面深棕色，并有多数光亮细小结晶（牡丹酚）附着。叶为2回3出复叶，小叶卵形或广卵形，顶生小叶片通常3裂。花大型，单生枝顶；萼片5；花瓣5至多数，白色、红色或浅紫色；雄蕊多数；心皮3～5，离生。聚合蓇葖果，表面密被黄褐色短毛。花期5月，果期6月。

生境分布 生长于向阳、不积水的斜坡、沙质地。分布于河南、安徽、山东等省（区），以安徽凤凰山等地的质量最佳。

采收加工 秋季采挖根部，除去细根，剥取根皮，晒干。生用、炒用或炒炭用。

饮片特征

本品为圆形、类圆形的薄片或一侧有半径性切开，中空。外表皮灰褐色或黄褐色，栓皮脱落处显棕红色。切面黄白色至淡粉红色，粉性，外皮薄。偶可见发亮的细小结晶。质脆。气芳香，味微苦而涩。

性味归经	辛、苦，微寒。归心、肝、肾经。
功效主治	清热凉血，活血散瘀。本品苦寒清泻，辛香行散，归心肝走血分，故有清热凉血、活血散瘀之功。
药理作用	本品具镇静、催眠、抗惊厥、镇痛、退热、降低血管通透性、降血压和抑菌作用。
用法用量	水煎服，6～12克。清热凉血宜生用，活血化瘀宜酒炒用，止血宜炒炭用。
使用注意	血虚有寒、月经过多者及孕妇不宜用。

精选验方

①**通经**：牡丹皮6～9克，仙鹤草、六月雪、槐花各9～12克。水煎，冲黄酒、红糖，经行时早、晚空腹服。②**肾虚腰痛**：牡丹皮、萆薢、白术、桂枝（去粗皮）各等份。捣罗为散，每服15克，温酒调下。③**变应性鼻炎**：牡丹皮9克。水煎服，连服10日为1个疗程。④**牙痛**：牡丹皮、防风、生地黄、当归各20克，升麻15克，青皮12克，细辛5克。水煎服。⑤**阑尾炎初起、腹痛便秘**：牡丹皮12克，生大黄8克，红藤、金银花各15克。水煎服。⑥**老年性白内障**：牡丹皮、桂枝、赤芍、茯苓、泽兰各9克。水煎，每日1剂，分2次服。⑦**脉管炎**：蒲公英30克，苦参、黄柏、连翘、木鳖子各12克，金银花、白芷、赤芍、牡丹皮、甘草各10克。上药装入缝制好的小布包内，水煎，去渣，趁热熏洗患处，每次1小时，每日1～2次；如果患处出现伤口，熏洗后须再常规换药。⑧**月经过多**：牡丹皮、青蒿各6克，茶叶3克，冰糖15克。将前2味洗净，加茶叶，置茶杯中，用开水冲泡15～20分钟，加入冰糖令溶，代茶饮。

二、清热凉血药

赤芍

别名 红芍药、山芍药、草芍药、木芍药、赤芍药。

来源 毛茛科植物芍药 *Paeonia lactiflora* Pall 或川芍药 *Paeonia veitchii* Lynch 的根。

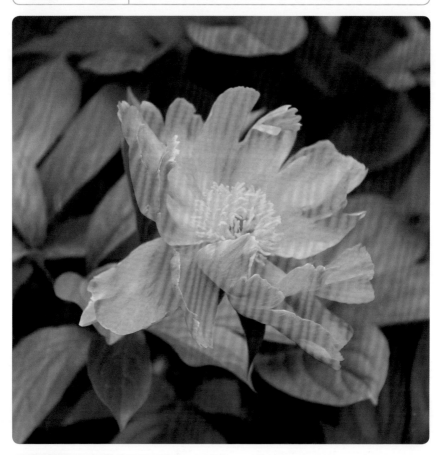

形态特征 川芍药：多年生草本；茎直立。茎下部叶为2回3出复叶，小叶通常2回深裂，小裂片宽0.5~1.8厘米。花2~4朵生茎顶端和其下的叶腋；花瓣6~9，紫红色或粉红色；雄蕊多数；心皮2~5。蓇葖果密被黄色茸毛。花期5~6月，果期6~8月。

生境分布 生长于山坡林下、草丛中及路旁。分布于内蒙古、四川及东北各地。

采收加工 春、秋两季采挖，除去根头、须根及泥土，晒干。

饮片特征

本品为类圆形切片，外表皮棕褐色，皱纹较多，皮易脱落，有皮孔。切面粉白色或粉红色。皮部窄，木部放射状纹理明显，有的有裂隙。质脆而硬，易折。气味微香，微苦涩，酸。

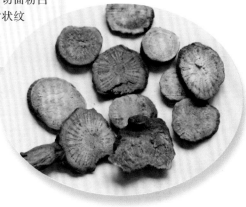

性味归经	苦、辛，微寒。归肝经。
功效主治	清热凉血，散瘀止痛。本品辛散苦降，主入肝经血分，故能清血分实热，散瘀血留滞，为凉血祛瘀之要药。
药理作用	本品有解热、镇静、镇痛、解痉、抗惊厥、扩张血管等作用，并能抗菌及抑制流感病毒。
用法用量	水煎服，6～15克。
使用注意	血寒经闭者不宜用。反藜芦。

精选验方

①**血热炎症、热蕴疮痛**：赤芍、金银花各9克，天花粉、白芷、陈皮、防风、当归、贝母、没药、乳香、甘草各3克。水、酒各半煎，温服。②**血瘀疼痛、血瘀痛经**：赤芍、延胡索、香附、乌药、当归各6克。水煎服。③**胁肋瘀痛**：赤芍9克，青皮、郁金各6克。水煎服。④**血瘀头痛**：赤芍、川芎各9克，当归、白芷、羌活各6克。水煎服。⑤**冠心病、心绞痛**：赤芍10克，丹参20克，降香、川芎各15克。水煎服。⑥**顽固性口腔溃疡**：赤芍、茯苓、土贝母各15克，黄连、青皮各10克，苍术、枳壳各12克，莱菔子20克，甘草6克。水煎至200毫升，每日1剂，分2次服。⑦**子宫肌瘤**：赤芍、茯苓、桂枝各15克，牡丹皮10克，桃仁、莪术、三棱各12克。水煎服，每日1剂。⑧**阑尾脓肿**：赤芍、皂角刺各15克，桃仁、穿山甲各10克，紫花地丁、败酱草、薏苡仁、冬瓜子各30克。加水800毫升煎取300毫升，每日1剂，分2次服。⑨**慢性阑尾炎**：赤芍50克，白术、茯苓各12克，泽泻25克，当归、川芎各10克，败酱草30克。水煎服，每日1剂。

三、清热燥湿药

黄芩

别名 腐肠、宿肠、子芩、条芩、黄金茶根、土金茶根。
来源 唇形科植物黄芩 *Scutellaria baicalensis* Georgi 的根。

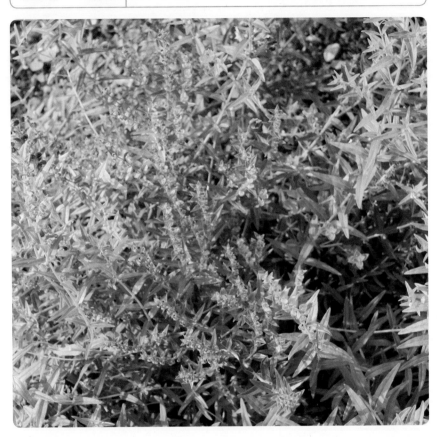

形态特征 多年生草本。茎高20～60厘米，四棱形，多分枝。叶披针形，对生，茎上部叶略小，全缘，上面深绿色，无毛或疏被短毛，下面有散在的暗腺点。圆锥花序顶生；花蓝紫色，二唇形，常偏向一侧。小坚果，黑色。花、果期7～9月。

生境分布 生长于山顶、林缘、路旁、山坡等向阳较干燥的地方。分布于河北、山西、内蒙古、河南、陕西等省（区）。山西产量最多，河北承德产者质量最好。

采收加工 春、秋两季采挖，除去残茎、须根，撞去粗皮，晒干。

饮片特征

本品为类圆形或不规则形薄片。外表皮黄棕色或棕褐色，多不平整。切面黄棕色或黄绿色，中间有红棕色的圆心，有的中央呈暗棕色或棕黑色枯朽状，具放射性纹理，边缘粗糙，质硬而脆。遇潮或用冷水浸易变绿。气微，味苦。

性味归经	苦，寒。归肺、胃、胆、大肠、小肠经。
功效主治	清热燥湿，泻火解毒，安胎，止血。本品苦燥湿，寒清热，为清热燥湿、泻火解毒常用之品。能清肺、胃、胆、大小肠及诸经之湿热火邪，湿热去则不扰血动胎，故又能止血安胎。
药理作用	本品有广谱抗菌作用，并能降低血管通透性，还可降压、利尿、利胆、解痉、镇静、抗过敏和抑制流感病毒。
用法用量	水煎服，3～10克。清热多生用，安胎多炒用，止血多炒炭用，清上焦热多酒炒用。子芩偏泻大肠火，清下焦湿热；枯芩偏泻肺火，清上焦热。
使用注意	苦寒伤胃、脾胃虚寒者不宜用。

精选验方

①**泄泻热痢**：黄芩、白芍、葛根各10克，白头翁15克。水煎服。②**偏、正头痛**：黄芩片适量。酒浸透，晒干，研末，每服3克，茶、酒送下。③**慢性气管炎**：黄芩、葶苈子各等份。共研细末，糖衣为片（每片含生药0.8克）。口服，每次5片，每日3次。④**崩中下血**：黄芩适量。研细末，每服5克，烧秤锤淬酒调下。⑤**胎热、胎动不安**：黄芩10克，生地黄、竹茹各15克。水煎服。⑥**尿路感染、血尿**：黄芩片24克。水煎，分3次服。⑦**暑湿感冒**：黄芩、苍术各15克，广藿香、佩兰、紫苏、桔梗、葛根各10克，淡豆豉30克。每日1剂，水煎，分2次服（每次200毫升）。⑧**月经失调**：黄芩60克。用米醋浸7日，炙干，研末，醋糊为丸（如绿豆大），白酒送服。每次6克，每日2次。

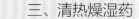

黄 连

别名 味连、支连、王连、云连、雅连、川连。

来源 毛茛科植物黄连 *Coptis chinensis* Franch. 和三角叶黄连 *Coptis deltoidea* C. Y. Cheng et Hsiao 的根茎。

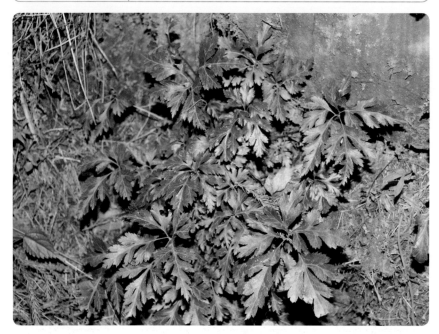

形态特征 黄连：多年生草本，高15～25厘米。根茎黄色，成簇生长。叶基生，具长柄，叶片稍带革质，卵状三角形，3全裂，中央裂片稍呈菱形，具柄，长为宽的1.5～2倍，羽状深裂，边缘具锐锯齿；侧生裂片斜卵形，比中央裂片短，叶面沿脉被短柔毛。花葶1～2，2歧或多歧聚伞花序，有花3～8，萼片5，黄绿色，长椭圆状卵形至披针形，长9～12.5毫米；花瓣线形或线状披针形，长5～7毫米，中央有蜜槽；雄蕊多数，外轮比花瓣略短；心皮8～12。蓇葖果具柄。**三角叶黄连**：与上种不同点为：叶的裂片均具十分明显的小柄，中央裂片三角状卵形，4～6对羽状深裂，2回裂片彼此密接；雄蕊长为花瓣之半。种子不育。花期2～4月，果期3～6月。

生境分布 生长于海拔1000～1900米的山谷、凉湿荫蔽的密林中。黄连多系栽培。分布于我国中部及南部各省。四川、云南产量较大。

采收加工 秋季采挖，除去苗叶、须根及泥沙，干燥，撞去残留须根。生用或炒用。

饮片特征

本品呈不规则的薄片。外表皮暗黄色，粗糙，有细小的须根。切面或碎断面皮部棕色至暗棕色，木部鲜黄色或红黄色，具放射状纹理，髓部红棕色，有时中央有空隙。质地坚实，不易折。气微，味极苦。

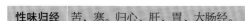

性味归经	苦，寒。归心、肝、胃、大肠经。
功效主治	清热燥湿，泻火解毒。本品性寒能清，味苦能燥，有清热燥湿、泻火解毒之功。尤长于泻心火，清肠胃湿热，而为清心、止痢、除烦之主药。
药理作用	本品具广谱抗菌作用，并能抑制钩体、阿米巴原虫、流感病毒及各种致病性真菌。小檗碱在体内可增强白细胞的吞噬功能，具扩张末梢血管、降低血压、利胆、解热、利尿、局部麻醉、镇静、镇痛及抗肿瘤作用。
用法用量	水煎服，2～10克；或1～1.5克，入丸、散。外用：适量。炒用制其寒性，姜汁炒清胃止呕，酒炒清上焦火，吴茱萸炒清肝胆火。
使用注意	本品苦寒易伤脾胃，故脾胃虚寒者慎用。

精选验方

①暴赤眼痛：黄连少许。研细末，与鸡蛋清一起置碗中久搅至白沫自上浮，连点患眼。②黄疸：黄连5克，茵陈15克，栀子10克。水煎服。③痈疮、湿疮、耳道流脓：黄连适量。研末，茶油调涂患处。④颈痛、背痛：黄连、黄芩、炙甘草各6克，栀子、枳实、柴胡、赤芍、金银花各9克。水煎服。⑤心肾不交之失眠：黄连、肉桂各5克，半夏、炙甘草各20克。水煎服。⑥肺炎咳喘：黄连、甘草各6克，金银花、南沙参、芦根、枇杷叶、薏苡仁各30克，天冬、百合各12克，橘皮10克，焦三仙各9克，三七粉3克。每日1剂，水煎，分2次服。⑦浸润型肺结核：黄连19克，蛤蚧13克，白及40克，百部10克，枯矾8克。共研细末，水泛为丸，阴干；温开水送服：每次10克，每日3次，儿童量酌减。

黄 柏

别名 元柏、黄檗、檗木。
来源 芸香科植物黄檗（关黄柏）*Phellodendron murense* Rupr. 和黄皮树（川黄柏）*Phellodendron chinense* Schneid. 除去栓皮的树皮。

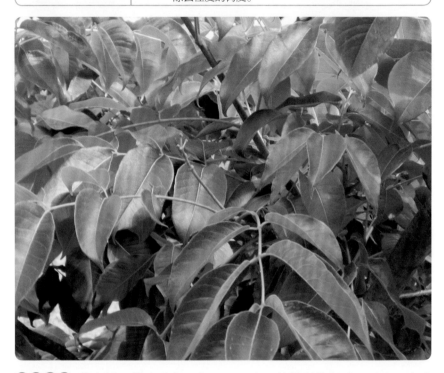

形态特征 黄皮树：落叶乔木，高10～12米。单数羽状复叶，对生；小叶7～15，矩圆状披针形至矩圆状卵形，长9～15厘米，宽3～15厘米，顶端长渐尖，基部宽楔形或圆形，不对称，上面仅中脉密被短毛，下面密被长柔毛。花单性，雌雄异株，排成顶生圆锥花序，花序轴密被短毛；果轴及果枝粗大，常密被短毛；浆果状核果球形，熟时黑色，有核5～6。黄檗：较上略薄。厚2～4毫米，表面色浅，为棕黄色或灰黄色，栓皮厚，往往残留于外表面。花期5～6月，果期9～10月。

生境分布 生长于沟边、路旁土壤比较肥沃的潮湿地。关黄柏分布于辽宁、吉林、河北等省；川黄柏分布于四川、贵州、湖北、云南等省。

采收加工 清明前后，剥取树皮，刮去粗皮，晒干压平，润透切丝或切片，生用或盐水炙、炒炭用。

饮片特征

本品呈丝条状，长短不一。外表面黄褐色或黄棕色，较平坦，具纵裂纹。内表面暗黄色或淡棕色，具细密的纵棱纹。切面纤维性，呈裂片状分层，深黄色。质较松，易折断，断面纤维性，淡黄色稍带绿。气微，味极苦。粉末水浸后发黏，并将水染成黄色。

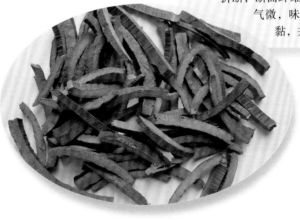

性味归经	苦，寒。归肾、膀胱、大肠经。
功效主治	清热燥湿，泻火解毒，退热除蒸。本品抗菌谱和抗菌效力弱于黄连，对血小板有保护作用，还有利尿、降压、解热、降血糖的作用。
药理作用	清热燥湿解毒多生用，泻火除蒸退热多盐水炙用，止血多炒炭用。
用法用量	水煎服，5～10克；或入丸、散。外用：适量。
使用注意	本品苦寒，易伤胃气，故脾胃虚寒者忌用。

精选验方

①**黄水疮**：黄柏、煅石膏各30克，枯矾12克。共研细粉，茶油调涂患处，每日1～2次。②**急性鼻窦炎**：黄柏10克。加水100毫升浸渍24小时，去渣，煮沸，取液滴鼻，每日3～4次。③**口中及舌上生疮**：黄柏（捣）适量。含之。④**小儿脐疮不合**：黄柏末适量。涂之。⑤**新生儿脐炎**：黄柏5克，煅石膏，枯矾各1克。共研极细末，涂患处，每日2～3次。⑥**下肢足膝肿痛**：黄柏、苍术、牛膝各12克。水煎服。⑦**妇女更年期高血压**：黄柏、仙茅、淫羊藿、巴戟天、知母、当归各10克。每日1剂，水煎，分2次服；20日为1个疗程。⑧**中老年高血压**：黄柏、淫羊藿、天麻、巴戟天各10克，知母、当归、白芍、杜仲各15克，草决明25克，川芎5克。水煎2次，混合煎汁，上、下午分服；每日1剂，30日为1个疗程。

龙 胆

别名 龙胆草、胆草、草龙胆、山龙胆、水龙胆、龙须草。

来源 龙胆科植物条叶龙胆 *Gentiana manshurica* Kitag.、龙胆 *Gentiana scabra* Bge.、三花龙胆 *Gentiana triflora* Pall.、坚龙胆 *Gentiana rigescens* Franch. 的干燥根及根茎。前3种习称"龙胆"，后一种习称"坚龙胆"。

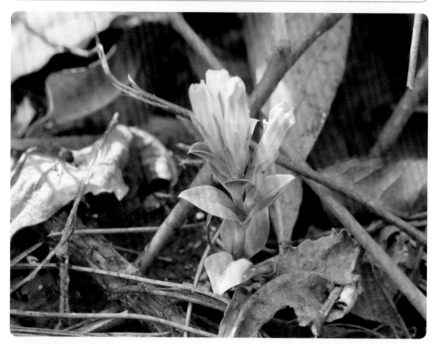

形态特征 多年生草本，高30～60厘米。根茎短，其上丛生多数细长的根。茎直立，粗壮，常带紫褐色，粗糙。叶对生，卵形或卵状披针形，长3～7厘米，宽1～2厘米，有3～5条脉，急尖或渐尖，无柄，边缘及下面主脉粗糙。花簇生茎端或叶腋；苞片披针形，与花萼近等长；花萼钟状，长2.5～3厘米，裂片条状披针形，与萼筒近等长；花冠筒状钟形，蓝紫色，长4～5厘米，裂片卵形，较尖，褶三角形，稀2齿裂；雄蕊5，花丝基部有宽翅；花柱短，柱头2裂。蒴果矩圆形，有柄；种子条形，边缘有翅。花期9～10月，果期10月。

生境分布 生长于草甸、灌丛或林缘。全国各地均有分布，以东北产量最大，故习称"关龙胆"。

采收加工 春、秋两季采挖，洗净，晒干，切段，生用。

饮片特征

本品呈不规则的圆形厚片或段。表面黄白色至淡黄棕色，切面中心有隐现的筋膜点，有裂隙。质脆，易折断，断面棕色。气微，味苦。

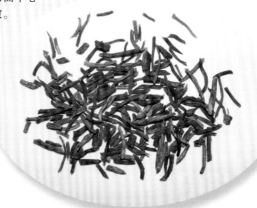

性味归经	苦，寒。归肝、胆、膀胱经。
功效主治	清热燥湿，泻肝胆火。本品苦寒燥湿而降泄，泻火而清热，归肝、胆经而以泻肝经实火为长，故有此功。
药理作用	本品对铜绿假单胞菌、变形杆菌、伤寒沙门菌、金黄色葡萄球菌、某些皮肤真菌及钩体均有一定的抑制作用，并有抗炎及镇静、降压、保肝、利胆等作用。少量口服，可反射性地增强胃液分泌，并能增加游离酸，有助消化、增进食欲的功效。
用法用量	水煎服，3～6克。外用：适量。
使用注意	脾胃虚寒者忌用；阴虚津伤者慎用。

精选验方

①**目赤肿痛**：龙胆15～30克。捣汁服。②**滴虫性阴道炎**：龙胆、苦参各15克，百部、枯矾、黄柏、花椒各10克。水煎，热熏。③**皮肤刀伤肿痛**：龙胆适量。加茶油，捣烂，贴患处。④**带状疱疹**：龙胆30克，丹参15克，川芎10克。水煎服；便秘者，加大黄12克。⑤**腮腺炎**：龙胆、鸭舌草各适量。加红糖共捣烂，贴患处。⑥**胆汁反流性胃炎**：龙胆、党参各9克，赭石20克，青黛、吴茱萸各6克，半夏12克，白芍15克，生姜3片。每日1剂，水浓煎至250毫升，分3次服；连续服药30日为1个疗程。⑦**喉痛**：龙胆适量。捣烂，取汁服。⑧**黄疸**：鲜龙胆15克。水煎，兑白糖服。

苦参

别名 苦骨、地骨、川参、牛参、地参、山槐根、凤凰爪、野槐根。

来源 豆科植物苦参 *Sophora flavescens* Ait. 的根。

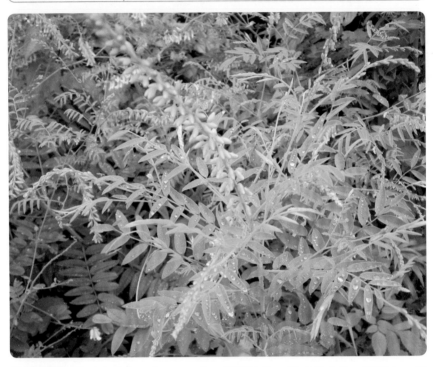

形态特征 落叶半灌木，高1.5～3米。根圆柱状，外皮黄白色。茎直立，多分枝，具纵沟；幼枝被疏毛，后变无毛。奇数羽状复叶，长20～25厘米，互生；小叶15～29，叶片披针形至线状披针形，长3～4厘米，宽1.2～2厘米，先端渐尖，基部圆，有短柄，全缘，背面密生平贴柔毛；托叶线形。总状花序顶生，长15～20厘米，被短毛，苞片线形；萼钟状，扁平，长6～7毫米，5浅裂；花冠蝶形，淡黄白色；旗瓣匙形，翼瓣无耳，与龙骨瓣等长；雄蕊10，花丝分离；子房柄被细毛，柱头圆形。荚果线形，先端具长喙，成熟时不开裂，长5～8厘米。种子间微缢缩，呈不明显的串珠状，疏生短柔毛。种子3～8枚，近球形，黑色。花期6～7月，果期7～9月。

生境分布 生长于沙地、向阳山坡草丛中及溪沟边。我国各地均产。

采收加工 春、秋两季采收，除去芦头、须根，洗净，切片，晒干生用。

饮片特征

本品呈类圆形或不规则形的厚片。外表皮灰棕色或棕黄色，有时可见横长皮孔样突起，外皮薄，常破裂反卷或脱落，脱落处显黄色或棕黄色，光滑。切面黄白色，纤维性，具放射状纹理和裂隙，有的可见同心性环纹。质坚硬，不易折断。气微，豆腥味，味极苦。

性味归经	苦，寒。归心、肝、胃、大肠、膀胱经。
功效主治	清热燥湿，杀虫利尿。本品苦寒，其性沉降，可泻心胃之火，利膀胱湿热，故有清热燥湿、杀虫利尿之功。
药理作用	苦参对结核分枝杆菌及多种皮肤真菌有抑制作用，还有抗滴虫、抗阿米巴原虫及利尿作用。
用法用量	水煎服，3～10克；外用：适量。
使用注意	脾胃虚寒及阴虚津伤者忌用或慎用。反藜芦。

精选验方

①血痢不止：苦参适量。炒焦研为末，水泛为丸（如梧桐子大），每服15丸，米汤饮下。②瘰疬结核：苦参200克。捣末，牛膝汁泛为丸（如绿豆大），每服20丸，温水下。③嗜睡：苦参150克，白术100克，大黄50克。捣末，炼蜜为丸（如梧桐子大），每食后服30丸。④婴儿湿疹：苦参30克。水浓煎，去渣，再将打散的鸡蛋1个及红糖30克同时加入，煮熟饮汤，每日1次，连用6日。⑤心悸：苦参20克。水煎服。⑥白癜风：苦参50克，丹参、当归尾各25克，川芎15克，防风20克。粉碎如黄豆大，加入500毫升75%乙醇内密封1周，取药液外搽皮损处，每日3次。⑦阴虚肺燥型慢性支气管炎：苦参10克，当归、贝母各15克。每日1剂，水煎，分2次服。⑧猩红热：苦参、枸杞根各10克。每日1剂，水煎，分2次服。⑨病毒性心肌炎：苦参10～20克，丹参20～40克，炙甘草20～50克。每日1剂，水煎，分2次服；连服5个月。

白鲜皮

别名 白藓皮、北鲜皮、臭根皮、白膻皮。
来源 芸香科植物白鲜 *Dictamnus dasycarpus* Turcz. 的
根皮。

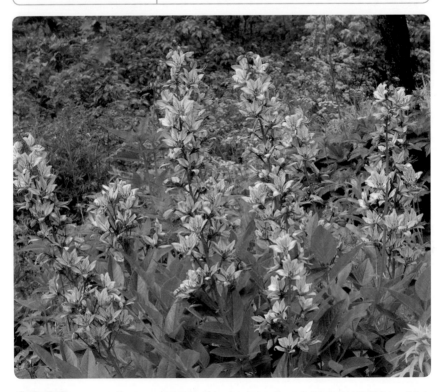

形态特征 多年生草本，基部木本，高可达1米，全株有强烈香气。根肉质，黄白色，多分枝。茎幼嫩部分密被白色长毛及突起腺点。单数羽状复叶互生，小叶9～13，卵形至卵状披针形，边缘有锯齿，沿脉被柔毛，密布腺点（油室），叶柄及叶轴两侧有狭翅。总状花序顶生，花梗具条形苞片1，花白色，有淡红色条纹，萼片5，花瓣5，雄蕊10。蒴果，5裂，密被棕黑色腺点及白色腺毛。花期5～7月，果期8～9月。

生境分布 生长于土坡、灌木丛中、森林中及山地阳坡。分布于辽宁、河北、四川、江苏等省。

采收加工 春、秋两季采挖根部，除去须根和外部糙皮，纵向剖开，抽去木心，切片，晒干用。

饮片特征

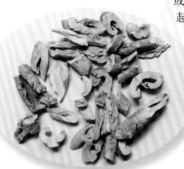

本品呈不规则的厚片。外表皮灰白色或淡灰黄色，具细纵皱纹及细根痕，常有突起的颗粒状小点；内表面类白色，有细纵纹。切面类白色，略呈层片状。质脆，折断时有白粉飞扬。有羊膻气，味微苦。

性味归经	苦，寒。归脾、胃经。
功效主治	清热燥湿，祛风解毒。本品性味苦寒，故能清热燥湿、泻火解毒，归脾、胃经走肌肉，又能祛风除湿止痒，故有此功。
药理作用	本品对多种致病真菌具有抑制作用；能增强心肌收缩力，收缩血管；对子宫及平滑肌有很强的收缩作用；具有抑制免疫功能，还具有一定的抗癌作用。
用法用量	水煎服，6~10克。外用：适量。
使用注意	虚寒者慎用。

精选验方

①**慢性湿疹**：白鲜皮、防风各9克，当归、薄荷、甘草各6克，白蒺藜12克。水煎服。②**病黄**：白鲜皮、茵陈各等份。水煎服，每日2次。③**疥癣、慢性湿疹**：白鲜皮、地肤子、苦参、蛇床子各10克。煎水熏洗患处。④**湿热黄疸**：白鲜皮、茵陈各9克。水煎服。⑤**脚癣、湿疹、疥癣**：白鲜皮50克，鲜木槿皮150克。加95%乙醇1000毫升浸泡数日即得。每日外涂患处数次。⑥**全身皮肤瘙痒**：白鲜皮、白芍、赤芍各15克，地肤子、生地黄、熟地黄、地龙、当归、丹参各20克，乌梢蛇25克，蝉蜕8克，甘草5克。加水以小火浓煎2次，每次煎取药液250毫升，两次煎液混合共得500毫升。每日1剂，分3次服，每次间隔4小时。⑦**老年性皮肤瘙痒症**：白鲜皮、熟地黄、生龙骨、生牡蛎、珍珠母、灵磁石各30克，何首乌、白芍、玄参、鸡血藤、蒺藜各15克，当归、黄精、僵蚕各10克，生甘草6克。水煎，取汁200毫升，每日1剂，分2次温服。⑧**水痘**：白鲜皮、连翘各15克，金银花、赤芍、牡丹皮各10克，薄荷、蝉蜕各5克，生薏苡仁、大青叶各30克。水煎，每日1剂，分2次服，3日为1个疗程。

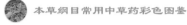

四、清热解毒药

金银花

别名　银花、双花、二宝花、忍冬花、金银藤。

来源　忍冬科植物忍冬 *Lonicera japonica* Thunb. 的干燥花蕾或带初开的花。

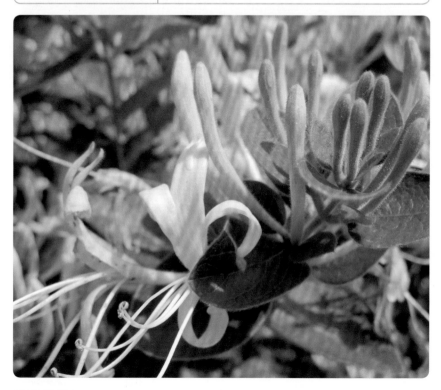

形态特征　半常绿缠绕性藤本，全株密被短柔毛。叶对生，卵圆形至长卵形，常绿。花成对腋生，花冠二唇形，初开时呈白色，两三日后转变为黄色，所以称为"金银花"，外被柔毛及腺毛；花蕾呈棒状，略弯曲，长1.5～3.5厘米，表面黄色至浅黄棕色，被短柔毛；花冠筒状，稍开裂，内有雄蕊5，雌蕊1。浆果球形，成熟时呈黑色。花期4～6月（秋季亦常开花），果期10～11月。

生境分布　生长于路旁、山坡灌木丛或疏林中。我国南北各地均有分布，以山东产量最大，河南新密所产者质佳。

采收加工　夏初花苞未发时采摘，阴干，或用硫黄熏后干燥。生用、炒用或制成露剂使用。

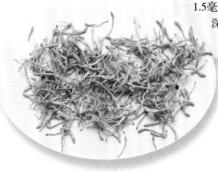

饮片特征

本品呈棒状，上粗下细，略弯曲，长2～3厘米，上部直径约3毫米，下部直径约1.5毫米。表面黄白色或绿白色（贮久色渐深），密被短柔毛。偶见叶状苞片。气清香，味淡、微苦。

性味归经	甘，寒。归肺、胃、心经。
功效主治	清热解毒，疏散风热，凉血止血。本品味甘可缓急解毒，性寒可清热泻火，其质轻、气芳香，入肺能宣散风热，归心经走血分又能凉血止血。
药理作用	本品具广谱抗菌作用，对金黄色葡萄球菌、志贺菌属等有较强抑制作用，对钩体、流感病毒及致病真菌等多种病原微生物也有抑制作用。还有明显的抗炎、解热及降低胆固醇的作用。其水及酒浸液对肉瘤180及艾氏腹水瘤有明显的细胞毒作用。
用法用量	水煎服，10～15克。外用：适量。清热解毒宜生用，凉血止痢宜炒炭用。
使用注意	脾胃虚寒及气虚疮疡脓清者忌用。

精选验方

①**咽喉炎**：金银花15克，生甘草3克。煎水含漱。②**感冒发热、头痛咽痛**：金银花60克，山楂20克。水煎，代茶饮。③**痢疾**：金银花15克，焙干，研末，水调服。④**热闭**：金银花60克，菊花30克，甘草20克。水煎，代茶频饮。⑤**胆囊炎肋痛**：金银花50克，花茶叶20克。沏水代茶喝。⑥**热结所致的便秘**：金银花15克，蜂蜜30克。将金银花水煎，去渣，放凉后分次加入蜜糖溶化后饮用；煎时不要太浓，一般煎成2碗金银花汁，瓶贮分冲服。⑦**慢性咽喉炎**：金银花、人参叶各15克，甘草3克。开水冲泡，代茶饮。⑧**小儿反复上呼吸道感染**：金银花、柴胡、连翘、桔梗、前胡各5克，荆芥、防风各3～5克，黄芪5～8克，生甘草3克。每日1剂，水煎，分3次服。⑨**风热感冒**：金银花15克，蜂蜜50毫升，大青叶10克。将金银花、大青叶放入锅内，加水煮沸，3分钟后将药液滗出，放进蜂蜜，搅匀，代茶频饮，每日1剂；病情严重者可适当增加剂量，最多不超过3剂。

连翘

别名 空壳、空翘、落翘、黄花条、旱莲子。

来源 木犀科植物连翘 *Forsythia suspensa* (Thunb.) Vahl 的干燥果实。

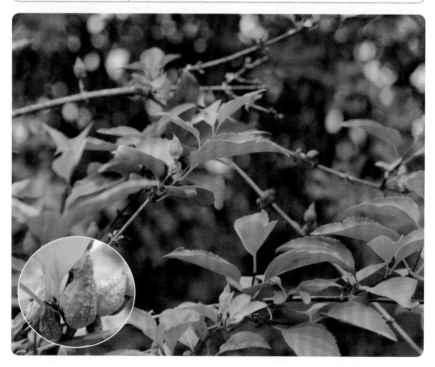

形态特征 落叶灌木，高2～3米。茎丛生，小枝通常下垂，褐色，略呈四棱状，皮孔明显，中空。单叶对生或3小叶丛生，卵形或长圆状卵形，长3～10厘米，宽2～4厘米，无毛，先端锐尖或钝，基部圆形，边缘有不整齐锯齿。花先叶开放，1至数朵，腋生，金黄色，长约2.5厘米；花萼合生，与花冠筒约等长，上部4深裂；花冠基部联合呈管状，上部4裂；雄蕊2，着生花冠基部，不超出花冠；子房卵圆形，花柱细长，柱头2裂。蒴果狭卵形，稍扁，木质，长约1.5厘米，成熟时2瓣裂。种子多数，棕色、扁平，一侧有薄翅。花期3～4月，果期7～9月。

生境分布 生长于山野荒坡或栽培。分布于我国东北、华北及长江流域。

采收加工 秋季果实初熟尚带绿色时采收，除去杂质，蒸熟，晒干，习称青翘；果实熟透时采收，晒干，除去杂质，习称老翘。以青翘为质佳，生用。

饮片特征

本品呈长卵形至卵形，稍扁，顶端锐尖，基部有小果梗或已脱落。青翘多不开裂，表面绿褐色，突起的灰白色小斑点较少，质硬；种子多数，黄绿色，细长，一侧有翘。老翘自顶端开裂或裂成2瓣，表面黄棕色或红棕色，内表面多为浅黄棕色，平滑，具1纵隔；质脆；种子棕色，多已脱落。气微香，味苦。

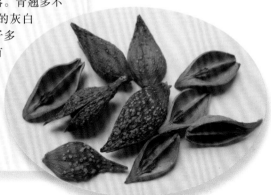

性味归经	苦，微寒。归肺、心、胆经。
功效主治	清热解毒，消痈散结，疏散风热。本品味苦性寒则清热解毒，质轻上浮以散上焦风热；归心经则清心火而有消痈散结之功。
药理作用	本品有广谱抗菌作用，对流感病毒、真菌有一定的抑制作用，还有抗炎作用。所含齐墩果酸有强心、利尿及降压作用。此外，有抗肝损伤及镇吐作用。
用法用量	水煎服，3~15克。
使用注意	脾胃虚寒及气虚脓清者不宜用。

精选验方

①**肠痈**：连翘15克，黄芩、栀子各12克，金银花18克。水煎服。②**舌破生疮**：连翘25克，黄柏15克，甘草10克。煎水含漱。③**麻疹**：连翘6克，牛蒡子5克，绿茶1克。共研末，沸水冲泡。④**阴道毛滴虫病**：连翘100克。放沙锅中加水600~700毫升，煎取200毫升，去渣，温度适宜时用小块无菌纱布浸药汁后塞入阴道，每日1次，每次保留3~4小时，连用至愈。⑤**风热感冒**：连翘、金银花各10克，薄荷6克。水煎服。⑥**乳腺炎**：连翘、蒲公英、川贝母各6克。水煎服。⑦**上呼吸道感染之风热证**：连翘、金银花各15克，牛蒡子9克，桔梗、薄荷、生甘草、荆芥、淡豆豉各6克，淡竹叶4克。每日1剂，水煎，分2次服。⑧**上呼吸道感染**：连翘、金银花、蒲公英、菊花各15克，青蒿、黄芩、牛蒡子、柴胡、芦根、蔓荆子各12克，桔梗、荆芥各10克，板蓝根20克，甘草6克。每日1剂，加水煎取药汁600毫升，分3次服。

紫花地丁

别名　地丁、地丁草、紫地丁、堇堇草。
来源　堇菜科植物紫花地丁 *Viola yedoensis* Makino 的干燥全草。

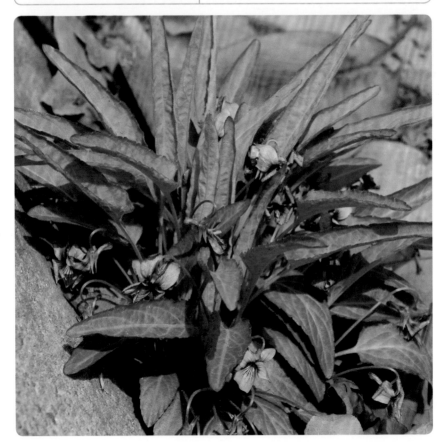

形态特征　多年生草本，全株具短白毛，主根较粗。叶基生，狭叶披针形或卵状披针形，顶端圆或钝，稍下延于叶柄呈翅状，边缘具浅圆齿，托叶膜质。花两侧对称，具长梗，卵状披针形，基部附器矩形或半圆形，顶端截形、圆形或有小齿。蒴果椭圆形，熟时3裂。花、果期4月中旬至9月。

生境分布　生长于路旁、田埂和圃地中。分布于江苏、浙江、安徽及东北地区。

采收加工　夏、秋两季果实成熟时采收，洗净鲜用或晒干，切段生用。

饮片特征

本品多皱缩成团。主根淡黄棕色，直径1～3毫米，有细纵纹。叶灰绿色，展平后呈披针形或卵状披针形，长4～10厘米，宽1～4厘米，先端钝，基部截形或微心形，边缘具硬锯齿，两面被毛；叶柄有狭翼。花茎纤细；花淡紫色，花瓣具细管状。蒴果椭圆形，种子多数。气微，味微苦而稍黏。

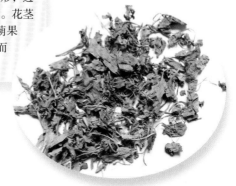

性味归经	苦、辛，寒。归心、肝经。
功效主治	清热解毒，消痈散结。本品苦泄辛散，寒以清热，归心、肝走血分，而能清热解毒，凉血消肿。
药理作用	本品对结核分枝杆菌、志贺菌属、金黄色葡萄球菌、肺炎链球菌、皮肤真菌及钩体有抑制作用。此外，尚有解热、消肿、消炎的作用。
用法用量	水煎服，15～30克。外用：适量。
使用注意	体质虚寒者忌服。

精选验方

①**中耳炎**：紫花地丁12克，蒲公英10克（鲜者加倍）。捣碎，置热水瓶中，以沸水冲泡10多分钟，分数次饮完。②**丹毒**：紫花地丁、半边莲各12克，蒲公英10克。捣碎，沸水冲泡15分钟，代茶频饮，每日1剂。③**前列腺炎**：紫花地丁16克，车前草12克，海金沙10克。每日1剂，水煎，早、晚分服；6日为1个疗程。④**疔肿疮毒**：鲜紫花地丁100克。捣碎成泥，调米泔水过滤，将滤液早、中、晚分3次服，药渣外敷患处；每日1剂，连服3～6日。⑤**阑尾脓肿**：紫花地丁、败酱草、薏苡仁、冬瓜子各30克，赤芍、皂角刺各15克，桃仁、穿山甲各10克。每日1剂，加水800毫升煎取药汁300毫升，分2次服。⑥**溃疡性结肠炎**：紫花地丁、蒲公英、地榆炭、白蔹各20克，鸦胆子、防风、黄柏各10克，白及40克。水浓煎，取药汁50～80毫升，晚上睡前用药汁灌肠（温度以35℃为宜）；每日1剂，14日为1个疗程。

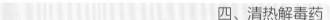

忍冬藤

别名 忍冬、银花藤、金银藤、金汊股、金银花藤。
来源 忍冬科植物忍冬 *Lonicera japonica* Thunb. 的干燥茎枝。

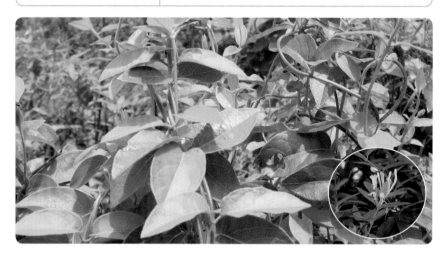

形态特征 多年生半常绿缠绕木质藤本，长达9米。茎中空，多分枝，幼枝密被短柔毛和腺毛。叶对生；叶柄长4～10厘米，密被短柔毛；叶纸质，叶片卵形、长卵圆形或卵状披针形，长2.5～8厘米，宽1～5.5厘米，先端短尖、渐尖或钝圆，基部圆形或近心形，全缘，两面和边缘均被短柔毛。花成对腋生，花梗密被短柔毛和腺毛；总花梗通常单生于小枝上部叶腋，与对柄等长或稍短，生长于下部者长2～4厘米，密被短柔毛和腺毛；苞片2，叶状，广卵形或椭圆形，长约3.5毫米，被毛或近无毛；小苞片长约1毫米，被短毛及腺毛；花萼短小，萼筒长约2毫米，无毛，5齿裂，裂片卵状三角形或长三角形，先端尖，外面和边缘密被毛；花冠唇形，长3～5厘米，上唇4浅裂，花冠筒细长，外面被短毛和腺毛，上唇4裂片，先端钝形，下唇带状反曲，花初开时为白色，2～3日后变金黄色；雄蕊5，着生于花冠内面筒口附近，伸出花冠外；雌蕊1，子房下位，花柱细长，伸出。浆果球形，直径6～7毫米，成熟时蓝黑色，有光泽。花期4～7月，果期6～11月。

生境分布 生长于山野中，亦有栽培。分布于辽宁、河北、河南、山东、安徽、江苏、浙江、福建、广东、广西、江西、湖南、湖北、四川、贵州、云南、陕西、甘肃等省（区）。

采收加工 秋、冬两季采割，晒干。

饮片特征

本品呈长圆柱形，多分枝，常缠绕成束，直径1.5～6毫米。表面棕红色至暗棕色，有的灰绿色，光滑或被茸毛；外皮易剥落。枝上多节，节间长6～9厘米，有残叶及叶痕。质脆，易折断，断面黄白色，中空。无臭，老枝味微苦，嫩枝味淡。

性味归经	甘，寒。归肺、胃经。
功效主治	清热解毒，疏风通络。用于温病发热、热毒血痢、痈肿疮疡、风湿热痹、关节红肿热痛。
药理作用	忍冬藤中的木樨草素对平滑肌有解痉作用，但不及罂粟碱，并有轻度利尿（增加氯化钠的排出）作用。
用法用量	水煎服，9～30克。
使用注意	脾胃虚寒、泄泻不止者禁用。

精选验方

①**风湿性关节炎**：忍冬藤30克，白薇、豨莶草各12克，鸡血藤、老鹳草各15克。水煎服。②**传染性肝炎**：忍冬藤60克。加水1000毫升煎取400毫升，早、晚分服；每日1剂，15日为1个疗程，每疗程间隔1～3日。③**小儿百日咳初咳期**：忍冬藤、金银花藤各12克，钩藤6克，鱼腥草20克。每日1剂，水煎，去渣，分3次服。④**痛风**：忍冬藤、木瓜各25克，当归、防风各12克，牛膝、防己、钩藤各15克，泽泻、赤芍各18克，桑枝30克，甘草5克。每日1剂，水煎，分2次服。⑤**脂肪肝**：忍冬藤、生草决明、茯苓、薏苡仁各10～15克，荷叶、菊花、泽泻各10～12克，玉米须10克。加适量清水置中火上煎煮，取汁400毫升代茶饮。每日1剂，每日2次。⑥**肛裂**：忍冬藤、天冬、麦冬、玄参、生栀子、生地黄各9克，连翘12克，黄连、生甘草、莲子心各1.5克，灯心草3克，绿豆30克。加水浸泡40分钟后煎2次，混合药汁再加火浓缩至100毫升，口服：每次30毫升，每日2～3次。

土贝母

别名　土贝、草贝、大贝母、地苦胆。
来源　葫芦科植物土贝母 *Bolbostemma paniculatum* (Maxim.) Franquet的干燥块茎。

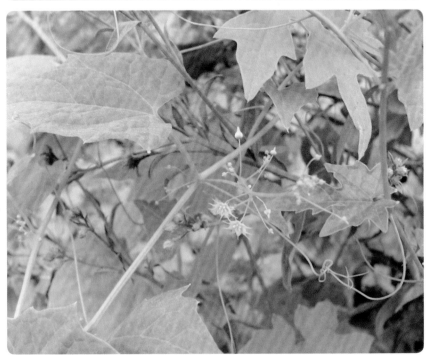

形态特征 攀援性蔓生草本。块茎肉质，白色，扁球形，或不规则球形，直径达3厘米。茎纤弱，有单生的卷须。叶互生，具柄；叶片心形，长、宽均为4～7厘米，掌状深裂，裂片先端尖，表面及背面粗糙，微有柔毛，尤以叶缘为显著。腋生疏圆锥花序；花单性，雌雄异株；花萼淡绿色，基部合生，上部5深裂，裂片窄长，先端渐尖，呈细长线状；花冠与花萼相似，但裂片较宽；雄蕊5，花丝1枚分离，其余4枚基部两两成对连合；雌花子房下位，3室，柱头6。蒴果圆筒状，成熟后顶端盖裂。种子4枚，斜方形，表面棕黑色，先端具膜质翅。花期6～7月，果期8～9月。

生境分布 生长于山坡或平地。分布于河南、河北、山东、山西、陕西、甘肃、云南等省。

采收加工 秋、冬两季采挖，洗净泥土，将联结的小瓣剥下，蒸透后晒干。

饮片特征

本品为不规则的块，大小不等。表面淡红棕色或暗棕色，凹凸不平。质坚硬，不易折断，断面角质样，光亮而平滑。气微，味微苦。

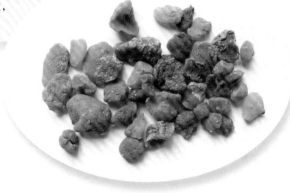

性味归经	苦，微寒。归肺、脾经。
功效主治	解毒，散结，消肿。用于乳痈、瘰疬、痰核。
药理作用	土贝母中含有皂苷类、有机酸类、甾醇类、生物碱类等化学成分，药理作用为抗病毒、抗癌、抑制免疫、杀精等。
用法用量	水煎服，5～10克。
使用注意	脾胃虚寒、泄泻不止者禁用。

精选验方

①**乳痈初起**：土贝母、白芷各等份。研细末，每服9克，陈酒热服，护暖取汗即消，重者再1服。②**疬串肿核**：土贝母末15克，牛皮胶（水熬化）30克。摊油纸上贴之。③**颈淋巴结结核未破者**：土贝母9克。水煎服；同时用土贝母研粉，醋调外敷。④**喉癌**：土贝母、射干、炒土鳖虫、胖大海各9克，蝉蜕、凤凰衣、板蓝根各6克，地龙、桔梗各4.5克，败酱草、凤尾草各12克。每日1剂，水煎，分2次服。⑤**甲状腺腺瘤**：土贝母、薄荷各6克，柴胡、栀子、玄参、白术、郁金各9克，昆布、海藻各12克，川楝子、夏枯草各15克，甘草3克。每日1剂，水煎，分2次服；7剂为1个疗程，服完后休息1周。⑥**手发背**：土贝母（土炒）16.5克，生甘草、炙甘草各15克，皂角刺、穿山甲片（炒黑）、知母各7.5克，半夏4.5克。加水、酒、葱、姜煎服。⑦**乳腺癌**：土贝母15克，熟地黄30克，肉桂、生甘草各3克，麻黄、姜炭各2克，鹿角胶9克，白芥子6克。每日1剂，水煎，分2次服。⑧**外伤出血**：土贝母适量。碾成细末，外敷于创伤出血处。

重 楼

别名　滇重楼、草河车、独脚莲。

来源　百合科植物七叶一枝花 *Paris polyphylla* Smith var. *chinensis* (Franch.) Hara 及同属多种植物的根茎。

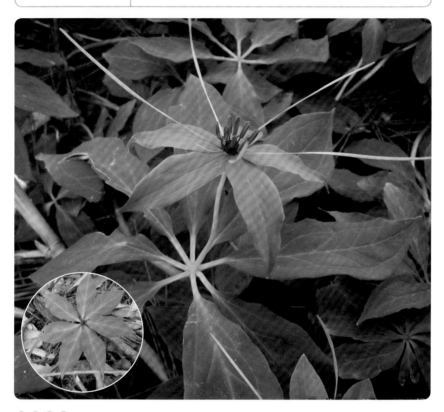

形态特征　多年生草本。叶6～10片轮生，叶柄长5～20毫米，叶片厚纸质，披针形、卵状长圆形至倒卵形，长5～11厘米，宽2～4.5厘米。花梗从茎顶抽出，顶生1花；花两性，萼片披针形或长卵形，绿色，长3.5～6厘米；花被片线形而略带披针形，黄色，长为萼片的1/2左右至近等长，中部以上宽2～6毫米；雄蕊8～10，花药长1～1.5厘米，花丝比花药短，药隔突出部分1～2毫米。花期6～7月，果期9～10月。

生境分布　生长于林下阴湿处。我国分布甚广，南北均有，主产于长江流域及南方各省（区）。

采收加工　秋末冬初采挖，除去须根，洗净晒干，切片，生用。

饮片特征

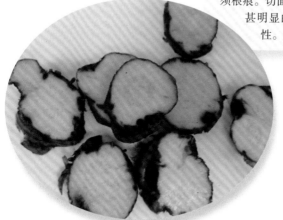

本品为类圆形、椭圆形或不规则形的薄片，直径1～4.5厘米。外表皮黄棕色至棕褐色，粗糙，有的可见横环纹及须根痕。切面类白色至黄白色，散布不甚明显的筋脉小点。质坚脆，粉性。无臭，味微苦、麻。

性味归经	苦，微寒；有小毒。归肝经。
功效主治	清热解毒，消肿止痛，凉肝定惊。用于疔疮痈肿、咽喉肿痛、蛇虫咬伤、跌扑伤痛、惊风抽搐。
药理作用	本品具平喘、止咳、抗菌作用。
用法用量	水煎服，3～9克；或1～2克入丸、散。外用：适量，研末敷患处。
使用注意	虚证及妊娠者慎用。

精选验方

①**乳汁不通或产妇催乳**：重楼15克。水煎，兑白酒服。②**肺痨久咳及哮喘**：重楼25克。加水适量，同鸡肉或猪肺煲服。③**脱肛**：重楼适量。用醋磨汁，外搽患部后以纱布压送复位，每日可搽2～3次。④**无名肿毒**：重楼9克，蒲公英30克。水煎服。⑤**神经性皮炎**：重楼适量。研细末，以香油调敷患处；糜烂者可用干粉直接撒布，一般治疗2～3日。⑥**宫颈糜烂**：重楼根状茎适量。研细末，调甘油搽局部，每日2～3次。⑦**流行性腮腺炎**：重楼根状茎适量。磨醋外擦，每日4～5次；另用10～15克，水煎，分3次服。⑧**疖肿**：鲜重楼根状茎、鱼腥草各50克。捣烂，敷患处，每日1次。

蒲公英

别名 蒲公草、蒲公丁、黄花草、婆婆丁、羊奶奶草、黄花地丁。

来源 菊科植物蒲公英 *Taraxacum mongolicum* Hand. Mazz. 及其多种同属植物的带根全草。

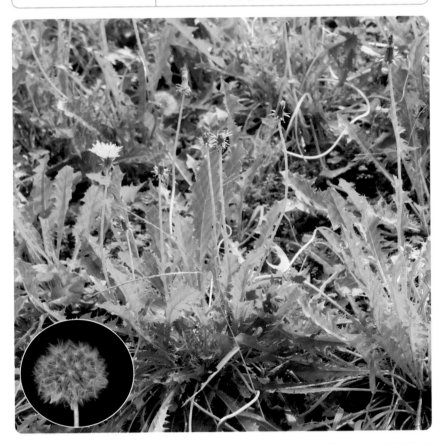

形态特征 多年生草本，富含白色乳汁；直根深长。叶基生，叶片倒披针形，边缘有倒向不规则的羽状缺刻。头状花序单生花茎顶端，全为舌状花；总苞片多层，先端均有角状突起；花黄色；雄蕊5；雌蕊1，子房下位。瘦果纺锤形，具纵棱，全体被刺状或瘤状突起，顶端具纤细的喙，冠毛白色。花期4~9月，果期5~10月。

生境分布 生长于路旁、荒地、庭园等处。全国各地均有分布。

采收加工 夏、秋两季采收，除去杂质，洗净，晒干。

饮片特征

本品为不规则的段。根表面棕褐色，抽皱；根头部有棕褐色或黄白色的茸毛，有的已脱落。叶多皱缩破碎，绿褐色或暗灰绿色，完整者展平后呈倒披针形，先端尖或钝，边缘浅裂或羽状分裂，基部渐狭，下延呈柄状。头状花序，总苞片多层，花冠黄褐色或淡黄白色。有的可见具白色冠毛的长椭圆形瘦果。气微，味微苦。

性味归经	苦、甘，寒。归肝、胃经。
功效主治	清热解毒，消痈散结，利尿通淋。本品性味苦寒，有较强的清热解毒、消痈散结功效，兼有清湿热、利尿通淋之功。
药理作用	本品对多种致病菌，以及某些病毒、真菌及钩体均有抑制作用。此外，尚有利胆、利尿作用；苦味健胃，有轻度泻下作用。煎剂在体外能显著提高外周血淋巴细胞母细胞的转化率。
用法用量	水煎服，10~30克。外用：适量。
使用注意	用量过大可致缓泻。

精选验方

①**感冒伤风**：蒲公英30克，防风、荆芥各10克，大青叶15克。水煎服。②**眼结膜炎**：蒲公英15克，黄连3克，夏枯草12克。水煎服。③**腮腺炎**：蒲公英30~60克。水煎服或捣烂外敷。④**小便淋沥涩痛**：蒲公英、白茅根、金钱草各15克。水煎服。⑤**淋病**：蒲公英、白头翁各30克，车前子、滑石、小蓟、知母各15克。水煎服。⑥**肝胆热引发肾阴虚耳鸣、耳聋**：蒲公英30克，龙胆、黄芩、赤芍、栀子各15克。水煎服。⑦**急性乳腺炎**：蒲公英60~120。水煎服；药渣热敷患处，每日3次。⑧**毛细支气管炎**：蒲公英、金银花各6克，射干、苦杏仁、地龙、麻黄、五味子、款冬花、紫菀、百部、鱼腥草、车前草、贯众、黄芩各5克，桃仁4克。每日1剂，水煎2次，煎药汁混合，早、晚分服（或频频服用）；可在煎服液中加少许冰糖。⑨**猩红热**：蒲公英16克，黄芩6克，生甘草3克。每日1剂，水煎，分2次服。

板蓝根

别名	大青、靛根、大蓝根、靛青根、蓝靛根、菘蓝根、北板蓝根。
来源	十字花科植物菘蓝 *Isatis indigotica* Fort. 的干燥根。

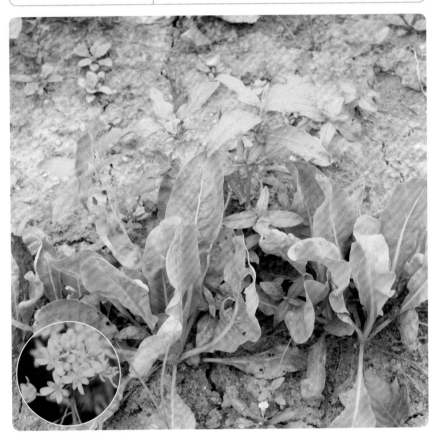

形态特征 二年生草本；茎高40~90厘米，稍带粉霜。基生叶较大，具柄，叶片长椭圆形；茎生叶披针形，互生，无柄，先端钝尖，基部箭形，半抱茎。花序复总状，花小。黄色短角果长圆形，扁平有翅，下垂，紫色；种子1枚，椭圆形，褐色。花期4~5月，果期5~6月。

生境分布 生长于山地林缘较潮湿的地方，野生或栽培。分布于河北、江苏、安徽等省。

采收加工 秋季采挖，除去泥沙及残茎、须根，晒干。

饮片特征

本品为圆柱形厚片。外表皮淡灰黄色或淡棕黄色，有纵皱纹及横生皮孔。切面皮部黄白色，木部黄色。质略软而实，易折断，气微，味微甜后苦涩，有生菜味。

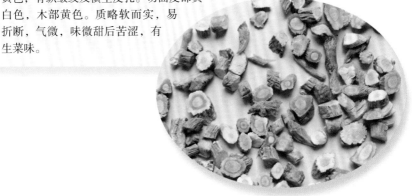

性味归经	苦，寒。归心、胃经。
功效主治	清热解毒，凉血利咽。本品苦寒，既走气分，又入血分，故有清热解毒、凉血利咽之功。
药理作用	本品对多种革兰阳性菌、阴性菌及病毒均有抑制作用；可增强免疫功能，对由ADP诱导的血小板聚集有一定的抑制作用。
用法用量	水煎服，10～15克。
使用注意	脾胃虚寒者忌服。

精选验方

①**流行性感冒**：板蓝根50克，羌活25克。水煎，每日1剂，分2次服，连服2～3日。②**肝炎**：板蓝根50克。水煎服。③**肝硬化**：板蓝根50克，茵陈20克，郁金10克，薏苡仁15克。水煎服。④**流行性乙型脑炎**：板蓝根15克。水煎，每日1剂，连服5日。⑤**偏头痛**：板蓝根30克，生石膏15克，淡豆豉10克。每日1剂，水煎，分2次服。⑥**病毒性肺炎高热**：板蓝根30克，鱼腥草20克，菊花25克，甘草10克。水煎服。⑦**急性黄疸型肝炎**：板蓝根15～30克，栀子根20～30克。水煎，每日1剂，分2～3次服。⑧**急性上呼吸道感染**：板蓝根、半枝莲、生石膏各30克，荆芥穗、枯黄芩、苦杏仁各10克。水煎，每日1剂，分2次服，连服3日。⑨**急性扁桃体炎**：板蓝根30克，薄荷（后下）6克，玄参20克，连翘、金银花各15克，黄芩、牛蒡子、山栀子（打）、大黄（后下）、玄明粉（冲）各10克。水煎2次，混合药液，每日1剂，分4次服。⑩**感冒**：板蓝根、贯众各30克，甘草15克。开水冲泡，代茶饮，每日1剂。

四、清热解毒药

穿心莲

别名 斩蛇剑、四方莲、一见喜、榄核莲、苦胆草、春莲秋柳。

来源 爵床科植物穿心莲 *Andrographis paniculata* (Burm. f.) Nees 的全草。

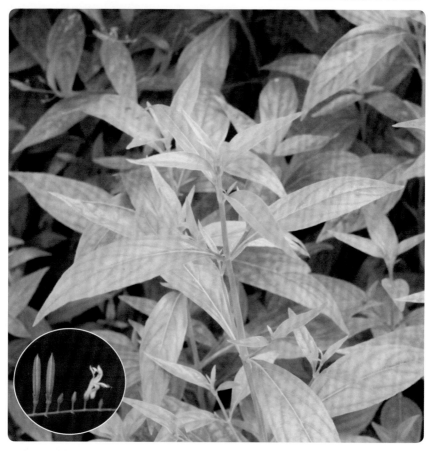

形态特征 一年生草本，全体无毛。茎多分枝，且对生，方形。叶对生，长椭圆形。圆锥花序顶生和腋生，有多数小花，花淡紫色；花冠二唇形，上唇2裂，有紫色斑点，下唇深3裂。蒴果长椭圆形，种子多数。花期9～10月，果期10～11月。

生境分布 生长于湿热的丘陵、平原地区。华南、华东、西南地区均有栽培。

采收加工 秋初刚开花时采割，晒干。

饮片特征

本品呈不规则的段，茎方柱形，节稍膨大。切面不平坦，具类白色髓。叶片多皱缩或破碎，完整者展平后呈披针形或卵状披针形，先端渐尖，基部楔形下延，全缘或波状；上表面绿色，下表面灰绿色，两面光滑。气微，味极苦。

性味归经	苦，寒。归肺、胃、大肠、小肠经。
功效主治	清热解毒，燥湿消肿。本品味苦性寒，能清泻肺胃之热毒，燥化大小肠之湿热，具较强的清热解毒、燥湿消肿之功。
药理作用	本品对多种致病菌有抑制作用；有增强人体白细胞对细胞的吞噬能力；有解热、抗炎、利胆、抗蛇毒及毒蕈碱样作用，并有终止妊娠的作用。
用法用量	水煎服，6～15克；多作丸、散、片剂。外用：适量。
使用注意	脾胃虚寒者不宜用。

精选验方

①**病疖疔疮**：穿心莲15～20克。水煎服。②**多种炎症及感染**：穿心莲9～15克。水煎服。③**上呼吸道感染**：穿心莲、车前草各15克。每日1剂，水煎浓缩至30毫升，稍加冰糖，分3次服。④**支气管肺炎**：穿心莲、十大功劳各15克，陈皮10克。水煎取汁100毫升，早、晚各服1次。每日1剂。⑤**阴囊湿疹**：穿心莲（干粉）20克，纯甘油100毫升。调匀涂患处，每日3～4次。⑥**热泻日久**：穿心莲适量。研末，每次1克，每日3次，白汤送服。⑦**肺结核、颈淋巴结结核、结核性胸膜炎**：穿心莲10克，夏枯草20克。每日1剂，加水600毫升浸泡20分钟后煎煮25分钟，滤渣再煎，混合2次药液，早、晚分2次服。⑧**细菌性痢疾**：穿心莲15克，金银花、甘草各10克。每日1剂，加水600毫升煎25分钟左右，滤渣再煎，混合药液，分3次服。⑨**宫颈炎**：穿心莲100克。加水浸泡30分钟后，水煎2次，合并煎汁，过滤，浓缩至400毫升，洗患处；早、晚各1次，7日为1个疗程。

野菊花

别名 苦薏、路边菊、黄菊花、甘菊花、山菊花、千层菊。

来源 菊科植物野菊 *Chrysanthemum indicum* L. 的干燥头状花序。

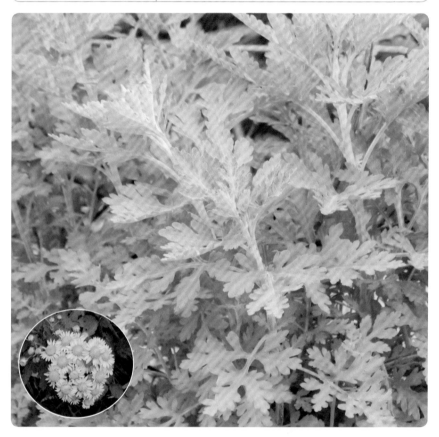

形态特征 多年生草本。根茎粗厚，分枝，有长或短的地下匍匐枝。茎直立或基部铺展。茎生叶卵形或长圆状卵形，羽状分裂或分裂不明显；顶裂片大；侧裂片常2对，卵形或长圆形，全部裂片边缘浅裂或有锯齿。头状花序，在茎枝顶端排成伞房状圆锥花序或不规则的伞房花序；舌状花黄色。花、果期5～11月。

生境分布 生长于山坡、路旁、原野。全国各地均产。

采收加工 秋、冬两季花初开放时采摘，晒干，或蒸后晒干。

饮片特征

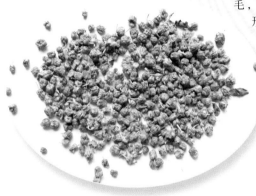

本品呈类球形，直径0.3～1厘米，棕黄色。总苞由4～5层苞片组成，外层苞片卵形或条形，外表面中部灰绿色或淡棕色，通常被白毛，边缘膜质；内层苞片长椭圆形，膜质，外表面无毛。总苞基部有的残留总花梗。舌状花1轮，黄色，皱缩卷曲；管状花多数，深黄色。体轻。气芳香，味苦。

性味归经	苦、辛，微寒。归肺、肝经。
功效主治	清热解毒。本品苦泄辛散，寒能清热。
药理作用	本品有明显的降压作用。对金黄色葡萄球菌、白喉棒状杆菌及志贺菌属有抑制作用。
用法用量	水煎服，10～18克。外用：适量。
使用注意	脾胃虚寒者、孕妇慎用。

精选验方

①疔疮：野菊花适量。和红糖捣烂贴患处；如生于发际，加梅片、生地龙同敷。②风热感冒：野菊花、积雪草各15克。水煎服。③头癣、湿疹、天疱疮：野菊花、苦楝根皮、苦参根各适量。煎水外洗。④毒蛇咬伤：野菊花15～30克。水煎，代茶饮。⑤疔痈疖毒：野菊花9～15克。水煎服，每日1剂；另取鲜叶适量，捣烂敷患处，每日换药1次。⑥宫颈炎：先用温水冲洗阴道后，以野菊花粉适量涂敷宫颈。每日1次，连用3～5日。⑦丹毒：野菊花30克，土茯苓、蒲公英各20克。放入冷水中浸泡半小时后煎煮，滤渣，取汁，每日1剂，分2～3次服。⑧流行性感冒：野菊花、金银花、连翘、火炭母、葛根各15克，板蓝根30克，牛蒡子、桔梗各12克，薄荷、防风、甘草各9克。水煎，每日1剂，分2次服。2日为1个疗程，一般服2个疗程。⑨猩红热：野菊花120克，山豆根60克。水煎，每日1剂，10岁以上者顿服，3岁以下者分3次服。

败酱草

别名 败酱、黄花败酱、白花败酱。
来源 败酱科植物黄花败酱 *Patrinia scabiosaefolia* Fisch. 或白花败酱 *Patrinia villosa* Juss. 的带根全草。

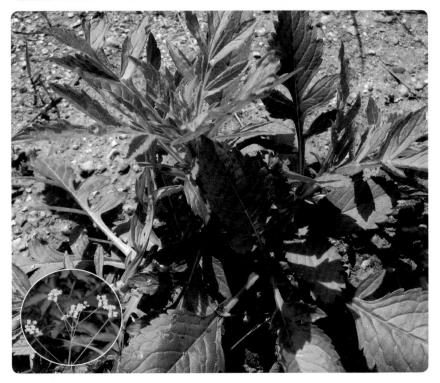

形态特征 **黄花败酱**：多年生草本，高60～150厘米。地下茎细长，横走，有特殊臭气；茎枝被脱落性白粗毛。基生叶成丛，有长柄；茎生叶对生，叶片披针形或窄卵形，长5～15厘米，2～3对羽状深裂，中央裂片最大，椭圆形或卵形，两侧裂片窄椭圆形至条形，两面疏被粗毛或近无毛。聚伞圆锥花序伞房状；苞片小；花小，黄色，花萼不明显；花冠筒短，5裂；雄蕊4；子房下位，瘦果椭圆形，有3棱，无膜质翅状苞片。**白花败酱**：与上种主要区别是茎具倒生白色长毛。叶不裂或3裂；花白色。果实有膜质翅状苞片。花期5～6月。

生境分布 生长于山坡草地、路旁。全国各地均有分布。

采收加工 秋季采收，洗净，阴干，切段。

饮片特征

顶端裂片较大，椭圆状披针形；侧裂片披针形，边缘有粗锯齿；上表面黄棕色，下表面灰棕色，两面疏生白毛；叶柄短或近无柄，基部略抱茎；茎上部叶较小，常3裂，裂片窄长。有的枝端有伞房状聚伞圆锥花序。

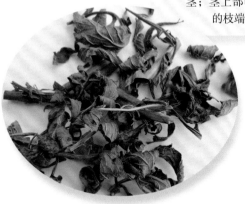

性味归经	辛、苦，微寒。归胃、大肠、肝经。
功效主治	清热解毒，消痈排脓，祛瘀止痛。本品辛散、苦泄，微寒清热。既能清热解毒排脓，又可活血散结消痈，兼行胃肠瘀滞，故为治肠痈之要药。
药理作用	本品对葡萄球菌属、链球菌属有抑制作用，并有抗病毒作用。能促进肝细胞增生，防止肝细胞变性，还有降酶作用。
用法用量	水煎服；6～15克，重症可用至30克。外用：适量。
使用注意	本品大剂量服用时可引起头晕、恶心和白细胞暂时性减少等副作用。

精选验方

①**流行性腮腺炎**：黄花败酱（鲜品）适量。加生石膏捣烂，再加鸡蛋清调匀，外敷患处；有并发症者，加服黄花败酱煎剂，每次10～15克，每日3～4次。②**婴幼儿腹泻**：鲜败酱草汁适量。1岁者每次服2毫升，每日2次；1～2岁者每次服3毫升，每日2次。③**慢性阑尾炎**：败酱草15克，赤芍、牡丹皮各9克，薏苡仁18克。水煎服。④**细菌性痢疾、肠炎**：败酱草、白头翁各30克。水煎服。⑤**痈疽肿毒**：鲜败酱草10克。水煎，每日1剂，分3次服，连服3～5日。⑥**产后瘀血痛**：败酱草45克。姜酒炖，兑红糖服。⑦**产后瘀血腹痛**：败酱草15克，川芎12克，当归、香附、没药各9克，水煎服。⑧**老年性慢性支气管炎**：败酱草、鱼腥草、薏苡仁各30克、川贝母、黄芩、苦杏仁各9克，桑白皮、丹参各15克，茯苓、炒白术各12克，桔梗、炙甘草各6克。水煎，每日1剂，分2次服。

四、清热解毒药

鱼腥草

别名 蕺菜、紫蕺、菹菜、菹子、九节莲、臭猪巢、折耳根。

来源 三白草科植物蕺菜 *Houttuynia cordata* Thunb. 的干燥地上部分。

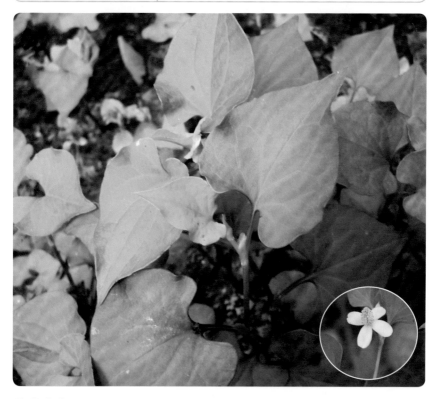

形态特征 多年生草本，高15～60厘米，具腥臭气。茎下部伏地，节上生根，上部直立，无毛或被疏毛。单叶互生，叶片心脏形，全缘，暗绿色，上面密生腺点，背面带紫色，叶柄长1～3厘米；托叶膜质条形，下部与叶柄合生呈鞘状。穗状花序生于茎上端，与叶对生；基部有白色花瓣状总苞片4；花小而密集，无花被。蒴果卵圆形，顶端开裂，种子多数。花期5～6月，果期10～11月。

生境分布 生长于沟边、溪边及潮湿的疏林下。主要分布于长江流域以南各省（区）。全国其他地区也产。

采收加工 夏季茎叶茂盛、花穗多时采割，除去杂质，晒干。

饮片特征

本品为不规则的段。茎呈扁圆柱形，表面淡红棕色至黄棕色，有纵棱。叶片多破碎，黄棕色至暗棕色。穗状花序黄棕色。质地疏松，茎折断面不平坦而显粗纤维状。搓碎具鱼腥气，味涩、辛。

性味归经	辛，微寒。归肺经。
功效主治	清热解毒，消痈排脓，利尿通淋。本品辛散而行，微寒清热，入肺能宣肺散结，既清热解毒，又消痈排脓，并有利尿通淋之效。
药理作用	本品对多种革兰阴性、阳性菌均有抑制作用；能增强白细胞吞噬能力，提高机体免疫力；并有抗炎作用及较强的利尿作用；尚能镇静、止血、镇咳。
用法用量	水煎服，15～30克。外用：适量。
使用注意	本品含挥发油，不宜久煎。

精选验方

①**肺热咳嗽，咯痰带血**：鱼腥草18克（鲜草36克），甘草6克，车前草30克。水煎服。②**黄疸发热**：鱼腥草150～180克。水煎，温服。③**遍身生疮**：鱼腥草嫩叶适量。和米粉做成饼，油煎食用。④**咳嗽痰黄**：鱼腥草15克，桑白皮、浙贝母各8克，石韦10克。水煎服。⑤**慢性膀胱炎**：鱼腥草60克，猪瘦肉200克。同炖服，每日1剂，连服1～2周。⑥**小儿腹泻**：鱼腥草20克，白术、茯苓、炒山药各10克。水煎服。⑦**肺炎、支气管炎**：鱼腥草、半边莲各30克，甘草20克。水煎服。⑧**脐疮**：鱼腥草、野菊花各5克。水煎，每日分3～4次服。⑨**小儿支气管炎**：鱼腥草、竹茹各15克，麻黄2克，苦杏仁、胆南星各3克，紫苏子、桔梗、黄芩各6克，桑白皮9克。水煎，每日1剂，分2次服。⑩**慢性支气管炎急性发作期**：鱼腥草30克，陈皮、葶苈子、法半夏、桑白皮、紫苏子、淫羊藿各10克，仙鹤草15～30克。水煎，每日1剂，分2次服。

四、清热解毒药

射 干

别名 寸干、鬼扇、乌扇、乌蒲、野萱花、山蒲扇、金蝴蝶。

来源 鸢尾科植物射干 *Belamcanda chinensis* (L.) DC. 的干燥根茎。

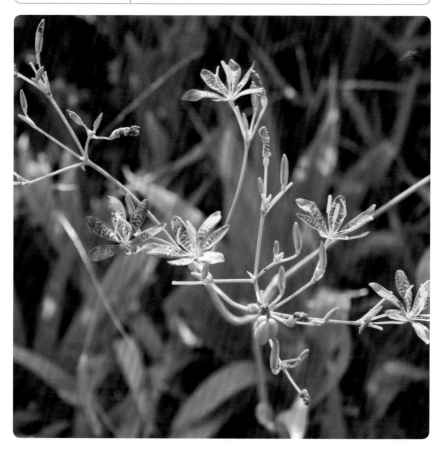

形态特征 多年生草本，高50～120厘米。根茎横走，呈结节状。叶剑形，扁平，嵌叠状排成2列，叶长25～60厘米，宽2～4厘米。伞房花序，顶生，总花梗和小花梗基部具膜质苞片，花橘红色，散生暗色斑点，花被片6，雄蕊3，子房下位，柱头3浅裂。蒴果倒卵圆形，种子黑色。花期7～9月，果期8～10月。

生境分布 生长于林下或山坡。分布于湖北、河南、江苏、安徽等省。

采收加工 春初刚发芽或秋末茎叶枯萎时采挖，除去须根及泥沙，干燥。

饮片特征

本品呈不规则形或长条形的薄片。外表皮黄褐色、棕褐色或黑褐色，皱缩，可见残留的须根和须根痕，有的可见环纹。切面边缘凹凸不整齐，淡黄色或鲜黄色，有蜡状样光泽，具散在筋脉小点或筋脉纹，有的可见环纹。质硬。气微，味苦、微辛。

性味归经	苦，寒。归肺经。
功效主治	清热解毒，祛痰利咽。本品苦寒，善能清热解毒；归肺经，消肿而利咽，祛痰而平喘，故有此功。
药理作用	本品对常见致病真菌有较强的抑制作用，对某些病毒（如腺病毒、ECHO病毒）也有抑制作用；还有抗炎、解热及止痛的作用。
用法用量	水煎服，6～12克。
使用注意	孕妇忌用或慎用。

精选验方

①血瘀闭经：射干、莪术各9克，当归、川芎各10克。水煎服。②淋巴结结核肿痛：射干9克，玄参、夏枯草各15克。水煎服。③慢性咽喉炎：射干、金银花、玉竹、麦冬、知母各10克，红糖适量。水煎服，每日1剂，10日为1个疗程。④风热郁结、咽喉红肿热痛：射干12克。水煎服。⑤跌打损伤：鲜射干60克。捣烂，敷患处。⑥腮腺炎：射干鲜根3～5克。水煎，每日2次，饭后服。⑦慢性咽炎：射干、红花、制僵蚕各10克，桔梗6克，玉竹15克，黄芪、丹参、玄参各20克。每日1剂，水煎，分2次服。⑧喉癌：射干、炒土鳖虫、胖大海、土贝母各9克，蝉蜕、凤凰衣、板蓝根各6克，地龙、桔梗各4.5克，败酱草、凤尾草各12克。水煎，每日1剂，分2次服。⑨喘息性支气管炎、慢性支气管炎：射干、紫菀、炙麻黄、半夏各15克，款冬花10克，桔梗、枳壳、甘草各9克。水煎，每日1剂，分2次服。⑩喘之喉间哮鸣音重，但咳嗽痰不甚多而痰出不爽者：射干、麻黄、半夏、紫菀、生姜各9克，细辛3克。水煎，每日1剂，分2次服。

白头翁

别名 翁草、老翁花、野丈人、白头公、犄角花、胡王使者。

来源 毛茛科植物白头翁 *Pulsatilla chinensis* (Bge.) Regel 的干燥根。

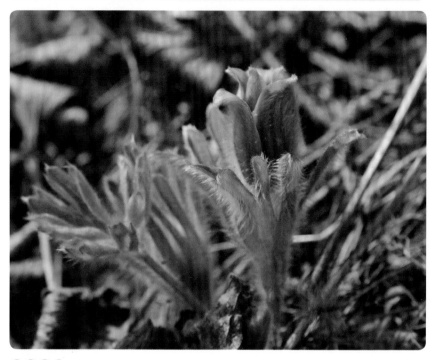

形态特征 多年生草本，高达50厘米，全株密被白色长柔毛。主根粗壮，圆锥形。叶基生，具长柄；叶3全裂，中央裂片具短柄，3深裂，侧生裂片较小，不等3裂；叶上面疏被伏毛，下面密被伏毛。花茎1~2厘米，高10厘米以上，总苞由3小苞片组成，苞片掌状深裂；花单一，顶生，花被6，紫色，2轮，外密被长绵毛；雄蕊多数，离生心皮，花柱丝状，果期延长，密被白色长毛。瘦果多数，密集呈头状，宿存花柱羽毛状。花期3~5月，果期5~6月。

生境分布 生长于平原或低山山坡草地、林缘或干旱多岩石的坡地。分布于我国北方各省。

采收加工 春、秋两季采挖，除去泥沙、花茎和须根，保留根头白茸毛，晒干，生用。

饮片特征

本品为类圆形的片。外表皮黄棕色或棕褐色，具不规则纵皱纹或纵沟，近根头部有白色茸毛。外皮易剥离。切面稍平坦，皮部黄白色或淡黄棕色，木部淡黄色。质硬而脆。气微，味微苦涩。

性味归经	苦，寒。归大肠经。
功效主治	清热解毒，凉血止痢。本品苦寒，善清除肠中热毒而止泻痢，为治热毒血痢、湿热泻痢之要药。
药理作用	本品有明显的抗菌作用及抗阿米巴原虫作用；对阴道毛滴虫有明显的杀灭作用；对流感病毒有轻度的抑制作用；还有一定的镇静、镇痛作用。
用法用量	水煎服，9~30克。
使用注意	虚寒泻痢者忌服。

精选验方

①气喘：白头翁10克。水煎服。②外痔：白头翁全草适量。以根捣烂贴之，逐血止痛。③心烦口渴、发热、里急后重：白头翁9克，黄连、黄柏、秦皮各6克。水煎服。④细菌性痢疾：白头翁15克，马齿苋30克，鸡冠花10克。水煎服。⑤小儿湿热腹泻：白头翁15克，生薏苡仁30克，高粱米、白糖各适量。每日1剂，高粱米放锅中爆花，每取6克与生薏苡仁、白头翁同煎水，加适量白糖分2~3次服。⑥伤寒：白头翁18克，紫苏叶10克。水煎服，每日2~3次。⑦非特异性阴道炎：白头翁20克，青皮15克，海藻10克。水煎服，每日2次。⑧急性淋巴结炎：白头翁120克。水煎，分2次服，每日1剂。⑨小儿消化不良：白头翁、山楂各6克，砂仁、炙甘草各1克，香附4克，焦六神曲8克，苍术炭、茯苓各5克。水浓煎至200毫升，每日多次分服。⑩小儿急性细菌性痢疾：白头翁12克，黄芩、白芍、秦皮、当归各10克，黄连6克，大黄、甘草、木香各5克。水煎至250毫升，每日1剂，分3次灌肠。

马齿苋

别名　酸苋、马齿草、马齿菜、长命菜、马齿龙芽。
来源　马齿苋科植物马齿苋 *Portulaca oleracea* L. 的干
　　　燥地上部分。

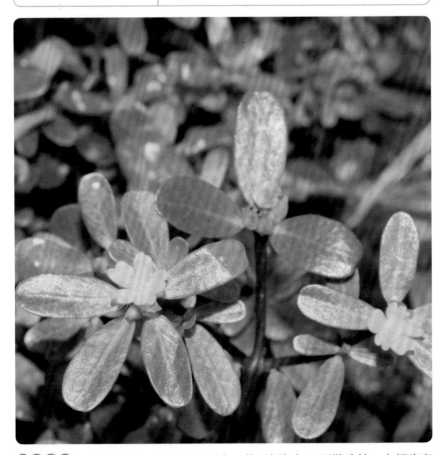

形态特征　一年生草本，长可达35厘米。茎下部匍匐，四散分枝，上部略直立或斜上，肥厚多汁，绿色或淡紫色，全体光滑无毛。单叶互生或近对生；叶片肉质肥厚，长方形或匙形，或倒卵形，先端圆，稍凹下或平截，基部宽楔形，形似马齿，故名"马齿苋"。夏日开黄色小花。蒴果圆锥形，自腰部横裂为帽盖状，内有多数黑色扁圆形细小种子。花期5～8月，果期6～9月。

生境分布　生长于田野、荒芜地及路旁。我国南北各地均产。

采收加工　夏、秋两季采收，除去残根及杂质，洗净，略蒸或烫后晒干。

饮片特征

本品为不规则形的段。茎圆柱形，表面黄褐色，有明显纵沟纹。叶多破碎，完整者展平呈倒卵形，先端钝平或微缺，全缘。蒴果圆锥形，内含多数黑色细小种子。气微，味微酸而带黏性。

性味归经	酸，寒。归大肠、肝经。
功效主治	清热解毒，凉血止痢。本品性寒滑利，归肝经走血分，有清热解毒凉血之功。归大肠而有滑利大肠之效，为解毒治痢之常用要药。
药理作用	煎剂在体外对各型志贺菌属、伤寒沙门菌、金黄色葡萄球菌有抑制作用。对某些致病性真菌也有抑制作用。注射液对子宫平滑肌有明显的兴奋作用。此外，还有增强肠蠕动及利尿作用。
用法用量	水煎服，30~60克；鲜品加倍。外用：适量。
使用注意	脾胃虚寒、肠滑泻痢者忌服。

精选验方

①**赤白痢疾**：马齿苋60~90克（鲜草加倍），白扁豆花3~12克。水煎，加红糖服，每日2次。②**痢疾便血、湿热腹泻**：马齿苋250克，粳米60克。粳米加水煮成稀粥，马齿苋切碎后下，煮熟后空腹食。③**细菌性痢疾、肠炎**：马齿苋150克。水煎服。④**妇女赤白带**：鲜马齿苋适量。洗净，捣烂绞汁约60毫升；生鸡蛋2枚，去黄，将蛋白加入马齿苋汁中搅和，开水冲服，每日1次。⑤**痈肿疮疡、黄水疮、丹毒红肿**：马齿苋120克。水煎服，并以鲜品适量捣糊外敷。⑥**湿热下注型痔疮便血**：鲜马齿苋100克，黄连5克，绿茶10克。鲜马齿苋拣去杂质后洗净，切成小段，与黄连一同放入纱布袋中，扎住袋口，再与绿茶水浓煎2次，每次20分钟，合并2次煎液即成。代茶频饮。⑦**湿热下注型痔疮**：马齿苋60克，车前草30克，蜂蜜20毫升。将马齿苋、车前草洗净，水煎30分钟，去渣，取汁温后调入蜂蜜搅匀，上、下午分服。⑧**细菌性阴道炎，证属湿热或热毒内盛者**：鲜马齿苋50克，蜂蜜25毫升。将鲜马齿苋洗净，冷开水再浸洗1次，切小段，搅拌机搅烂，取汁，加入蜂蜜调匀，隔水炖熟，分2次服。

地锦草

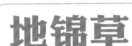

别名 地锦、铺地锦、斑地锦。

来源 大戟科植物地锦 *Euphorbia humifusa* Willd. 或斑叶地锦 *Euphorbia maculate* L. 的干燥全草。

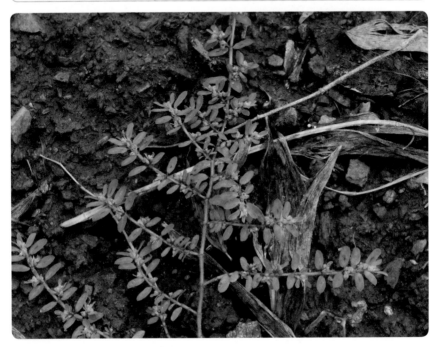

形态特征 地锦：一年生匍匐草本。茎纤细，近基部分枝，带紫红色，无毛。叶对生；叶柄极短；托叶线形，通常3裂；叶片长圆形，长4～10毫米，宽4～6毫米，先端钝圆，基部偏狭，边缘有细齿，两面无毛或疏生柔毛，绿色或淡红色。杯状花序单生于叶腋；总苞倒圆锥形，浅红色，顶端4裂，裂片长三角形；腺体4，长圆形，有白色花瓣状附属物；子房3室；花柱3，2裂。蒴果三棱状球形，光滑无毛；种子卵形，黑褐色，外被白色蜡粉，长约1.2毫米，宽约0.7毫米。花期6～10月，果实7月渐次成熟。**斑叶地锦**：本种与地锦极相似，主要区别在于：叶片中央有一紫斑，背面有柔毛；蒴果表面密生白色细柔毛；种子卵形，有角棱。花、果期与地锦草同。

生境分布 生长于田野路旁及庭院。全国各地均有分布，尤以长江流域及南方各省（区）为多。

采收加工 夏、秋两季采集，洗净，晒干，切段用。

饮片特征

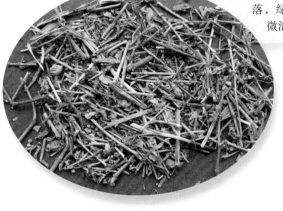

本品呈不规则段状。根表面暗红棕色，断面淡黄白色。茎细，带紫红色，光滑无毛或疏生白色细柔毛，质脆易折断，断面黄白色，中空。叶片多皱缩，脱落，绿色带紫红色。气微，味微涩。

性味归经	苦、辛，平。归肝、胃、大肠经。
功效主治	清热解毒，凉血止血。本品苦能清泻，辛能行散，归肝、胃经，既清热解毒，又止血活血，故有清热解毒、凉血止血之功。
药理作用	本品对各种细菌有明显的抑制作用，能明显中和白喉棒状杆菌的外毒素，并抑制钩体及流感病毒。粉末局部使用，对实验性犬股动脉切开出血有止血作用。
用法用量	水煎服，15～30克。外用：适量。
使用注意	血虚无瘀及脾胃虚弱者慎用。

精选验方

①**细菌性痢疾**：地锦草、铁苋菜、凤尾草各50克。水煎服。②**血痢不止**：地锦草适量。晒，研，每服10克，空腹米饮下。③**胃肠炎**：鲜地锦草50～100克。水煎服。④**感冒咳嗽**：鲜地锦草50克。水煎服。⑤**咯血、吐血、便血、崩漏**：鲜地锦草50克。水煎（或调蜂蜜）服。⑥**肾结石**：鲜地锦草适量。水煎服，连服多次（至小便浓白如浆）。⑦**湿热黄疸**：地锦草25～30克。水煎服。⑧**小儿疳积**：地锦草10～15克，鸡肝1具或猪肝150克。蒸熟食。⑨**跌打肿痛**：鲜地锦草适量。同酒糟捣匀，略加面粉外敷。⑩**蛇咬伤**：鲜地锦草适量。捣敷。⑪**带状疱疹**：鲜地锦草适量。捣烂，加醋搅匀，取汁涂患处。⑫**趾间鸡眼**：先割破，令出血，用地锦草捣烂敷上，甚效。

半边莲

别名 半边菊、腹水草、细米草、蛇利草、蛇舌草。

来源 桔梗科植物半边莲 *Lobelia chinensis* Lour. 的全草。

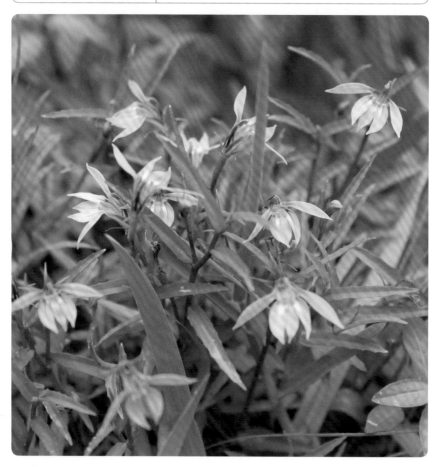

形态特征 植株高约1.5米。叶大，2回羽状，长圆形，向基部稍狭；叶脉略开展，2叉或下部的往往2回分叉，叶厚纸质，下面为浅绿色，无鳞片。花期5~8月，果期8~10月。

生境分布 生长于阳光或局部阴凉环境和肥沃、潮湿、多有机质、排水良好的土壤里。分布于安徽、江苏及浙江等省。

采收加工 夏季采收，除去泥沙，洗净，晒干或用鲜品。

饮片特征

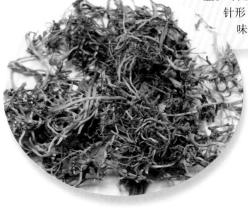

本品为不规则段状。根及根茎细小，表面淡棕黄色或黄色。茎细，灰绿色，节明显。叶无柄，叶片多皱缩，绿褐色，狭披针形，边缘具疏而浅的齿或全缘。气味特异，味微甘而辛。

性味归经	辛，平。归心、小肠、肺经。
功效主治	清热解毒，利水消肿。本品为治疗蛇毒之要药。
药理作用	半边莲浸剂有显著而持久的利尿作用，并伴有血压下降，且有抑菌、利胆、催吐及轻泻等作用。
用法用量	水煎服，10～15克，鲜品30～60克。外用：适量。
使用注意	虚证水肿者忌用。

精选验方

①**多发性疖肿、急性蜂窝织炎**：半边莲30克，紫花地丁15克，野菊花9克，金银花6克。水煎服；并用鲜半边莲适量，捣烂敷患处。②**气喘**：半边莲、雄黄各10克。捣成泥，放碗内盖好，等颜色变青后加饭做成丸子（如梧桐子大），每次9丸，空腹服，盐汤送下。③**蛇咬伤**：鲜半边莲30～120克。水煎服；同时用鲜品捣烂，敷伤口周围及肿痛处。④**黄疸、水肿、小便不利**：半边莲、白茅根各30克。水煎，加白糖适量服。⑤**肝硬化及血吸虫病腹水**：半边莲30～45克，马鞭草15克。水煎服。⑥**各类型肺癌及胃癌、宫颈癌等癌症**：半边莲100克，苦杏仁15克。将半边莲拣杂洗净，晾干后切碎（或切成碎小段）；苦杏仁洗净，放入清水中浸泡，泡涨后去皮尖，与半边莲同水煎30分钟，过滤，分2次服（早、晚各1次）。⑦**胆结石、慢性胆囊炎**：半边莲、海金沙、石韦各15克，郁金12克，鸡内金6克。研极细末，过100目筛，去渣，每日中、晚饭后开水送服，每次3克，坚持服用1～3个月。

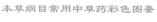

山慈菇

别名	毛菇、光慈菇、毛慈菇、山茨菇、冰球子。
来源	兰科植物独蒜兰 *Pleione bulbocodioides* (Franch.) Rolfe 或云南独蒜兰 *Pleione yunnanensis* Rolfe 的干燥假鳞茎。

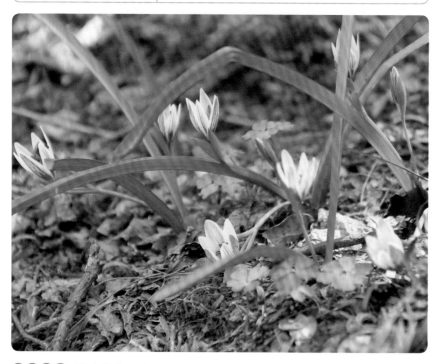

形态特征 陆生植物，高15～25厘米。假鳞茎狭卵形或长颈瓶状，长1～2厘米，顶生1枚叶，叶落后为1杯状齿环。叶和花同时出现，椭圆状披针形，长10～25厘米，宽2～5厘米，先端稍钝或渐尖，基部收狭成柄抱花葶。花葶顶生1朵花；花苞片长圆形，近急尖，等于或长于子房；花淡紫色或粉红色；萼片直立，狭披针形，长约4厘米，宽5～7毫米，先端急尖；唇瓣基部楔形，先端凹缺或几乎不凹缺，边缘具不整齐的锯齿，内面有3～5条波状或近直立的褶片。花期4～5月，果期7月。

生境分布 生长于林下或沟谷旁有泥土的石壁上。分布于华东、中南、西南地区及陕西、甘肃等省。

采收加工 夏、秋两季采挖，除去地上部分及泥沙，分开大小，置沸水锅内蒸煮至透心，干燥。

饮片特征

本品呈圆球状尖圆形或稍扁平，直径1~2厘米。外表棕褐色或灰棕色，有细小皱褶，顶端有一圆形的蒂迹，腰部有下凹或突起的环节，俗称"腰带"。假球茎周围被有或疏或密的金黄色丝状毛须或黑色细须；质地坚实，不易折断，断面粗糙，为黄白色；闻之略有香气，口尝之味淡，遇水有黏性。

性味归经	甘、微辛，寒；有小毒。归肝、胃经。
功效主治	清热解毒，消痈散结。本品味辛能散，寒能清热，故有清热解毒、消痈散结之效。
药理作用	秋水仙碱有抗肿瘤及镇静催眠协同作用。尚有止咳、平喘及止痛作用。
用法用量	水煎服，3~6克，入丸、散剂减半。外用：适量。
使用注意	气虚体弱者慎用。

精选验方

①**急性扁桃体炎、口腔炎**：山慈菇、冰片、硼砂、黄柏各30克，青黛60克，黄连120克，猪苦胆12克。共研细末，吹患处，每次0.5克。②**脓性指头炎**：山慈菇（鲜）25克。洗净，捣烂，加醋3毫升和匀，稍蒸温，用塑料薄膜包敷患指，每日换药1次。③**血栓性浅静脉炎**：山慈菇90克。碾碎，浸泡在500毫升的75%乙醇中，7日后滤出浸液即为山慈菇酊；用时，将药酊少许倒入手掌，在患处来回搓擦，直至皮肤发热，每日3~5次，7日为1个疗程。④**热结痰核型白血病**：山慈菇、重楼各20克，玄参、浙贝母、清半夏、生天南星（先煎2小时）各12克，牡蛎、夏枯草、昆布、半枝莲、海藻、白花蛇舌草各30克，穿山甲、瓜蒌、黄药子各15克。水煎，每日1剂，分3次服。

四、清热解毒药

土茯苓

别名 地茯苓、过山龙、土太片、山地栗、冷饭团。

来源 百合科植物光叶菝葜 *Smilax glabra* Roxb. 的干燥根茎。

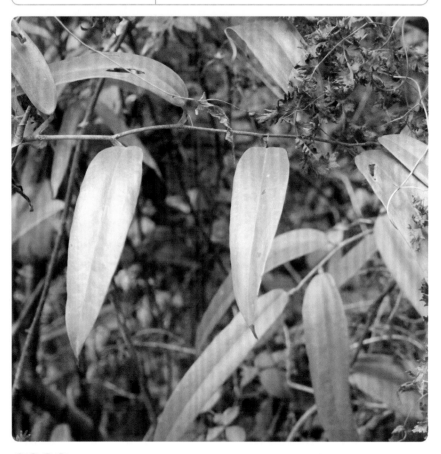

形态特征 多年生常绿攀援状灌木。茎无刺。单叶互生，薄革质，长圆形至椭圆状披针形，先端渐尖，全缘，表面通常绿色，有时略有白粉，有卷须。花单性异株，腋生伞形花序；花被白色或黄绿色。浆果球形，红色，外被白粉。花期7~8月，果期9~10月。

生境分布 生长于林下或山坡。分布于长江流域南部各省（区）。

采收加工 夏、秋两季采挖，除去须根，洗净，干燥，或趁鲜切成薄片，干燥。

饮片特征

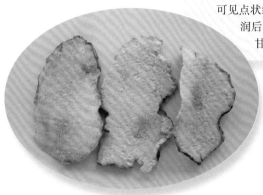

本品呈长圆形或不规则形的薄片，边缘不整齐。切面类白色至淡红棕色，粉性，可见点状维管束及多数小亮点；用水湿润后有黏滑感。质略韧。气微，味甘、涩。

性味归经	甘、淡、平。归肝、胃经。
功效主治	解毒除湿，通利关节。本品淡能利湿，利湿导热，更长于解毒，尤善疗梅毒和解汞中毒。
药理作用	解汞中毒。能明显拮抗棉酚毒性，而对棉酚的抑制精子活性作用则无显著影响。
用法用量	水煎服，15~60克。
使用注意	服药期间忌饮茶，否则可致脱发。

精选验方

①**钩端螺旋体病**：土茯苓60~150克，甘草6克。水煎服。②**疮疖**：土茯苓30克，苍耳子、大黄、金银花、蒲公英各9克。水煎服。③**阴痒**：土茯苓、蛇床子、地肤子各30克，白矾、花椒各9克。煎水，早、晚熏洗或坐浴。④**天疱疮**：土茯苓30克，金银花、蒲公英、紫花地丁、白鲜皮、苦参、地肤子各15克，甘草6克。水煎服。⑤**疮疖**：土茯苓适量。研末，醋调敷。⑥**肝郁气滞型肺癌**：土茯苓60克，郁金30克，蜂蜜30毫升。将土茯苓、郁金分别拣杂，洗净后晒干（或烘干），切成片，同放入沙锅，加水浸泡片刻后浓煎30分钟，去渣，收取滤汁放入容器，温热时调入蜂蜜；分2次服（早、晚各1次）。⑦**脾肾两亏、热毒蕴结型慢性再生障碍性贫血**：土茯苓、太子参、熟地黄、白花蛇舌草、板蓝根各15~30克，黄芪15~45克，白术、水蛭各10克，山药、菟丝子各20~30克，当归10~12克，枸杞子、丹参各10~15克，穿山甲5~10克，蒲公英30克。每日1剂，水煎，分2次服。

漏 芦

别名 毛头、野兰、大头翁、大花蓟、鬼油麻、龙葱根。

来源 菊科植物祁州漏芦 *Rhaponticum uniflorum* (L.) DC. 或禹州漏芦 *Echinps latifolius* Tausch. 的干燥根。

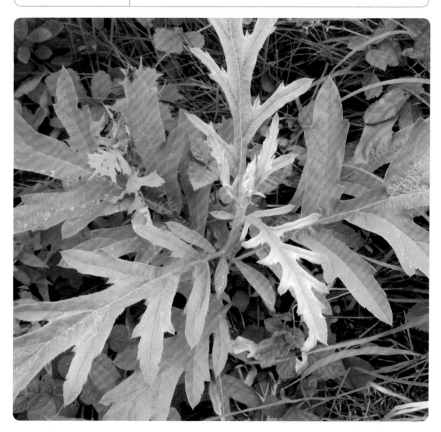

形态特征 多年生草本，高30～80厘米，全体密被白色柔毛。主根粗大，上部密被残存叶柄；基生叶丛生，茎生叶互生；叶长椭圆形，长10～20厘米，羽状全裂至深裂，裂片矩圆形，边缘具不规则浅裂，两面密被白色茸毛。头状花序，总苞多列，具干膜质苞片，多列，花全为管状花，淡紫色，雄蕊5，聚药。瘦果卵形，有4棱，棕褐色，冠毛刚毛状。花、果期4～9月。

生境分布 生长于向阳的草地、路边、山坡。祁州漏芦分布于河北、辽宁、山西等省；禹州漏芦分布于湖北、安徽、河南等省。

采收加工 春、秋两季采挖，除去须根及泥沙，晒干。

饮片特征

本品为类圆形或不规则形的厚片。外表皮暗棕色至黑褐色，粗糙，有网状裂纹，外皮易剥落。切面黄白色至灰黄色，有放射状裂隙。质脆，易折断。气特异，味微苦。

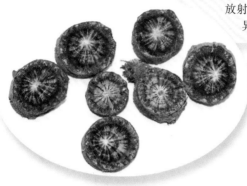

性味归经	苦，寒。归胃经。
功效主治	清热解毒，消痈散结，通经下乳。本品苦寒，具有清热解毒消痈的功效，又能通下乳汁，为治乳痈的良药。
药理作用	本品对皮肤真菌有抑制作用；体内、外实验均显示具有显著的抗氧化作用；还有降血脂、抗动脉粥样硬化的作用。
用法用量	水煎服，3～12克。
使用注意	气虚、疮疡平塌者及孕妇忌服。

精选验方

①**产后乳汁不下**：漏芦15克，王不留行、炮穿山甲各9克，路路通12克，通草6克。水煎服；或漏芦12克，鸡蛋2枚，水煎，冲蛋服。②**痈肿疮疡**：漏芦、金银花、蒲公英各15克，连翘9克，黄柏12克，甘草6克。水煎服。③**肥胖症**：漏芦、决明子、泽泻、荷叶、防己各15克。水煎浓缩至100毫升，每日2次。④**乳腺炎**：漏芦9克，白芷、当归、青皮、柴胡各9克，金银花、蒲公英各30克，全瓜蒌15克，橘核12克，甘草6克。水煎服。⑤**甲状腺腺瘤**：漏芦、蒲公英、刘寄奴、金银花、紫花地丁、连翘各30克，柴胡13克，玄参、香附、浙贝母各12克，海藻15克，皂角刺10克。水煎，分2次服，每日1剂。⑥**急性乳腺炎**：蒲公英30克，漏芦、橘子仁各20克，金银花、白芷、瓜蒌、连翘各15克，青皮、当归、柴胡各12克，甘草6克。水煎服，每日1剂。⑦**瘀毒内阻型乳腺癌**：天葵子、芸薹子、木馒头各30克，漏芦15克，八角莲、土鳖虫、白蔹、金雀花各9克。每日1剂，水煎，分2次服。

白蔹

别名　白根、昆仑、山地瓜、地老鼠、见肿消、鹅抱蛋。
来源　葡萄科植物白蔹 *Ampelopsis japonica* (Thunb.) Makino 的块根。

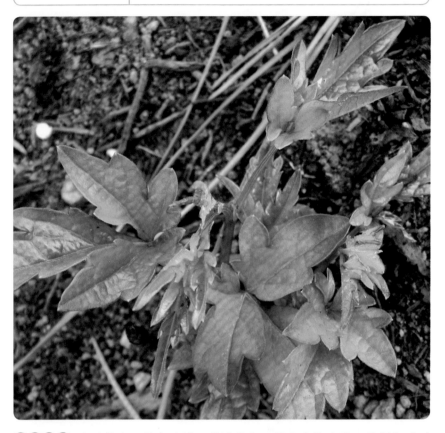

形态特征　木质藤本。茎多分枝，带淡紫色，散生点状皮孔，卷须与叶对生。掌状复叶互生，一部分羽状分裂，一部分羽状缺刻，边缘疏生粗锯齿，叶轴有宽翅，裂片基部有关节，两面无毛。聚伞花序与叶对生，花序梗细长而缠绕，花淡黄色，花盘杯状，边缘稍分裂。浆果球形或肾形，熟时蓝色或白色，有针孔状凹点。花期5～6月，果期9～10月。

生境分布　生长于荒山的灌木丛中。分布于东北、华北、华东地区及河北、陕西、河南、湖北、四川等省（区）。

采收加工　春、秋两季采挖，除去泥沙及细根，切成纵瓣或斜片，晒干。

饮片特征

干燥的块根呈长椭圆形或纺锤形，两头较尖，略弯曲，外皮红棕色，有皱纹，易层层脱落，内面淡红褐色。纵切瓣切面周边常向内卷曲，中部有一凸起的棱线。斜片呈卵圆形，厚1.5～3毫米，中央略薄，周边较厚，微翘起或微弯曲。质轻，易折断，折断时有粉尘飞出，断面白色或淡红色。气微，味甘。以肥大，断面粉红色、粉性足者为佳。

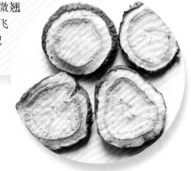

性味归经	苦、辛，微寒。归心、胃经。
功效主治	清热解毒，消痈散结，生肌止痛。本品苦寒能清热解毒，味辛则能散结消痈，外用又可敛疮生肌，故有此功。
药理作用	水浸剂对皮肤真菌有不同程度的抑制作用。5%煎剂在体外对金黄色葡萄球菌也有抑制作用。
用法用量	水煎服，3～10克。外用：适量。
使用注意	反乌头。

精选验方

①**水火烫伤**：白蔹、地榆各等份。共研末，每取适量香油调敷患处。②**痈肿**：白蔹、乌头（炮）、黄芩各等份。捣末筛，和鸡子白敷患处。③**汤火灼烂**：白蔹末适量。敷之。④**急、慢性细菌性痢疾**：白蔹适量。焙干，研末，每服1～3克，每日3次。⑤**聤耳出脓血**：白蔹、黄连（去须）、龙骨、赤石脂、海螵蛸（去甲）各50克。捣罗为散，先以绵拭脓干，每用3克，绵裹塞耳中。⑥**皮肤中热痱、瘰疬**：白蔹、黄连各100克，生胡椒粉50克。上捣筛，溶脂调和敷之。⑦**气虚血瘀型肝癌**：白蔹25克，黄芪、茯苓、白花蛇舌草、半枝莲各30克，党参18克，制香附、全当归各15克，土炒白术、三棱、莪术、延胡索各10克，三七粉2克。除三七粉外，水煎，取汁，冲三七粉服。⑧**溃疡性结肠炎**：白蔹、蒲公英、地榆炭、紫花地丁各20克，鸦胆子、防风、黄柏各10克，白及40克。水浓煎取药汁50～80毫升，每晚睡前灌肠（药汁温度以35℃为宜），每日1剂，14日为1个疗程。

翻白草

别名 鸡腿儿、老鸹爪、叶下白。

来源 蔷薇科植物翻白草 *Potentilla discolor* Bge. 的带根全草。

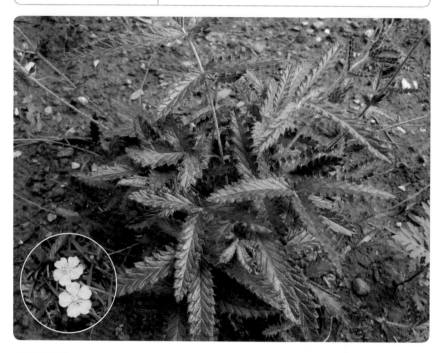

形态特征 多年生草本，高15~30厘米。根多分枝，下端肥厚呈纺锤状。茎上升，向外倾斜，多分枝，表面具白色卷茸毛。基生叶丛生，单数羽状复叶，小叶3~5；茎生叶小，为3出复叶，顶端叶近无柄，小叶长椭圆形或狭长椭圆形，长2~6厘米，宽0.7~2厘米，先端锐尖，基部楔形，边缘具锯齿，上面稍有柔毛，下面密被白色绵毛；托叶披针形或卵形，也被白色绵毛。花黄色，聚伞状排列；萼绿色，宿存，5裂，裂片卵状三角形，副萼线形，内面光滑，外面均被白色绵毛；花瓣5，倒心形，凹头；雄蕊和雌蕊多数，子房卵形而扁，花柱侧生，乳白色，柱头小，淡紫色。瘦果卵形，淡黄色，光滑，脐部稍有薄翅突起。花期5~8月，果期8~10月。

生境分布 生长于丘陵山地、路旁和畦埂上。全国各地均产，主要分布于河北、安徽等省。

采收加工 春夏未开花前连根挖取，除净泥土，切段晒干，生用。

饮片特征

本品块根呈纺锤形或圆柱形，直径0.4～1厘米；表面黄棕色或暗褐色，有不规则扭曲沟纹；质硬而脆，折断面平坦，呈灰白色或黄白色。基生叶丛生，单数羽状复叶，多皱缩弯曲，展平后长4～13厘米；小叶5～9，柄短或无，长圆形或长椭圆形，顶端小叶片较大，上表面暗绿色或灰绿色，下表面密被白色茸毛，边缘有粗锯齿。气微，味甘，微涩。

性味归经	甘、微苦，平。归肝、脾、大肠经。
功效主治	清热解毒，凉血止血。主治肠炎、细菌性痢疾、阿米巴痢疾、吐血、衄血、便血、白带。
药理作用	本品全草煎剂对痢疾志贺菌、福氏痢疾志贺菌、金黄色葡萄球菌和伤寒沙门菌均有抑制作用。近年来实验研究表明，用大剂量翻白草灌胃给药7日，对正常家兔有明显的降血糖作用，其机制是翻白草所含的黄酮类化合物中的主要成分槲皮素有抑制非酶糖化作用，并通过抑制蛋白糖化来抑制醛糖还原酶活性。
用法用量	水煎服，10～15克。外用：适量。
使用注意	阳虚有寒、脾胃虚寒者少用。

精选验方

①慢性鼻炎、咽炎、口疮：翻白草15克，紫花地丁12克。水煎服。②肺结核：翻白草9克。水煎，每日1剂，分2次服。③痔疮出血：翻白草、委陵菜、无花果、地榆、金银花各10克。水煎服。④热毒疔肿、淋巴结炎、疥疮、湿疹：翻白草适量。捣敷患处。⑤吐血、咯血、衄血、便血等血热出血者：翻白草15克，阿胶9克。水煎服；对血热月经过多者，多与牡丹皮、侧柏叶合用。⑥皮肤或下肢溃疡：翻白草60克，苦参30克。煎汤，熏洗患处，每日1次。⑦创伤：鲜翻白草适量。洗净，晒干，研粉，撒敷伤口，每日换药1次。⑧胃火牙痛：翻白草、牛膝各10克，白芷12克，石膏、生地黄各15克，甘草3克，大黄6克。水煎服。

鬼针草

别名 盲肠针、婆婆针。
来源 菊科植物鬼针草 *Bidens bipinnata* L. 的全草。

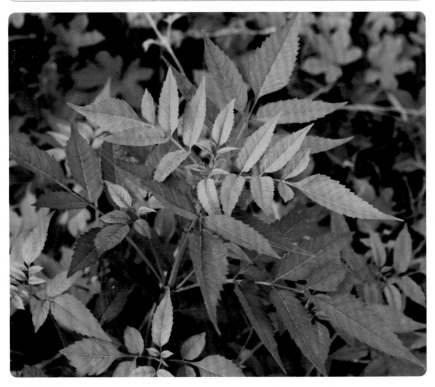

形态特征 一年生草本。茎直立，高30～100厘米，钝四棱形，无毛或上部被极稀疏的柔毛，基部直径可达6毫米。总苞基部被短柔毛，苞片7～8，条状匙形，上部稍宽，开花时长3～4毫米，果时长至5毫米，革质，边缘疏被短柔毛或几无毛；外层托片披针形，果时长5～6毫米，干膜质，背面褐色，具黄色边缘，内层较狭，条状披针形。无舌状花，盘花筒状，长约4.5毫米，冠檐5齿裂。瘦果黑色，条形，略扁，具棱，长7～13毫米，宽约1毫米。花期8～9月，果期9～11月。

生境分布 生长于海拔500～3100米的路边荒地、山坡及田间。分布于我国南北各地。

采收加工 夏、秋两季采收，洗净，切段晒干，生用或鲜用。

饮片特征

茎略呈方形，幼茎有短柔毛。叶多皱
缩、破碎，常脱落。茎顶常有扁平状花
托，着生十余个瘦果，有时带有
头状花序。气微，味淡。

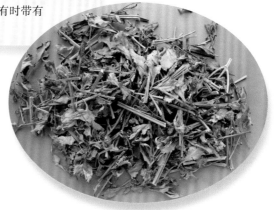

性味归经	苦淡，微寒。归肺、脾、胃、大肠经。
功效主治	清热解毒，活血散瘀，清肠止泻。主治疟疾、腹泻、痢疾、肝炎、急性肾炎、胃痛、噎膈、肠痈、咽喉肿痛、跌打损伤、蛇虫咬伤。
药理作用	本品醇浸液对革兰阳性菌有显著的抑制作用。可使 β-脂蛋白和胆固醇含量降低，有明显的抗动脉血栓形成作用。还有抗胃溃疡及中枢抑制、镇痛作用。
用法用量	水煎服，15～60克。外用：鲜品捣汁服或捣烂外敷。
使用注意	孕妇忌服。

精选验方

①**阑尾炎**：鬼针草干品25～50克（鲜品75克）。水煎服（或加冰糖、蜂蜜、牛乳同服），每日1剂。②**小儿腹泻**：鲜鬼针草6～10克（干品3～5克）。加水浸泡后煎浓汁，连渣倒入盆内，熏洗患儿两脚；腹泻轻者，每日熏洗3～4次，较重者熏洗6次；1～5岁洗脚心，5～15岁洗至脚面，腹泻严重者熏洗位置可适当提高。③**胃癌**：鬼针草30克，石菖蒲3克，土鳖虫、丹参、豆蔻各9克，大金钱草、接骨仙桃草、棉花根、铁树叶各15克，甘松、仙茅各4.5克。水煎，每日1剂，分2次服。④**急、慢性阑尾炎**：鲜鬼针草200克（干品80克），大枣5枚。水煎，入红糖少许服。⑤**阴痒**：鬼针草300克（鲜品为佳）。水煎，熏洗或坐浴治疗。

一枝黄花

别名 野黄菊、黄花细辛、黄花一枝香。
来源 菊科植物一枝黄花 *Solidago ecurrens* Lour. 的全草或带根全草。

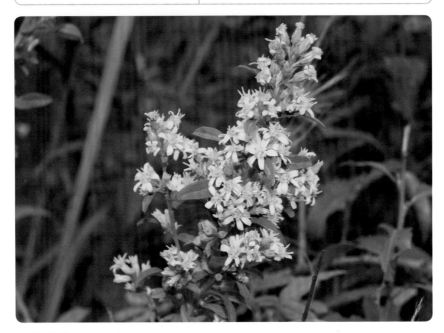

形态特征 多年生草本，高35～100厘米。茎直立，通常细弱，单生或少数簇生，不分枝或中部以上有分枝。中部茎叶椭圆形、长椭圆形、卵形或宽披针形，长2～5厘米，宽1～2厘米，下部楔形渐窄，有具翅的柄，仅中部以上边缘有细齿或全缘；向上叶渐小；下部叶与中部茎叶同形，有长2～4厘米或更长的翅柄；全部叶质地较厚，叶两面、沿脉及叶缘有短柔毛或下面无毛。头状花序较小，长6～8毫米，宽6～9毫米，多数在茎上部排列成紧密或疏松的长6～25厘米的总状花序或伞房圆锥花序，少有排列成复头状花序的；总苞片4～6层，披针形或狭披针形，顶端急尖或渐尖，中内层长5～6毫米；舌状花舌片椭圆形，长约6毫米。瘦果长约3毫米，无毛，极少有在顶端被稀疏柔毛的。花、果期4～11月。

生境分布 生长于阔叶林缘、林下、灌木丛中、山坡草地上及路边。分布于全国大部分地区。

采收加工 夏、秋两季采收。

饮片特征

本品长30~100厘米，根茎短粗，簇生淡黄色细根。茎圆柱形；表面黄绿色、灰棕色或暗紫色；质脆，易折断，断面纤维性，有髓。单叶互生，多皱缩、破碎，完整叶片展平后呈卵形或披针形。头状花序直径约0.7厘米，排成总状，偶有黄色舌状花残留，多皱缩扭曲。气微香，味微苦。

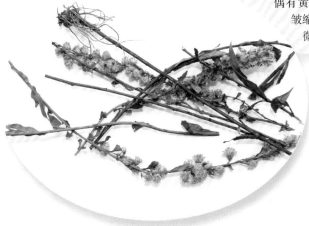

性味归经	辛、苦，凉；有小毒。归肝、胆经。
功效主治	疏风清热，消肿解毒。本品性凉则清热解毒，辛散则有疏风之效。
药理作用	本品有抗菌作用，有祛痰、平喘、利尿作用。
用法用量	水煎服，9~15克，鲜品21~30克。外用：捣敷或煎水洗。
使用注意	孕妇忌服。

精选验方

①**慢性支气管炎**：一枝黄花全草50克或鲜品100克。水煎服，每日1剂，10日为1个疗程，连服2~3个疗程。②**外伤出血**：一枝黄花适量。晒干，研末，撒于伤口；同时水煎服，每次5~10克。③**感染性肺炎**：一枝黄花15克。水煎服；或加一点红10克，水煎服。同时可用于呼吸道感染。④**感冒、咽喉肿痛、扁桃体炎**：一枝黄花9~30克。水煎服。⑤**小儿急惊风**：鲜一枝黄花30克，生姜1片。同捣烂，取汁，开水冲服。⑥**咽喉肿痛**：一枝黄花21克。水煎，加蜂蜜30毫升调服。

马鞭草

别名 紫顶龙芽草、野荆芥、龙芽草、凤颈草、蜻蜓草、退血草、燕尾草。

来源 马鞭草科植物马鞭草 *Verbena officinalis* L. 的干燥地上部分。

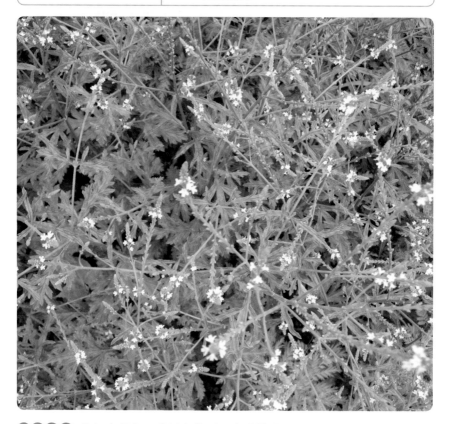

形态特征 多年生草本。茎呈方柱形，多分枝，四面有纵沟，表面灰绿色或绿褐色，粗糙，具稀疏毛；质硬而脆，断面纤维状，中心为白色髓部或呈空洞。叶对生，皱缩，多破碎，完整者展平后叶片3深裂，边缘有锯齿。穗状花序细长，小花多数，排列紧密，有时可见黄棕色的花瓣。有时已成果穗，果实外有灰绿色萼片，或见4个小坚果。无臭，味苦。花期6~8月，果期7~10月。

生境分布 全国各地均产，均为野生。

采收加工 6~8月花开时采割，除去杂质，晒干。

饮片特征

本品为不规则的段。茎方柱形，四面有纵沟，表面绿褐色，粗糙。切面有髓或中空。叶多破碎，绿褐色，完整者展平后叶片3深裂，边缘有锯齿。穗状花序，有小花多数。质硬，易于折断。气微，味苦。

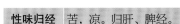

性味归经	苦，凉。归肝、脾经。
功效主治	活血散瘀，截疟，解毒，利水消肿。主治癥瘕积聚、经闭痛经、疟疾、喉痹、痈肿、水肿、热淋。
药理作用	本品有消炎止痛、止血、抗菌等作用，对哺乳动物可促进其乳汁分泌。
用法用量	水煎服，15～30克；鲜品30～60克，捣汁服；或入丸、散。外用：适量捣敷或煎水外洗。
使用注意	孕妇慎服。

精选验方

①**疟疾**：马鞭草适量。水煎服，每日3次，连服3～7日，可抑制疟疾的发作。
②**早、中期型血吸虫病**：成人每日用马鞭草10克煎汤，送服马鞭草细末制成的水泛丸10克，每日3次，连服10日为1个疗程。③**白喉**：干马鞭草（全草）30克。水浓煎成300毫升左右，成人每次150毫升，每日2次；儿童8～14岁每次100毫升，每日2次；8岁以下每次50毫升，每日3～4次；连服3～5日；鲜品较干品效果好。
④**疔肿痈毒**：马鞭草9～15克。水煎服。⑤**急性黄疸型肝炎（湿热蕴结、肝郁胆阻型）**：马鞭草、板蓝根各15克，柴胡、大黄、黄连、黄芩、栀子、茯苓各10克，茵陈30克。水煎，每日1剂，分2次服，18日为1个疗程。⑥**肝癌**：马鞭草、预知子、石燕子各30克。水煎服，每日1剂。⑦**前列腺癌**：马鞭草60克。水煎，每日1剂，代茶饮。⑧**急性膀胱炎**：马鞭草20克，木贼10克。水煎，每日1剂，分2次服。

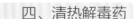

四、清热解毒药

瓦松

别名 流苏瓦松。

来源 景天科植物瓦松 *Orostachys fimbriata* (Turcz.) Berg. 的干燥地上部分。

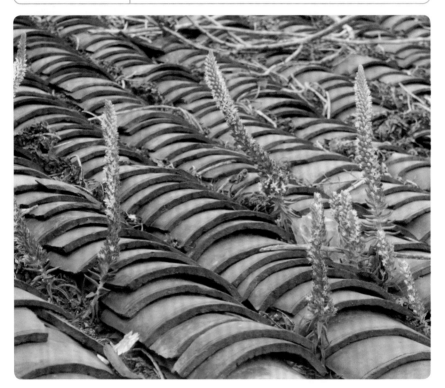

形态特征 多年生肉质草本，高10～40厘米。茎略斜伸，全体粉绿色。基部叶呈紧密的莲座状，线形至倒披针形，长2～3厘米，绿色带紫，或具白粉，边缘有流苏状的软骨片和1针状尖刺；茎上叶线形至倒卵形，长尖。花梗分枝，侧生于茎上，密被线形或长倒披针形苞叶，花成顶生肥大的穗状圆锥花序，幼嫩植株上则排列疏散，呈伞房状圆锥花序；花萼与花瓣通常均为5，罕为4；萼片卵圆形或长圆形，基部稍合生；花瓣淡红色，膜质，长卵状披针形或长椭圆形；雄蕊10，几乎与花瓣等长；雌蕊由离生的5心皮组成，花柱与雄蕊等长。蓇葖果。花期7～9月，果期8～10月。

生境分布 生长于屋顶、墙头及石上。全国各地均有分布。

采收加工 夏、秋两季采收，将全株连根拔起，除去根及杂质，晒干。

饮片特征

本品为不规则的段。茎呈黄褐色或暗棕褐色，残留多数叶脱落后的疤痕，交互连接成菱形花纹。叶呈绿色或黄褐色，皱缩卷曲。茎上部叶间带有小花，呈红褐色，花柄长短不一。质轻脆，易碎。气微，味酸。

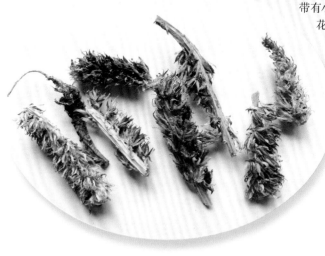

性味归经	酸、苦，凉。归肝、肺经。
功效主治	清热解毒，止血，利湿消肿。主治便血、吐血。
药理作用	对人工发热之家兔皮下注射瓦松流浸膏有明显的解热作用，对呼吸有轻度的兴奋作用。
用法用量	水煎服，15～30克，捣汁或入丸剂。外用：捣敷、煎水熏洗或烧（存性），研末调敷。
使用注意	脾胃虚寒者忌用。

精选验方

①**唇裂生疮者**：瓦松（瓦花）适量。与生姜适量，盐少许共捣烂，搽患处。②**小便砂淋**：瓦松适量。水煎浓汤，趁热熏洗小腹2小时。③**疟疾**：鲜瓦松25克，烧酒50毫升。隔水炖汁，早晨空腹服，连服1～3剂。④**火淋、白浊**：瓦松适量。熬水兑白糖服。⑤**湿疹**：瓦松（晒干）适量。烧灰，研末，茶油调敷。⑥**疮疡疔疖**：瓦松适量。加食盐少许，捣烂，敷患处，每日2次。⑦**唇裂生疮**：瓦松、生姜各适量。入盐少许，捣涂。⑧**汤火灼伤**：瓦松、生侧柏叶各适量。同捣敷，干者研末。⑨**牙龈肿痛**：瓦松、白矾各等份。煎水漱之。

天葵子

别名 天葵根、紫背天葵子。
来源 毛茛科植物天葵 *Semiaquilegia adoxoides* (DC.)
Makino 的干燥块根。

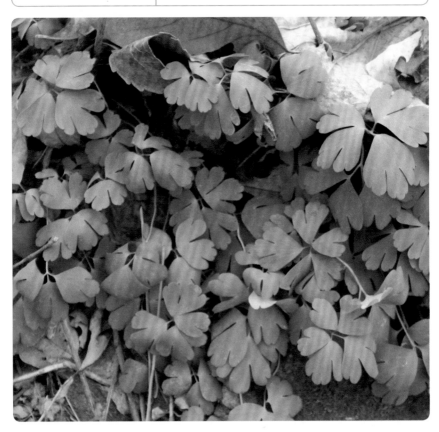

形态特征 多年生草本，高达40厘米。茎纤细，疏生短柔毛。基生叶有长柄，为3出复叶，小叶广楔形，3深裂，裂片疏生粗齿，下面带紫色；茎生叶较小，夏末茎叶枯萎。花小，单生于叶腋或茎顶，白色微带淡红，萼片5，花瓣状；花瓣5，匙形，基部囊状；雄蕊8～14；心皮3～5。种子黑色。花期3～4月，立夏前果实成熟。

生境分布 生长于丘陵或低山林下、草丛、沟边等阴湿处。分布于江苏、湖南、湖北等省。

采收加工 夏初采挖，洗净，干燥，除去须根。

饮片特征

本品呈不规则短柱状、纺锤状或块状，略弯曲。表面暗褐色至灰黑色，具不规则的皱纹及须根或须根痕。顶端常有茎叶残基，外被数层黄褐色鞘状鳞片。质较软，易折断，断面皮部类白色，木部黄白色或黄棕色，略呈放射状。气微，味甘、微苦辛。

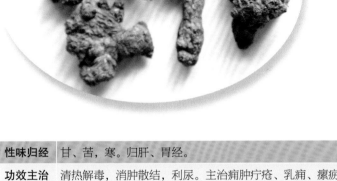

性味归经	甘、苦，寒。归肝、胃经。
功效主治	清热解毒，消肿散结，利尿。主治痈肿疔疮、乳痈、瘰疬、毒蛇咬伤。
药理作用	本品100%煎剂用平板纸片法，对金黄色葡萄球菌有抑制作用。
用法用量	水煎服，3~9克，或研末服，或浸酒饮。外用：捣敷或捣汁点眼。
使用注意	脾虚便溏者忌用。

精选验方

①**小儿惊风**：天葵子5克。研末，开水吞服。②**胃热气痛**：天葵子6克。捣烂，开水吞服。③**虚咳、化痰**：天葵子9克。炖肉吃。④**骨折**：天葵子、桑白皮、冬瓜皮、玉枇杷各50克。捣烂，正骨后包患处；另取天葵子50克，泡酒500毫升，每次服药酒15毫升。⑤**热毒型急性宫颈炎**：天葵子、蒲公英、野菊花、紫花地丁、白花蛇舌草各10克，金银花、败酱草各15克。水煎服，每日1剂。⑥**宫颈癌**：蒲公英、紫背天葵子、海浮石、生卷柏各10.5克，煅花蕊石、煅紫石英各12克，石韦、萹蓄、制乳香、制没药各9克。水煎，每日1剂，分2次服。⑦**瘀毒内阻型乳腺癌**：天葵子、芸薹子、木馒头各30克，漏芦15克，八角莲、土鳖虫、白鼓、金雀花各9克。水煎，每日1剂，分2次服。

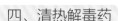

四、清热解毒药

万年青

别名 斩蛇剑、冬不凋草、铁扁担、九节连。

来源 百合科植物万年青 *Rohdea japonica* (Thunb.) Roth. 的根状茎或全草。

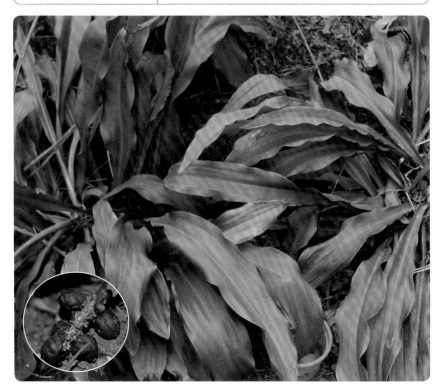

形态特征 多年生常绿草本。无地上茎；根状茎粗短，黄白色，有节，节上生多数细长须根。叶自根状茎丛生，质厚，披针形或带形，长10～25厘米，宽2.5～5.5厘米，边缘略向内褶，基部渐窄呈叶柄状，上面深绿色，下面浅绿色，直出平行脉多条，主脉较粗。春、夏从叶丛中生出花葶，长10～20厘米；花多数，丛生于顶端排列成短穗状花序；花被6，淡绿白色，卵形至三角形，头尖，基部宽，下部愈合呈盘状；雄蕊6，无柄，花药长椭圆形；子房球形，花柱短，柱头3裂。浆果球形，橘红色；内含种子1枚。

生境分布 多为栽培，或野生于山涧、林下湿地。分布于华东、华南、西南地区及湖北、河南等省。

采收加工 全草鲜用，四季可采。

饮片特征

本品为圆形或类圆形厚片，表面类白色或淡棕色，散有黄色维管束斑点；周边散有圆点状须根痕，质韧，气微，味甜微苦涩。贮干燥容器内，置通风干燥处。

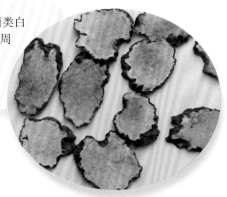

性味归经	苦、甘，寒。有小毒。
功效主治	清热解毒，强心利尿。内服主治白喉、白喉引起的心肌炎、咽喉肿痛、狂犬咬伤、细菌性痢疾、风湿性心脏病、心力衰竭。外用主治跌打损伤、毒蛇咬伤、烧烫伤、乳腺炎、痈疖肿毒。
药理作用	万年青苷增强心肌的收缩力，并能兴奋迷走神经和抑制心肌的传导，使心率减慢，并有利尿作用。其强心效力以万年青苷甲最大，万年青苷乙次之，万年青苷丙最小。对震颤心脏的不规则搏动亦有调整作用。其副作用是兴奋呕吐中枢，引起呕吐。
用法用量	煎汤，3～9克，鲜品可用至30克；或浸酒；或捣汁。外用：适量，鲜品捣敷；或捣汁涂；或塞鼻；或煎水熏洗。
使用注意	孕妇禁服。

精选验方

①白喉：万年青根状茎15克。捣汁服；用于治疗白喉引起的喉梗阻，取汁频频吞服，1次服完；凡重症患者同时配用抗毒素、抗生素和激素。②心力衰竭：万年青鲜草30～60克。水煎2次取汁90毫升，分3次服，7～10日为1个疗程，控制心力衰竭达饱和量；小儿每千克体重2.5～25克为饱和量，按每6小时服1次，每日维持量约为饱和量的1/15；如心力衰竭未控制，则用4～7日维持量后，继续用第2疗程的饱和量，依此类推，对肺源性心脏病合并全心衰者效果较好。③咽喉肿痛：万年青叶（鲜）3～5片。捣汁，加醋50毫升，频频含咽。④慢性气管炎：万年青鲜叶9～15克。水煎，分3次饭后服。⑤跌打损伤：万年青根6克。水煎，兑酒服。⑥头风：万年青根适量。削尖，蘸朱砂塞鼻孔内（左痛塞右鼻，右痛塞左鼻，两边痛者齐塞），取清水鼻涕下，连用7日。⑦喘悸水肿：万年青根12～15克，大枣5枚，水煎服。

白薇

别名 嫩白薇、香白薇。

来源 萝藦科植物白薇 *Cynanchum atratum* Bge. 或蔓生白薇 *Cynanchum versicolor* Bge. 的干燥根及根茎。

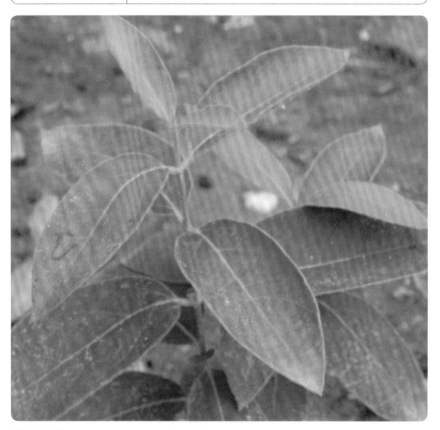

形态特征 多年生草本，高约50厘米。茎直立，常单一，被短柔毛，有白色乳汁。叶对生，宽卵形或卵状长圆形，长5～10厘米，宽3～7厘米，两面被白色短柔毛。伞状聚伞花序，腋生，花深紫色，直径1～1.5厘米，花冠5深裂，副花冠裂片5，与蕊柱几等长；雄蕊5，花粉块每室1，下垂。蓇葖果单生，先端尖，基部钝形。种子多数，有狭翼，有白色绢毛。

生境分布 生长于树林边缘或山坡。分布于山东、安徽、辽宁、四川、江苏、浙江、福建、甘肃、河北、陕西等省。

采收加工 春、秋两季采挖，除去地上部分，洗净，晒干，润透，切段生用。

饮片特征

本品为不规则形的小段，粗短，有结节，表面棕黄色，质脆，易折断，带粉性，断面皮部黄白色，木部黄色，皮部发达，有小木心。气微，味微苦。

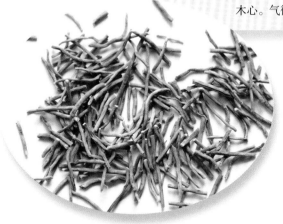

性味归经	苦、咸，寒。归胃、肝经。
功效主治	清热解毒，凉血退蒸，利尿通淋。本品苦寒以清热泻火解毒，咸寒以清热凉血退蒸，经配伍又有利尿通淋之能，故有此功。
药理作用	本品有强心苷样反应。
用法用量	水煎服，3~12克。
使用注意	脾胃虚寒、食少便溏者不宜服用。

精选验方

①**产后血虚发热**：白薇9克，当归12克，人参5克，甘草6克。水煎服。②**虚热盗汗**：白薇、地骨皮各12克，鳖甲、银柴胡各9克。水煎服。③**尿路感染**：白薇9克，石韦12克，滑石15克，木通10克，生甘草5克。水煎服；或白薇25克，车前草50克，水煎服。④**咽喉肿痛**：白薇9克，甘草3克，桔梗6克，射干、金银花、山豆根各10克。水煎服。⑤**肺实鼻塞**：白薇、款冬花、贝母（去心）各50克，百部100克。研末，每次5克，米饮调下。⑥**阴虚潮热**：白薇、银柴胡、地骨皮各15克，生地黄25克。水煎服。⑦**火眼**：白薇30克。水煎服。⑧**瘰疬**：鲜白薇、鲜天冬各等份。捣烂，敷患处。⑨**失眠**：鲜白薇30克。水煎服。⑩**单纯性喉炎**：白薇60克。焙黄，研末，每次9克，每日2次，温开水送服。

地骨皮

别名 净骨皮。

来源 茄科植物枸杞 *Lycium chinense* Mill. 或宁夏枸杞 *Lycium barbarum* L. 的干燥根皮。

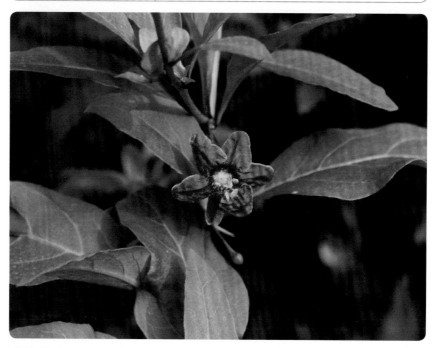

形态特征 **枸杞**：灌木，高1～2米。枝细长，常弯曲下垂，有棘刺。叶互生或簇生于短枝上，叶片长卵形或卵状披针形，长2～5厘米，宽0.5～1.7厘米，全缘；叶柄长2～10毫米。花1～4朵簇生于叶腋，花梗细；花萼钟状，3～5裂；花冠漏斗状，淡紫色，5裂，裂片与筒部几等长，裂片有缘毛；雄蕊5，子房2室。浆果卵形或椭圆状卵形，长0.5～1.5厘米，红色，内有多数种子，肾形，黄色。花期6～9月，果期7～10月。**宁夏枸杞**：灌木或小乔木，高达2.5米。叶长椭圆状披针形。花萼杯状，2～3裂，稀4～5裂；花冠粉红色或紫红色，筒部较裂片稍长，裂片无缘毛。浆果宽椭圆形，长1～2厘米。花、果期6～11月。

生境分布 生长于田野或山坡向阳干燥处；有栽培。分布于河北、河南、陕西、四川、江苏、浙江等省。

采收加工 春初或秋后采挖根部，剥取根皮，晒干切段。

饮片特征

本品呈筒状或槽状，长短不一。外表皮灰黄色至棕黄色。粗糙，有不规则纵裂纹，易呈鳞片状剥落。内表面黄白色至灰黄色，较平坦，有细纵纹。体轻、质脆，易折断，断面不平坦，外层黄棕色，内层灰白色。气微，味微甘而后苦。以片状、皮厚、色黄、无木心者为佳。

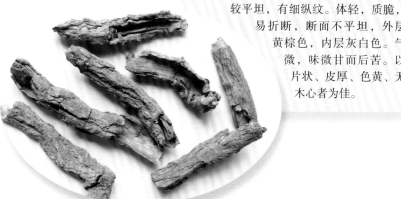

性味归经	甘，寒。归肺、肾经。
功效主治	凉血退蒸，清泻肺火。本品性寒清热，甘寒则滋阴增液。上清肺火以止咳，下滋肾水以退蒸，故有此功。
药理作用	本品能降低血糖，并有中度的降压作用，对葡萄球菌属有抑制作用，尚有解热作用。
用法用量	水煎服，6～15克。
使用注意	外感风寒发热及脾虚便溏者不宜用。

精选验方

①疟疾：鲜地骨皮50克，茶叶5克。水煎，于发作前2～3小时顿服。②鼻出血：地骨皮、侧柏叶各15克。水煎服。③肺热咳嗽、痰黄口干：地骨皮、桑叶各12克，浙贝母8克，甘草3克。水煎服。④血尿（非器质性疾病引起者）：地骨皮9克。酒煎服；或鲜地骨皮加水捣汁，加少量酒，空腹温服。⑤妇女外阴肿痒：地骨皮30克，枯矾9克。煎水熏洗。⑥荨麻疹及过敏性紫癜：地骨皮30克，徐长卿15克。水煎服。⑦吐血、便血：地骨皮适量。水煎服。⑧手癣：地骨皮30克，甘草15克。煎水外洗，每日1剂。⑨黄水疮：地骨皮、松花粉、真青黛各15克。将地骨皮烘脆碾极细粉，再同松花粉、青黛共碾匀，瓶贮备用；每取药粉适量撒敷患处，每日早、晚各1次。⑩阴虚头痛：地骨皮30克。水煎，温服。⑪毛囊炎：地骨皮鲜品适量。焙黄，研末，香油调敷。

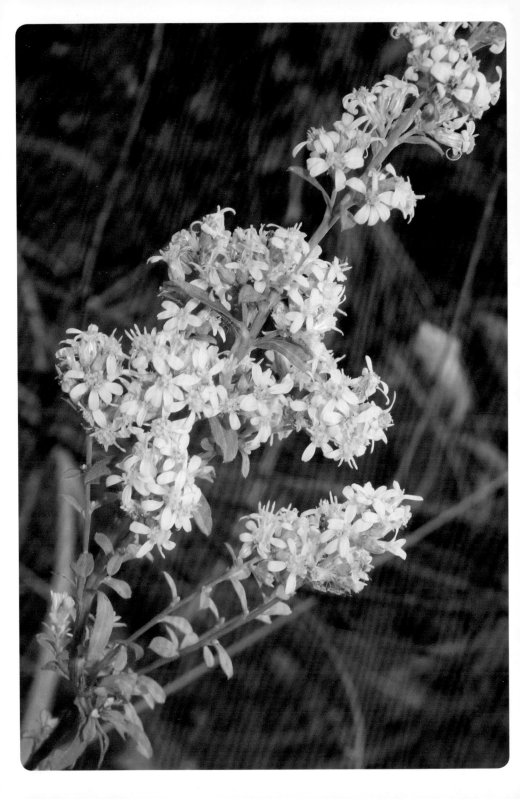

第三章

泻下药

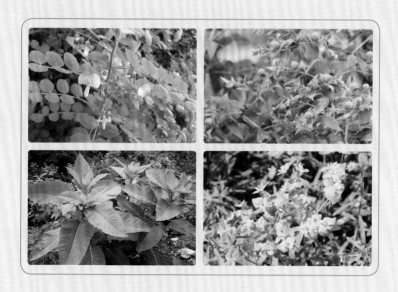

大黄	别名 将军、川军、生大黄（生军）、大黄炭（军炭）、制大黄（熟军）、酒炒大黄（酒军）。
	来源 蓼科植物掌叶大黄 *Rheum palmatum* L.、唐古特大黄 *Rheum tanguticum* Maxim. ex Balf. 及药用大黄 *Rheum officinale* Baill. 的干燥根及根茎。

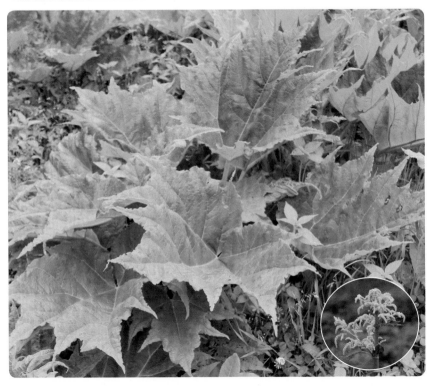

形态特征 掌叶大黄：多年生高大草本。叶多根生，具长柄，叶片广卵形，3～5深裂至叶片1/2处；茎生叶较小，互生。花小，紫红色，圆锥花序簇生。瘦果，三角形有翅。**唐古特大黄**：与上种相似，不同处为叶片分裂极深，裂片呈细长羽状。花序分枝紧密，常向上贴于茎。**药用大黄**：叶片浅裂达1/4处。花较大，黄色。花期6～7月，果期7～8月。

生境分布 生长于山地林缘半阴湿的地方。分布于四川、甘肃、青海、西藏等省（区）。

采收加工 秋末茎叶枯萎或次春发芽前采挖，除去细根，刮去外皮，切瓣或段，绳穿成串干燥或直接干燥。

饮片特征

本品呈不规则厚片或块状。除净外皮者，表面黄棕色至红棕色，有的可见类白色网状纹理及星点（异形维管束）散在，微显朱砂点，习称"锦纹"。断面淡红棕色或黄棕色，显颗粒性；根茎髓部宽广，有星点环列或散在；根木部发达，具放射状纹理，形成层环明显，无星点。

性味归经	苦，寒。归脾、胃、大肠、肝、心经。
功效主治	泻热通便，凉血解毒，逐瘀通经。本品苦寒沉降，性猛善走，素有"将军"之称，可荡涤肠胃积滞，为治疗热结便秘之要药。还能泻血分实热，有清热泻火、凉血解毒及活血祛瘀之效。
药理作用	大黄有利胆作用，能加强胆囊收缩，Oddi括约肌松弛，从而使胆汁排出增加。大黄有解热镇痛作用，能抑制Na^+-K^+-ATP酶活性，从而使ATP分解减少，产能下降。大黄有止血作用，能缩短凝血时间，降低毛细血管通透性，改善血管脆性。
用法用量	水煎服，3~12克。外用：适量。生用泻下力强，制用泻下和缓。活血宜酒制，止血则应炒炭用。入汤剂应后下或开水泡服。
使用注意	本品攻下力量峻猛，易伤正气，非实证者不宜用。妇女胎前产后、经期、哺乳期均慎用或忌用。

精选验方

①**食积腹痛**：大黄、砂仁各9克，莱菔子30克。水煎服，每日3次。②**胆囊炎、胆石症**：大黄、黄连各9克，枳壳、黄芩、木香各12克。水煎服，每日3次。③**急性胰腺炎**：大黄12克，柴胡、白芍各15克，胡黄连、延胡索、黄芩、木香、芒硝各9克。水煎服，每日3次。④**脾胃湿热、胸闷腹痛、积滞泄泻**：大黄10克，枳实、白术、黄芩、泽泻、六神曲各15克。水煎服。⑤**肺痈、鼻中生疮、肿痛**：大黄（生用）、黄连（去须）各0.3克，麝香（细研）6克。捣细罗为散，研入麝香令匀，以生油旋调涂鼻中。⑥**痈肿**：大黄适量。捣筛，以苦酒和，贴肿上，易燥，不过三，即瘥，不复作，脓自清除。⑦**冻疮皮肤破烂，痛不可忍**：大黄适量。研末，新汲水调搽患处。

番泻叶

别名 泻叶。
来源 豆科植物狭叶番泻 *Cassia angustifolia* Vahl 或尖叶番泻 *Cassia acutifolia* Delile 的干燥小叶。

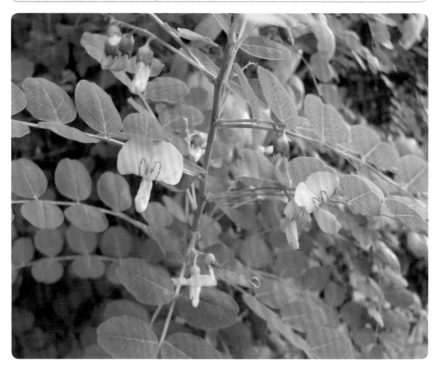

形态特征 狭叶番泻：矮小灌木，高约1米。叶互生，偶数羽状复叶，小叶4～8对。总状花序，花黄色。荚果扁平长方形，长4～6厘米，宽1～1.7厘米，含种子6～7枚。**尖叶番泻**：与上不同点为小叶基部不对称。荚果宽2～2.5厘米，含种子8枚。花期9～12月，果期翌年3月。

生境分布 野生或栽培，原分布于干热地带。适宜生长的气候条件为低于10℃的日数应有180～200日。土壤要求疏松、排水良好的沙质土或冲积土，土壤以微酸性或中性为宜。前者分布于印度、埃及和苏丹，后者分布于埃及，我国广东、广西及云南等地也有栽培。

采收加工 狭叶番泻在开花前摘取叶片，阴干，按叶片大小和品质优劣分级；尖叶番泻在果实成熟时，剪下枝条，摘取叶片，晒干，按完整叶与破碎叶分别包装。

饮片特征

本品呈长卵形或卵状披针形，全缘，叶端急尖，叶基稍不对称。上表面黄绿色，下表面浅黄绿色。革质。气微弱而特异，味微苦，稍有黏性。

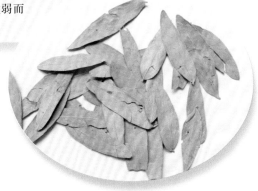

性味归经	甘、苦，寒。归大肠经。
功效主治	泻热行滞，通便利水。本品苦寒滑润，泻积热，润肠燥，并有行水消胀之功。
药理作用	①抗菌作用：番泻叶对多种细菌有抑制作用，对大肠埃希菌、志贺菌属、变形杆菌、甲型溶血性链球菌和白假丝酵母菌有明显的抑制作用。②止血作用：番泻叶粉口服后可增加血小板和纤维蛋白原，能缩短凝血时间、复钙时间、凝血活酶时间与血块收缩时间，有助于止血。③致泻作用：番泻叶浸剂可导致土拨鼠大肠推进性运动而致泻。番泻苷A、B是致泻的主要成分。④肌肉松弛与解痉作用：番泻叶有箭毒样作用，能在运动神经末梢和骨骼接头处阻断乙酰胆碱，从而使肌肉松弛。番泻叶中某些羟基蒽醌类成分具有一定的解痉作用。
用法用量	温开水泡服，1.5～3克；水煎服，5～9克，宜后下。
使用注意	哺乳期、月经期妇女及孕妇忌用。

精选验方

①便秘：木香、厚朴、番泻叶各10克。开水冲泡，代茶饮。②腹水肿胀：番泻叶适量。开水冲泡，代茶饮。③急性水肿型胰腺炎：番泻叶5～10克。以沸水300～500毫升泡后频服，首次大便后，改为每日2～3次，每次5克，保持大便每日3～5次。④肥胖症：番泻叶1.5克，决明子、泽泻各12克。水煎，每日1剂，分2次服。⑤胃弱、消化不良、便秘、腹膨胀、胸闷：番泻叶、橘皮各5克，生大黄、丁香各3克，黄连2.5克。沸水温浸2小时，去渣，每日分3次服。

黑芝麻

别名 脂麻、胡麻、炒黑芝麻。

来源 胡麻科植物脂麻 *Sesamum indicum* L. 的干燥成熟种子。

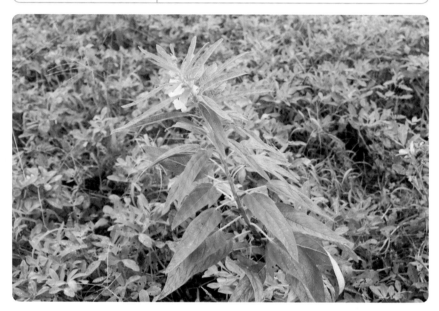

形态特征 一年生草本，高80~180厘米。茎直立，四棱形，棱角突出，基部稍木质化，不分枝，具短柔毛。叶对生，或上部者互生；叶柄长1~7厘米；叶片卵形、长圆形或披针形，长5~15厘米，宽1~8厘米，先端急尖或渐尖，基部楔形，全缘，有锯齿或下部叶3浅裂，表面绿色，背面淡绿色，两面无毛或稍被柔毛。花单生，或2~3朵生于叶腋，直径1~1.5厘米；花萼稍合生，绿色，5裂，裂片披针形，长5~10厘米，具柔毛；花冠筒状，唇形，长1.5~2.5厘米，白色，有紫色或黄色彩晕，裂片圆形，外侧被柔毛；雄蕊4，着生于花冠筒基部，花药黄色，呈矢形；雌蕊1，心皮2，子房圆锥形，初期呈假4室，成熟后为2室，花柱线形，柱头2裂。蒴果椭圆形，长2~2.5厘米，多4棱或6~8棱，纵裂，初期绿色，成熟后黑褐色，具短柔毛。种子多数，卵形，两侧扁平，黑色。花期5~9月，果期7~9月。

生境分布 常栽培于夏季气温较高、气候干燥、排水良好的沙壤土或壤土地区。我国各地均有栽培。

采收加工 秋季果实成熟时采割全株，晒干，打下种子，除去杂质，再晒干。

饮片特征

本品呈扁卵圆形，一端钝圆，一端尖，长约3毫米，宽约2毫米。表面黑色，平滑或有网状皱纹，放大镜下可见细小疣状突起，尖端有棕色圆点状种脐。种皮薄，纸质，内有薄膜状胚乳。子叶2，白色，富油性。气微，味甘，有油香气，以粒饱满、色黑者为佳。

性味归经	甘，平。归肝、肾、大肠经。
功效主治	补肝肾，益精血，润肠燥。本品味甘性平，归肝、肾经而补肝肾，益精血。因其油润多脂，能养血润肠通便。
药理作用	黑芝麻水提物对离体豚鼠子宫有兴奋作用，种子提取物给大鼠灌服可降低血糖，增加肝脏及肌肉糖原含量，但大量使用反而降低糖原含量。还具有延缓衰老的作用。
用法用量	水煎服，10～30克，或入丸、散。内服宜炒熟用。外用：适量。
使用注意	大便溏泻者慎服。

精选验方

①**老年咳喘**：炒黑芝麻250克，生姜200克（捣汁，去渣）。同炒，加蜂蜜（蒸熟）120毫升，冰糖（捣碎蒸溶）120克，混合后装瓶，每日早、晚各服1汤匙。②**头发枯脱、早年白发**：黑芝麻、何首乌各200克。共研细末，每日早、晚各服15克。③**便秘**：黑芝麻、核桃仁各30克。共捣烂，加蜂蜜20毫升，用开水搅匀，顿服。④**催乳**：黑芝麻500克。炒熟，研细末，用猪蹄汤冲服，每次20克，每日早、晚1次。⑤**干咳少痰**：黑芝麻250克，冰糖100克。共捣烂，以开水冲服，每次20克，每日早、晚各1次。⑥**阳痿并腰酸腿软**：黑芝麻、早稻粳米各250克，紫河车2具。焙干，研末，加蜂蜜炼成小蜜丸，每日早、晚各用15克。⑦**围生期痔疾**：黑木耳、黑芝麻各60克。1份炒熟，1份生用，每次取生熟混合物共15克，沸水冲泡15分钟，代茶频饮，每日1～2剂。⑧**肾阴虚型骨质疏松症**：黑芝麻、核桃仁各250克，红糖50克。将黑芝麻炒出香味，趁热与核桃仁共研细末，加入红糖，充分拌匀。每次25克，每日2次，温开水调服。

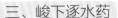

三、峻下逐水药

甘 遂

别名　制甘遂、煨甘遂。
来源　大戟科植物甘遂 *Euphorbia kansui* T.N.Liou ex T. P. Wang 的干燥块根。

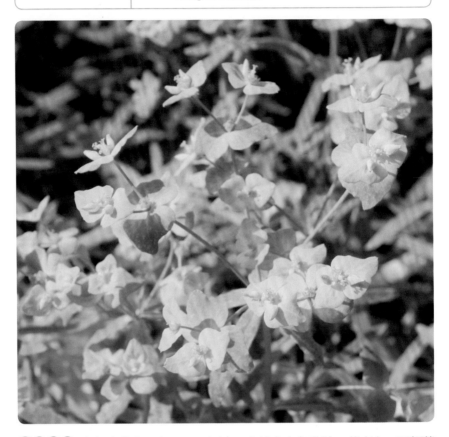

形态特征 多年生草本，高25～40厘米，全株含白色乳汁。茎直立，下部稍木质化，淡红紫色，下部绿色，叶互生，线状披针形或狭披针形，先端钝，基部宽楔形或近圆形，下部叶淡红紫色。杯状聚伞花序，顶生，稀腋生；总苞钟状，先端4裂，腺体4；花单性，无花被；雄花雄蕊1，雌花花柱3，每个柱头2裂。蒴果近球形。花期4～6月，果期6～8月。

生境分布 生长于低山坡、沙地、荒坡、田边和路旁。分布于陕西、河南、山西等省。

采收加工 春季开花前或秋末茎叶枯萎后采挖，撞去外皮，晒干。

饮片特征

本品呈椭圆形或不规则的长纺锤形。表面类白色或黄白色，有棕色斑纹，有不规则凹凸，凹陷处有棕色外皮残留。质脆，易折断，断面粉性，白色，木部微显放射状纹理；长圆柱状纤维性较强。气微，味微甘而辣，有刺激性，久尝舌麻。

性味归经	苦，寒；有毒。归肺、肾、大肠经。
功效主治	泻水逐饮，消肿散结。用于水肿胀满、胸腹积水、痰饮聚积、气逆咳喘、二便不利、风痰癫痫、疔肿疮毒。
药理作用	本品有抗小白鼠早孕、中止中期妊娠的作用。能刺激肠管，增加肠蠕动，产生泻下作用。甘遂萜醇A、B有镇痛作用。
用法用量	研末服，0.5～1克，或入丸剂。生用毒性强，醋制或用面裹煨后可减低毒性。外用：适量。
使用注意	虚弱者及孕妇忌用。甘遂对消化道有较强的刺激性，服后易出现恶心呕吐、腹痛等副作用，故宜用枣汤送服或研末装胶囊吞服。反甘草。

精选验方

①渗出性胸膜炎、肝硬化腹水、血吸虫病腹水、慢性肾炎性水肿、二便不通：甘遂、大戟、芫花各等份，大枣10枚。前3味混合研末，每次1～3克，大枣煎汤于清晨空腹送服。②癫痫：甘遂、朱砂各3克。将甘遂放入鲜猪心中，煨熟，取出药，与朱砂研粉和匀，分作4丸，每次1丸，用猪心煎汤送下。③小儿睾丸鞘膜积液：甘遂、赤芍、枳壳、昆布各10克，甘草5克。水煎服，连用3～7日。④小儿支气管炎：甘遂、细辛各6克，白芥子20克，延胡索12克，樟脑3克，鸡蛋1枚。将前5味共研细末，鸡蛋清调敷于肺俞穴和中府穴。⑤哮喘：甘遂12克，白芥子、延胡索各21克，细辛15克。共研细末，用姜汁调敷于肺俞、定喘、膻中、尺泽、足三里等穴位上（胶布固定），每次30～60分钟，10日治疗1次。

芫花

别名　陈芫花、醋芫花。
来源　瑞香科植物芫花 *Daphne genkwa* Sieb. et Zucc. 的干燥
　　　花蕾。

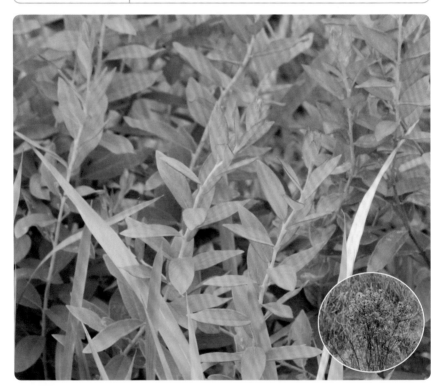

形态特征 落叶灌木，幼枝密被淡黄色绢毛，柔韧。单叶对生，稀互生，具短柄或近无柄；叶片长椭圆形或卵状披针形，长2.5～5厘米，宽0.5～2厘米，先端急尖，基部楔形，幼叶下面密被淡黄色绢状毛。花先叶开放，淡紫色或淡紫红色，3～7朵排成聚伞花丛，顶生及腋生，通常集于枝顶；花被筒状，长约1.5厘米，外被绢毛，裂片4，卵形，约为花全长的1/3；雄蕊8，2轮，分别着生于花被筒中部及上部；子房密被淡黄色柔毛。核果长圆形，白色。花期3～5月，果期6～7月。

生境分布 生长于路旁及山坡林间。分布于长江流域以南及山东、河南、陕西等地。

采收加工 春季花未开放前采摘，晒干或烘干。

饮片特征

本品单朵呈棒槌状，上端稍膨大，多弯曲，长1~1.7厘米，直径约1.5毫米，花心较硬，花被筒表面淡紫色或灰绿色，密被短茸毛，先端4裂，裂片淡紫色或黄棕色。质软。气微，味苦、微辛。

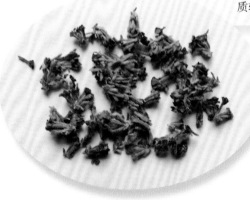

性味归经	辛、苦，温；有毒。归肺、肾、大肠经。
功效主治	泻水逐饮，解毒杀虫。本品峻泻逐水之功与大戟、甘遂相同，故常同用，治疗胸胁水饮痰癖等。唯本品味辛体轻，功偏于上。外用又有杀虫作用。
药理作用	本品有利尿、镇咳、祛痰、抗生育、抗菌、抗白血病的作用，并能促进肠蠕动，抑制黄嘌呤氧化酶的活性。
用法用量	水煎服，1.5~3克；醋芫花研末，吞服，每次0.6~0.9克，每日1次。外用：适量。
使用注意	虚弱者及孕妇忌用。反甘草。

精选验方

①**皮肤病**：芫花适量。研末，用猪油调敷。②**风湿性关节炎、类风湿关节炎**：芫花根皮9克。浸白酒500毫升内7日后服，每日10~20毫升。③**水肿**：芫花1.5~3克。水煎服。④**急性乳腺炎**：鲜芫花根白皮（二层皮）适量。切碎捣烂，视鼻孔大小，搓成小团，塞鼻孔内，约20分钟即有热辣感，再等5分钟取出；孕妇忌用。⑤**酒疸尿黄**：芫花、花椒各等份。烧末，水调服1.5克，每日2次。⑥**痈**：芫花适量。研末，胶和如粥敷之。⑦**白秃头疮**：芫花末适量。猪油调涂。⑧**一切菌毒**：芫花适量。生研，新汲水调服3克，以利为度。⑨**腹水**：芫花适量。水煎服；或研末0.15~0.45克，吞服。

三、峻下逐水药

<table>
<tr><td rowspan="3">

商 陆

</td><td>别名</td><td>商陆根、醋商陆。</td></tr>
<tr><td rowspan="2">来源</td><td>商陆科植物商陆 *Phytolacca acinosa* Roxb. 或垂序商陆</td></tr>
<tr><td>*Phytolacca americana* L. 的干燥根。</td></tr>
</table>

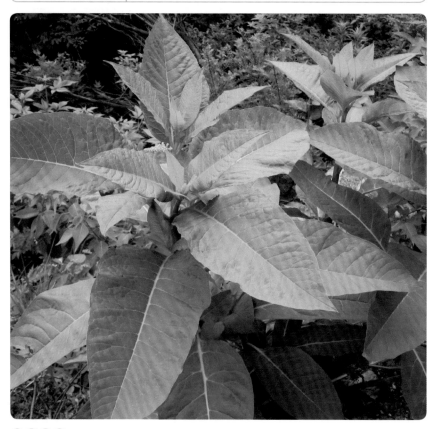

形态特征 多年生草本，全株光滑无毛。根粗壮，圆锥形，肉质，外皮淡黄色，有横长皮孔，侧根甚多。茎绿色或紫红色，多分枝。单叶互生，具柄，柄的基部稍扁宽；叶片卵状椭圆形或椭圆形，先端急尖或渐尖，基部渐狭，全缘。总状花序生于枝端或侧生于茎上，花序直立；花初为白色，后渐变为淡红色。浆果，扁圆状，有宿萼，熟时呈深红紫色或黑色。种子肾形，黑色。花期6～8月，果期8～10月。

生境分布 生长于路旁疏林下，或栽培于庭园。分布于全国大部分地区。

采收加工 秋季至次春采挖，除去须根及泥沙，切成块或片，晒干或阴干。

饮片特征

本品为横切或纵切的不规则块片，厚薄不一。外皮灰黄色或灰棕色。纵切片弯曲或卷曲，木部呈平行条状突起，均带粉性。质坚，不易折断。气微，味稍甜，久嚼麻舌。

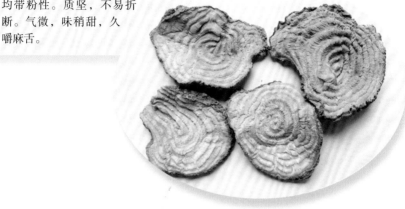

性味归经	苦，寒；有毒。归肺、肾、大肠经。
功效主治	泻下利水，消肿散结。本品苦寒性降，泻下逐水作用颇猛，故可治周身水肿、二便不利之证。外用又能消肿散结。
药理作用	本品有利尿、抗菌、祛痰、镇咳及平喘作用，并具有体外诱生免疫干扰素的作用。
用法用量	水煎服，5～10克。外用：适量，鲜品捣烂（或干品研末）涂敷。
使用注意	孕妇忌用。

精选验方

①**足癣**：商陆、苦参各100克，花椒20克，赤芍50克。煎汤，浸泡患足，每次15～30分钟，每日1～2次，保留药液加热重复使用。②**腹中如有石，痛如刀刺者**：商陆适量。捣烂蒸之，布裹熨痛处，冷更换。③**淋巴结结核**：商陆9克，红糖适量。水煎服。④**腹水**：商陆6克，赤小豆、冬瓜皮各50克，泽泻12克，茯苓皮24克。水煎服。⑤**痈疮肿毒**：商陆2.5克，蒲公英100克。煎水洗患处。⑥**宫颈糜烂、白带多、功能失调性子宫出血**：鲜商陆200克（干者减半）。同母鸡或猪瘦肉煮极烂，加盐少许，分2～3次吃。⑦**肿毒**：商陆、盐各少许。捣敷，次日再换。⑧**跌打**：商陆适量。研末，调热酒擦患处，可外贴膏药。⑨**血小板减少性紫癜**：商陆适量。水煎半小时，浓缩成100％的煎剂，首次服30毫升，以后每次服10毫升，每日3次。成人以12～24克、小儿以9～12克为日用量。

千金子

别名 续随子、千金子霜、续随子霜。
来源 大戟科植物续随子 *Euphorbia lathyris* L. 的干燥成熟种子。

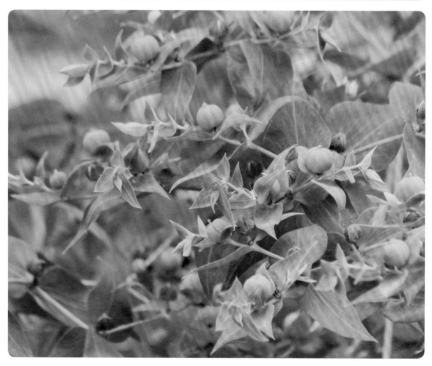

形态特征 二年生草本，高达1米，全株表面微被白粉，含白色乳汁。茎直立，粗壮，无毛，多分枝。单叶对生，茎下部叶较密而狭小，线状披针形，无柄；往上逐渐增大，茎上部叶具短柄，叶片广披针形，长5～15厘米，基部略呈心形，全缘。花单性，成圆球形杯状聚伞花序；各小聚伞花序有卵状披针形苞片2，总苞杯状，4～5裂；裂片三角状披针形，腺体4，黄绿色，肉质，略呈新月形；雄花多数，无花被，每花有雄蕊1，略长于总苞，花药黄白色；雌花1，子房三角形，3室，每室具1胚珠，花柱3裂。蒴果近球形。花期4～7月，果期7～8月。

生境分布 生长于向阳山坡。分布于河南、浙江、河北、四川、辽宁、吉林等省。

采收加工 夏、秋两季果实成熟时采收，除去杂质，干燥。

饮片特征

本品呈椭圆形或卵圆形。表面黄褐色或灰褐色，有网状皱纹及褐色斑点。种皮薄而脆，内表面灰白色，有光泽，种仁黄白色，富油性。气微，味辛。

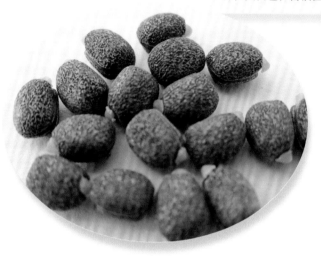

性味归经	辛，温；有毒。归肝、肾、大肠经。
功效主治	泻下逐水，破血消癥。本品味辛性温，峻烈有毒，泻下逐水力猛，且能利尿消肿。归肝经，走血分，又能破血消癥。
药理作用	本品有抗菌、抗炎、镇痛和致泻作用，并且能促进大鼠及兔尿酸排泄。
用法用量	内服：0.5～1克，制霜入丸、散。外用：适量，捣烂敷患处。
使用注意	孕妇及体虚便溏者忌服。

精选验方

①**血瘀经闭**：千金子3克，丹参、制香附各9克。水煎服。②**疣赘**：千金子适量。熟时破开，涂患处。③**寻常疣（瘊子、千日疮）**：千金子适量。捣烂，敷患部（外用干净纱布覆盖，胶布固定）。④**毒蛇咬伤**：千金子20～30粒（小儿酌减）。捣烂，用米泔水调服，一般需用1～3次。⑤**腹水、水肿、大小便不利、闭经**：千金子1.5～3克。捣烂、去油，水煎服。⑥**食物中毒**：千金子（去油）3～6克。水煎服。⑦**水肿**：千金子30克。去壳，研细末，压去油，再研细，分作7剂服。

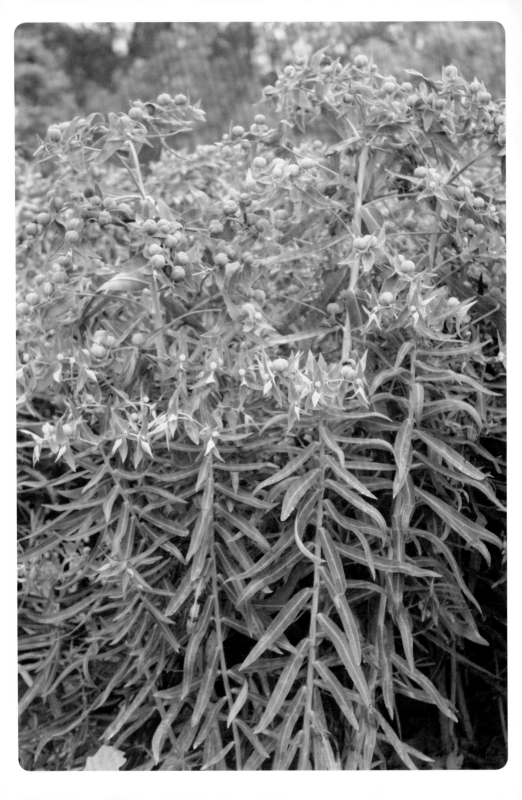

第四章
祛风湿药

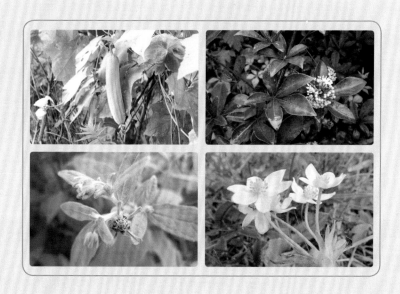

独 活

别名 大活、川独活、山独活、香独活、西独活。

来源 伞形科植物重齿毛当归 *Angelica pubescens* Maxim. f. *biserrata* Shan et Yuan 的干燥根。

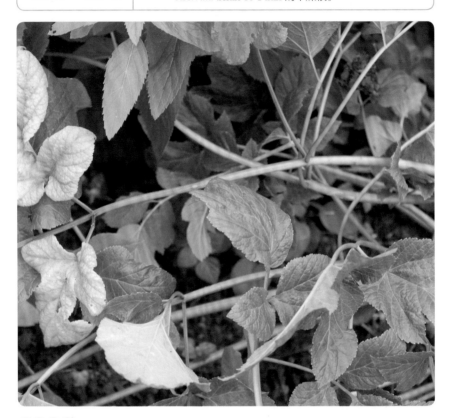

形态特征 多年生草本，高60~100厘米。根粗大。茎直立，带紫色。基生叶和茎下部叶的叶柄细长，基部呈鞘状；叶为2~3回3出羽状复叶，小叶片3裂，最终裂片长圆形，两面均被短柔毛，边缘有不整齐重锯齿；茎上部叶退化成膨大的叶鞘。复伞形花序顶生或侧生，密被黄色短柔毛，伞幅10~25，极少达45，不等长；小伞形花序具花15~30；小总苞片5~8；花瓣5，白色，雄蕊5；子房下位。双悬果背部扁平，长圆形，侧棱翅状，分果槽棱间有油管1~4，合生面有油管4~5。花期7~9月，果期9~10月。

生境分布 生长于山谷沟边或草丛中，有栽培。分布于湖北、四川等省。

采收加工 秋末或春初采挖，洗净泥土，切片晒干，生用。

饮片特征

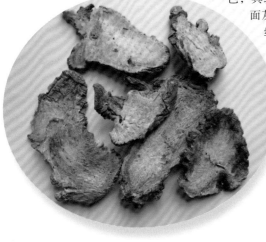

本品为类圆形或不规则形的薄片，直径1.5~3厘米。外表皮棕褐色或暗褐色，具纵皱纹，有的可见横纹。切面灰黄色至黄棕色，有棕色环纹，散有众多棕色油点，有裂隙，皮部近环纹处色略深。皮木比约2：3。质稍硬。有特异香气，味苦、辛，微麻舌。

性味归经	辛、苦，微温。归肝、膀胱经。
功效主治	祛风湿，止痹痛，解表邪。本品辛能散风、苦能燥湿，归肝经走筋脉，故能祛关节筋脉之风湿而有止痹痛之效。温能胜寒，归膀胱经走太阳经主一身之表，故能解肌表风寒之邪。
药理作用	本品有抗关节炎、镇痛、镇静及催眠作用，并能直接扩张血管，降低血压，有兴奋呼吸中枢而使呼吸加快加强的作用，又有抑制血小板聚集而抗血栓形成的作用。
用法用量	水煎服，5~15克。
使用注意	本品辛温燥散，凡非风寒湿邪而属气血不足之痹症者忌用。

精选验方

①慢性气管炎：独活15克，红糖25克。水煎至100毫升，分3~4次服。②青光眼：独活、羌活、五味子各6克，白芍12克。水煎服。③面神经炎：独活、薄荷、白芷各30克。共研细末，炼蜜为丸，含服，每丸3克，每日3丸。④风湿腰痛：独活50克，杜仲、续断各15克。以米酒一杯为引，水煎服。⑤阴寒头痛：独活10克，细辛3克，川芎12克。水煎服。⑥腰腿疼痛：独活、牛膝各15克，祖师麻10克。水煎服。⑦产后中风，虚人不可服他药者：独活90克。加水600毫升，煎至200毫升，分服。⑧风牙肿痛：独活适量。煮酒，热漱。

一、祛风湿散寒药

威灵仙

别名　灵仙。
来源　毛茛科植物威灵仙 *Clematis chinensis* Osbeck、棉团铁线莲 *Clematis hexapetala* Pall. 或东北铁线莲 *Clematis manshurica* Rupr. 的干燥根及根茎。

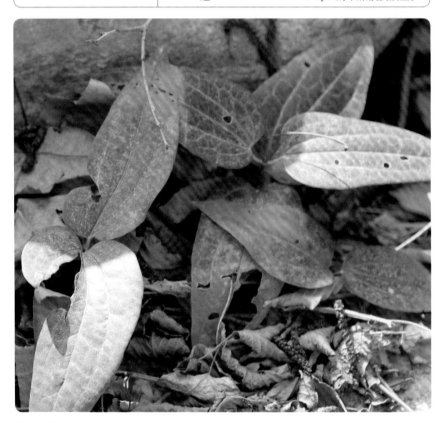

形态特征　藤本，干时地上部分变黑。根茎丛生多数细根。叶对生，羽状复叶，小叶通常5，稀为3，狭卵形或三角状卵形，长1.2~6厘米，宽1.3~3.2厘米，全缘，主脉3。圆锥花序顶生或腋生；萼片4（有时5），花瓣状，白色，倒披针形，外被白色柔毛；雄蕊多数；心皮多数，离生，被毛。瘦果，扁卵形，花柱宿存，延长呈羽毛状。花期6~8月，果期9~10月。

生境分布　生长于山谷、山坡或灌木丛中。分布于江苏、浙江、江西、安徽、四川、贵州、福建、广东、广西等省（区）。

采收加工　秋季采挖，除去泥沙，晒干。

饮片特征

本品为细圆柱形短段或不规则厚片。外皮黑褐色或棕褐色。切面皮部较光滑，灰黄色，木部淡黄色，略呈方形，皮部与木部间常有裂隙。质脆。气微，味淡。

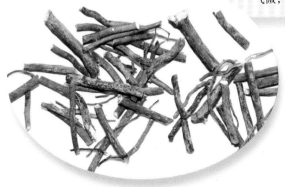

性味归经	辛、咸，温。归膀胱经。
功效主治	祛风湿，通经络，消骨哽。本品辛散风邪、温胜寒湿，风湿祛、经络通而痹痛止。咸则软坚而消骨鲠。
药理作用	本品具有镇痛、抗利尿作用。醋浸液对鱼骨刺有一定的软化作用，并使局部肌肉松弛，促使骨刺脱落。其煎剂对革兰阳性菌、阴性菌及真菌均有较强的抑制作用。
用法用量	水煎服，5~15克。治骨鲠可用30~50克。
使用注意	本品走散力强，能耗散气血，故气血虚弱、胃溃疡者慎用。

精选验方

①诸骨鲠喉：威灵仙30克。水浓煎含咽。②胆石症：威灵仙60克。水煎服。③腰脚疼痛：威灵仙150克。捣为散，饭前温酒调服，每次3克。④尿路结石：威灵仙60~90克，金钱草50~60克。水煎服。⑤疟疾：威灵仙15克。酒煎，温服。⑥呃逆：威灵仙30克，黑芝麻20克，蜂蜜30毫升。加水750毫升煎30分钟，每日1剂。⑦痔疮出血：威灵仙60克，芒硝30克。煎水熏洗、坐浴患处，每日1~2次。⑧头痛（属于偏头痛者）：威灵仙、白芍各15克，川芎、白芥子、白芷、蜈蚣各10克。水煎服。⑨布氏菌病：威灵仙、黄柏、丹参各25克，黄芩50克。水煎浓缩至300毫升，每服100毫升，每日3次，15日为1个疗程，一般治疗1~2个疗程。⑩身痛、关节痛：威灵仙20克，防己、蚕沙各15克，鸡血藤25克。水煎服。

川乌

别名 川乌头、制川乌。
来源 毛茛科植物乌头 *Aconitum carmichaelii* Debx. 的干燥母根。

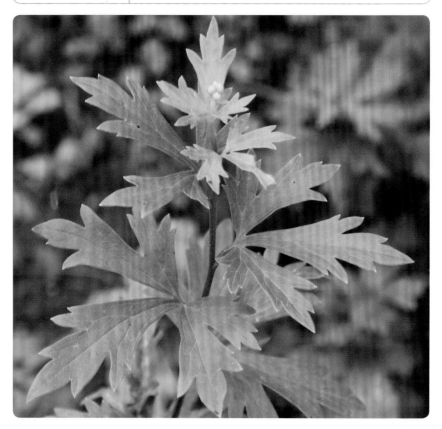

形态特征 多年生草本，高60～150厘米。主根纺锤形或倒卵形，中央的为母根，周围数个子根（附子）。叶片五角形，3全裂，中央裂片菱形，两侧裂片再2深裂。总状圆锥花序狭长，密生反曲的微柔毛；萼片5，蓝紫色（花瓣状），上裂片高盔形，侧萼片近圆形；花瓣退化，其中2枚变成蜜叶，紧贴萼片下有长爪，距部扭曲；雄蕊多数分离，心皮3～5，通常有微柔毛。蓇葖果；种子有膜质翅。花期6～7月，果期7～8月。

生境分布 生长于山地草坡或灌木丛中。分布于四川、陕西等省。

采收加工 夏、秋两季采挖，晒干生用或炮制后用。

饮片特征

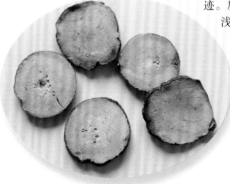

本品呈不规则的圆锥形，稍弯曲，顶端常有残茎，中部多向一侧膨大。表面棕褐色或灰褐色，皱缩，有小瘤状侧根及子根脱离后的痕迹。质坚实，不易折断，断面类白色或浅灰黄色，粉质，形成层环纹呈多角形。以饱满、质坚实、断面色白有粉性者为佳。

性味归经	辛、苦，热；有大毒。归心、脾、肝、肾经。
功效主治	祛风除湿，散寒止痛。本品辛散苦燥、热能胜寒，风寒湿祛、经脉畅通、气血行则疼痛止，故有此功。
药理作用	乌头有镇痛、镇静、抗炎、局部麻醉等作用。小剂量乌头碱使心跳减慢，大剂量则引起心律不齐、传导阻滞，甚至心室颤动。对动物试验性关节炎有消炎作用。次乌头碱和乌头原碱对于因注射菌苗而引起家兔发热有解热作用，但对正常体温无影响。乌头碱毒性很强，其小鼠皮下注射的LD50为0.295毫克/千克，但加热可使毒性降低。
用法用量	水煎服，3～9克；若作散剂或酒剂，应减为1～2克，入汤剂应先煎0.5～1小时。外用：适量。一般炮制后用，生品内服宜慎。
使用注意	孕妇忌用。反半夏、瓜蒌、贝母、白及、白蔹。不宜久服，生品只供外用（三生饮除外）。

精选验方

①**风湿性关节痛**：制川乌6克，麻黄8克，白芍、黄芪各12克。水煎服。②**颈椎病**：制川乌、制草乌各100克，丹参250克，川芎、白芷各50克，威灵仙500克。研碎，调匀，装入布袋作枕头用。③**腰脚痹痛**：生川乌1克。捣为散，醋调涂布上敷痛处。④**肩周炎**：制川乌、樟脑、草乌各90克，白芷50克。共研粉，根据疼痛部位大小取适量药粉，以食醋与蜂蜜调敷于肩周炎疼痛点，并用胶布固定，用热水袋外敷30分钟，每日1次，连用15日。⑤**痈肿**：川乌适量。研末，醋调搽患处。

鹿衔草

别名 鹿蹄草、鹿含草。
来源 鹿蹄草科植物鹿蹄草 *Pyrola calliantha* H. Andres 或普通鹿蹄草 *Pyrola decorata* H. Andres 的干燥全草。

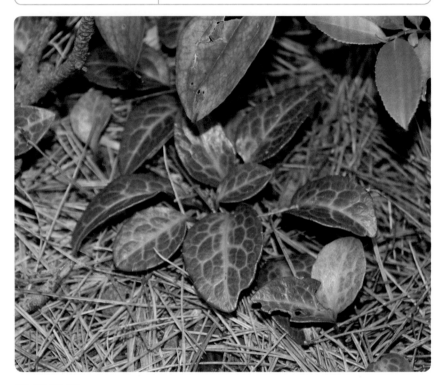

形态特征 多年生草本。茎圆柱形或具纵棱，长10～30厘米，紫褐色，并有皱纹，微有光泽。叶基生，叶柄长4～12厘米，扁平而中央凹下，两边膜质，常弯曲。叶片皱缩，上面紫红色，少有呈紫绿色的，光滑，下面紫红色，叶脉微突；纸质，易碎。有时可见花茎，上有数朵小花；萼片5，舌形或卵状长圆形；花瓣5，早落；雄蕊10；花柱外露。有时能见扁球形棕色蒴果，气无，味淡，微苦。花期4～6月，果期7～10月。

生境分布 生长于庭院和岩石园中的潮湿地。分布于长江流域及陕西、河北、河南等地。

采收加工 全年可采，以夏季采收为多，洗净，晒至叶片较软时，堆置至叶片变紫褐色，晒干。切段，生用。

饮片特征

本品为不规则段状。茎呈圆柱形，具纵棱，紫褐色。叶片较厚，不易皱缩，呈近圆形或卵圆形，暗绿色或紫褐色。气微，味淡，微苦。

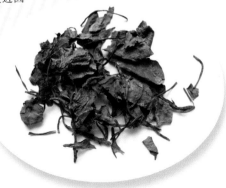

性味归经	甘、苦，温。归肝、肾经。
功效主治	祛风湿，补肝肾，健筋骨，止血。本品甘温补阳，归肝肾则补肝肾之阳，肝肾得补则筋骨强壮；至于止血，一则收敛止血，二则引血归于肝经。
药理作用	鹿蹄草素有广谱抗菌作用，对金黄色葡萄球菌属、志贺菌属、铜绿假单胞菌、肺炎链球菌、大肠埃希菌等均有较强的抑制作用。对衰弱蛙心有强心及调整心率作用，但对正常蛙心无明显作用，又能扩张血管和降低血压，并能明显增加小鼠心肌营养性血流量和组织（脑、肝、肾、脾）血流量，以及明显升高血浆cAMP含量。
用法用量	水煎服，10～30克，或入丸、散。外用：适量。
使用注意	孕妇忌服。

精选验方

①**虚劳**：鹿衔草50克，猪蹄1对。炖熟食。②**肺结核咯血**：鹿衔草、白及各20克。水煎服。③**慢性风湿性关节炎、类风湿关节炎**：鹿衔草、白术各20克，泽泻15克。水煎服。④**慢性肠炎、痢疾**：鹿衔草25克。水煎服。⑤**崩漏**：鹿衔草200克，猪肉500克。炖熟，加盐调服，2日内吃完。⑥**肾虚五淋白浊**：鹿衔草100克。水煎服。⑦**肺结核咳血**：鹿衔草、白及各12克，泽泻9克。水煎服。⑧**慢性气管炎**：鹿衔草、朱砂各9克，人参叶3克，地龙（糖炙）2克，蜂蜜6毫升，猪胆汁2毫升。每日1剂，水煎，分2次服；连服30日。⑨**过敏性皮炎、疮痈肿毒、虫蛇咬伤**：鹿衔草适量。水煎洗患处，每日2次。⑩**外伤出血**：鹿衔草适量。捣敷。

两头尖

别名　草乌喙、竹节香附。

来源　毛茛科植物多被银莲花 *Anemone raddeana* Regel 的干燥根茎。

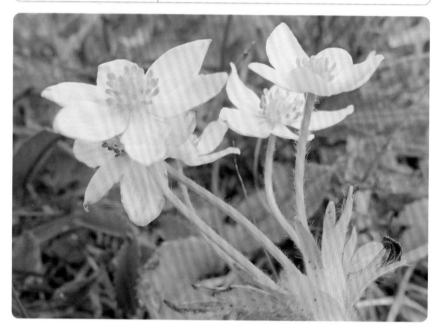

形态特征 多年生草本，高10～25厘米。根茎横走或斜升，细纺锤形，长1.5～3厘米，直径3～8毫米，暗褐色，顶端具数枚黄白色大型膜质鳞片。基生叶为3出复叶，通常1；叶柄长10～15厘米，无毛或疏被长柔毛；小叶具柄，柄长约1厘米，叶片通常3深裂或近全裂，裂片倒卵形，3裂或缺刻状，先端钝，基部楔形，两面无毛或仅基部疏被长柔毛。花茎单一，直立，疏被长柔毛，较基生叶高，有叶状总苞片3，总苞片长圆形或狭倒卵形，具数个缺刻状圆齿，长1.5～3.5厘米，宽0.5～1.5厘米；花单朵，顶生，直径2.5～3.5厘米；萼片花瓣状，长圆形，10～15，白色，外侧略带紫晕，两面无毛；雄蕊多数，花药黄色，椭圆形，花丝细长；雌蕊多数，子房被长柔毛，花柱稍弯，无毛。瘦果具细毛。花期4～5月，果期5～6月。

生境分布 生长于海拔800米左右的山地林中或草地阴湿处。分布于东北、河北、山东、山西等地。

采收加工 夏季采挖，除去须根、残茎，洗净，晒干。

饮片特征

本品为不规则片状。表面棕褐色至棕黑色，具微细纵皱纹。质硬而脆，易折断，断面略平坦，灰褐色或类白色，略角质样。无臭，味先淡，后微苦而麻辣。

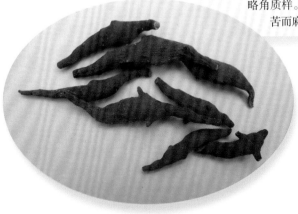

性味归经	辛，热；有毒。归脾、肺经。
功效主治	祛风湿，消痈肿，祛风化痰。本品辛热以散风燥湿，归脾除脾湿以消痈肿，归肺则宣肺化痰，故有祛风湿、消痈肿、祛风化痰之效。
药理作用	①护肝降酶作用：本品所含齐墩果酸动物试验有降转氨酶的作用，对四氯化碳引起的大鼠急性肝损伤有明显的保护作用，促进肝细胞再生，防止肝硬化。②抗炎作用：齐墩果酸对大鼠的角叉莱胶足踝肿和小鼠毛细血管渗透性有抑制作用。对实验性关节炎有明显的抑制作用。能抑制胶原合成和增生，改善和治疗结缔组织病。③其他作用：齐墩果酸有强心、利尿和抑制S108肿瘤的作用。竹节香附素A具有较强的抗癌活性，对腹水型肝癌细胞有显著的抑制作用；30微克/毫升的抑制率达81%。④毒性：齐墩果酸毒性低，亚急性毒性试验未见到明显损害。
用法用量	水煎服，1~3克；或入丸、散。外用：适量，研末，撒膏药上贴敷。
使用注意	本品有毒，内服用量不宜过大。孕妇忌用。

精选验方

①**慢性关节疼痛**：两头尖0.4克，防风15克，牛膝、威灵仙各20克，油松节10克，鸡血藤25克。水煎服。②**闭经**：两头尖适量。瓦上焙干，研末，米汤送服。每次3克，每日3次。

徐长卿

别名 寮刁竹、竹叶细辛。
来源 萝藦科植物徐长卿 *Cynanchum paniculatum* (Bge.) Kitag. 的干燥根及根茎。

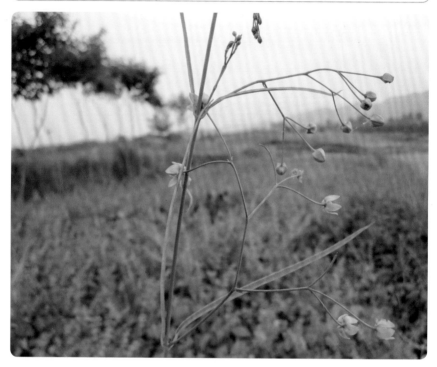

形态特征 多年生草本，高约65厘米。根茎短，须状根多数。茎细，刚直，节间长。叶对生，披针形至线形，长5～14厘米，宽2～8毫米，先端尖，全缘，边缘稍外反，有缘毛，基部渐狭，下面中脉隆起。圆锥花序顶生于叶腋，总花柄多分枝，花梗细柔，花多数；花萼5深裂，卵状披针形，花冠5深裂，广卵形，平展或下反，黄绿色；副花冠5，黄色，肉质，肾形，基部与雄蕊合生；雄蕊5，连成筒状，花药2室；雌蕊1，子房上位，由2个离生心皮组成，花柱2，柱头合生。蓇葖果角状。种子顶端着生多数银白色茸毛。花期6～7月，果期9～10月。

生境分布 生长于向阳的山坡及草丛中。全国大部分地区均产，以江苏、安徽、河北、湖南等省较多。

采收加工 秋季采挖，除去杂质，阴干。切碎生用。

饮片特征

本品呈不规则片状。表面淡黄白色至淡棕黄色，或棕色。质脆，易断，断面粉性，皮部黄白色或类白色，形成层环淡棕色，木部细小。

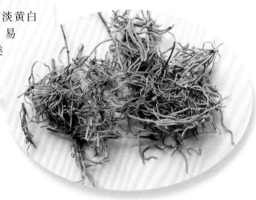

性味归经	辛、温，气香。归肺、胃、肝、肾经。
功效主治	祛风活络，消肿止痛，利水解毒。辛温宣散，气香能行，入肺走表，归胃走里，入肝走筋脉，故能祛风通经络，经络通则肿痛止，肿消则毒解水散，故有此功。
药理作用	所含牡丹酚有镇痛及镇静作用，镇痛作用除牡丹酚外，尚有其他成分。本品注射液及牡丹酚对肠管有解痉作用。还有增加冠状动脉流量、降压及降血脂作用。徐长卿全植物及牡丹酚对金黄色葡萄球菌、大肠埃希菌等有一定的抑制作用。
用法用量	水煎服，5～15克；1.5～3克，入散剂。外用：适量。
使用注意	本品气味芳香，入汤剂不宜久煎。

精选验方

①**皮肤瘙痒**：徐长卿适量。水煎洗。②**跌打肿痛、接骨**：鲜徐长卿适量。捣烂，敷患处。③**腰痛、胃寒气痛、肝硬化腹水**：徐长卿10～20克。水煎服。④**腹胀**：徐长卿15克。酌加水煎至半碗，温服。⑤**痢疾、肠炎**：徐长卿5～10克。水煎服，每日1剂。⑥**风湿痛**：徐长卿根40～50克，猪瘦肉200克，老酒100毫升。酌加水煎至半碗，饭前服，每日2次。⑦**精神分裂症（啼哭、悲伤、恍惚）**：徐长卿25克。泡水当茶饮。⑧**牙痛**：徐长卿25克。洗净，水煎，服时先用药液漱口1～2分钟再服下；如服粉剂，每次2.5～5克，每日2次。⑨**毒蛇咬伤**：徐长卿、青木香各50克，山梗菜25克，金线莲2～3株。共捣烂，取汁调蜂蜜服。多用于五步蛇咬伤。⑩**神经性皮炎、荨麻疹、湿疹**：徐长卿500克。水煎，浓缩，加入0.3%尼泊金适量，涂患处，每日2～4次。⑪**急性痢疾、肠炎**：徐长卿5～10克。水煎服，每日1剂。

一、祛风湿散寒药

伸筋草

别名 小伸筋、狮子草、舒筋草、筋骨草、毛伸筋、凤尾伸筋、金毛狮子草。

来源 石松科植物石松 *Lycopodium japonicum* Thunb. 的干燥全草。

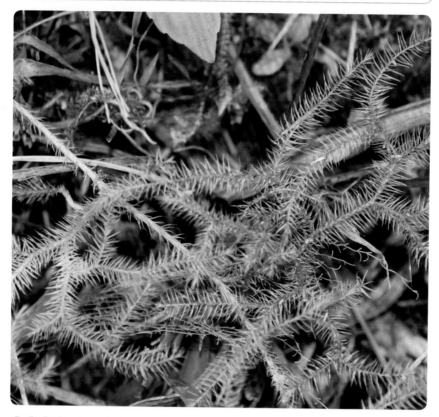

形态特征 多年生草本，高15～30厘米。匍匐茎蔓生，营养茎常为2歧分枝。叶密生，钻状线形，长3～5毫米，宽约1毫米，先端渐尖，具易落芒状长尾，全缘，中脉在叶背明显，无侧脉或小脉，孢子枝从第二、第三营养枝上长出，远高出营养枝，叶疏生。孢子囊穗长2～5厘米，单生或2～6个生于长柄上。孢子叶卵状三角形，先端急尖而具尖尾，有短柄，黄绿色，边缘膜质，具不规则锯齿，孢子囊肾形。花期6月，果期7～8月。

生境分布 生长于疏林下荫蔽处。分布于浙江、湖北、江苏等省。

采收加工 四季均可采收，除去泥土杂质，晒干，切段生用。

饮片特征

本品呈不规则的段，茎呈圆柱形，略弯曲。叶密生茎上，螺旋状排列，皱缩弯曲，线形或针形，黄绿色至淡黄棕色，先端芒状，全缘。切面皮部浅黄色，木部类白色。质柔韧，气微，味淡。

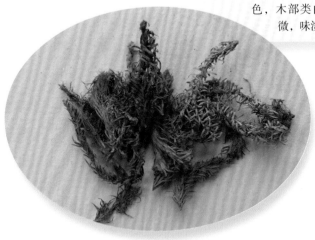

性味归经	辛、苦，温。归肝经。
功效主治	祛风除湿，舒筋活络。本品辛苦以散风燥湿，辛温宣通，归肝经走筋络，以舒筋活络。祛风湿，通经络，而止痹痛。
药理作用	本品对志贺菌属有抑制作用。石松碱有明显的解热作用。
用法用量	水煎服，10～25克。外用：适量，鲜草捣敷。
使用注意	孕妇及出血过多者忌服。

精选验方

①**风湿性关节炎**：伸筋草适量，独活、白术各9克，薏苡仁15克。水煎服。②**腓肠肌痉挛**：伸筋草30克。煎汤熏洗；也可配木瓜、八角枫等水煎服。③**跌打损伤**：伸筋草可与连钱草、酸浆草等合用。④**带状疱疹**：伸筋草适量。研末，香油调涂。⑤**风湿疼痛**：伸筋草、牛膝、防己、威灵仙各20克，桑枝50克。水煎服。⑥**寒湿型肩周炎**：伸筋草20克，鸡血藤15克。研粗末，冲入沸水，加盖焖30分钟，代茶饮，每日1剂。⑦**中风所致的手足拘挛**：伸筋草、透骨草、红花各30克。加水2000毫升，以大火烧沸，再沸煮10分钟，取液浸泡手足。

两面针

别名　光叶花椒。

来源　芸香科植物两面针 *Zanthoxylum nitidum* (Roxb.) DC. 的干燥根。

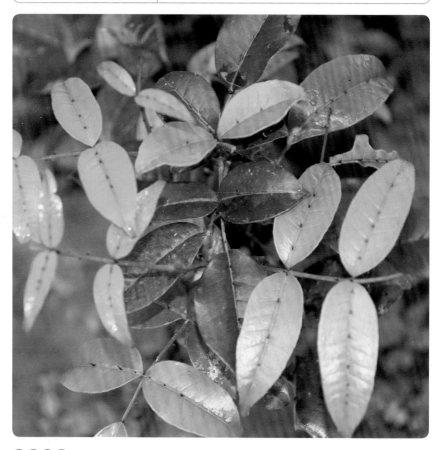

形态特征　木质藤本；茎、枝、叶轴下面和小叶中脉两面均着生钩状皮刺。单数羽状复叶，长7～15厘米；小叶3～11，对生，革质，卵形至卵状矩圆形，无毛，上面稍有光泽。伞房状圆锥花序，腋生；花数4；萼片宽卵形。蓇葖果成熟时紫红色，有粗大腺点，顶端具短喙。花期3～5月，果期9～11月。

生境分布　生长于山野。分布于华南各省及台湾、云南各地。

采收加工　全年可采挖，除去泥土，洗净晒干，用时切片或切段。

饮片特征

本品为厚片或圆柱形短段，长2~20厘米，厚0.5~6（10）厘米。表面淡棕黄色或淡黄色，有鲜黄色或黄褐色类圆形皮孔。切断面较光滑，皮部淡棕色，木部淡黄色，可见同心性环纹及密集的小孔。质坚硬，气微香，味辛辣、麻舌而苦。

性味归经	辛、苦，平；有小毒。归肝、胃经。
功效主治	祛风通络，行气止痛，活血散瘀。本品辛散苦降，以祛风通络，归肝经以行血散瘀，归胃经以行气止痛，故有此功。
药理作用	本品具有抗炎、镇痛、抗肿瘤的作用，抗真菌，对钙调素有拮抗作用，还有强心、降血压等药理作用。
用法用量	水煎服，6~15克，散剂酌减。外用：适量，研末调敷或煎水洗患处。
使用注意	服用本品忌酸冷。过量服用能引起腹痛、眩晕、呕吐等中毒反应，使用时宜慎。

精选验方

①**神经痛、头痛、风湿痛和胃肠绞痛**：用两面针注射液每次肌内注射2毫升，每日1~2次，一般用药5~10分钟即可止痛。②**急性扁桃体炎**：两面针根茎（研粉）30克，琥珀1.5克。调匀，喷于扁桃体表面和咽部。③**胆道蛔虫病、溃疡病、肠蛔虫病**：用两面针和七叶莲制成注射液，每次肌内注射2毫升。④**风湿性关节炎**：用两面针注射液肌内注射，每次1毫升（含有效成分100毫克）。⑤**蛇咬伤**：两面针全草9~15克。水煎服；或干粉1.5克，开水冲服。⑥**感冒、咳嗽**：两面针、古羊藤、枇杷叶各15克，山芝麻25克。水煎，每日1剂，分2次服。⑦**胃痛**：两面针根10克，木棉根或树皮50克。水煎服。

二、祛风湿清热药

秦 艽	**别名** 大秦艽、西秦艽、左秦艽、川秦艽、炒秦艽、山秦艽。 **来源** 龙胆科植物秦艽 *Gentiana macrophylla* Pall.、麻花秦艽*Gentiana straminea* Maxim.、粗茎秦艽 *Gentiana crassicaulis* Duthie ex Burk. 或小秦艽 *Gentiana dahurica* Fisch. 的干燥根。

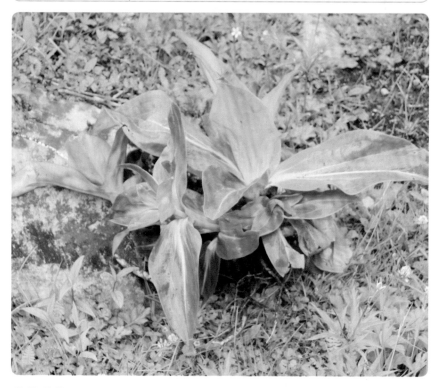

形态特征 草本植物，高30～60厘米。茎单一，圆形，节明显，斜升或直立，光滑无毛。基生叶较大，披针形，先端尖，全缘，平滑无毛；茎生叶较小，对生，叶基联合，叶片平滑无毛。聚伞花序由多数花簇生枝头或腋生作轮状，花冠蓝色或蓝紫色。蒴果长椭圆形。种子细小，矩圆形，棕色，表面细网状，有光泽。花、果期7～10月。

生境分布 生长于山地草甸、林缘、灌木丛与沟谷中。分布于陕西、甘肃等省。

采收加工 春、秋两季采挖，挖取后去除泥土、须根、茎叶，晒干，或堆晒至颜色呈红黄色或灰黄色时，再摊开晒干，切片用。

饮片特征

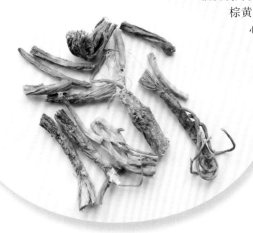

本品呈不规则的圆柱形。外表皮黄棕色、灰黄色或棕褐色，粗糙，有扭曲纵纹或网状孔纹。切面皮部黄色或棕黄色，木部黄色，有的中心呈枯朽状。质坚脆，易折断，气特异，味苦、微涩。以质实、色棕黄、气味浓厚者为佳。

性味归经	苦、辛，微寒。归胃、肝、胆经。
功效主治	祛风湿，止痹痛，退虚热，清湿热。本品辛散风，苦燥湿，寒清热，故能祛风湿、清湿热。风湿热祛、经络畅通，则痹痛可止，况归肝经、走血分，故能凉血润燥以退虚热。
药理作用	本品用于实验性关节炎，可使症状减轻，消肿加快。其原理是：通过神经体液系统间接影响垂体，促使肾上腺皮质功能加强，皮质激素分泌增加所致。此外，还有镇静、镇痛、解热、升高血糖、抗过敏、降压、抗菌、利尿等作用。
用法用量	水煎服，5～15克，大剂量可用至30克。
使用注意	久痛虚赢、溲多、便滑者忌服。

精选验方

①**肺结核**：秦艽、地骨皮各9克，青蒿、生甘草各6克。水煎服。②**风湿性关节肿痛**：秦艽、木瓜、防己各12克。水煎服。③**风湿性肩臂痛**：秦艽12克，防风、威灵仙、桂枝各9克。水煎服。④**肩周炎及风湿痹痛、关节拘挛等症**：秦艽10克，炙甘草3克。水煎，取汁200毫升，代茶饮，每日1剂。⑤**早期原发性高血压**：服用秦艽煎剂，2～3周内能使血压下降。⑥**急性黄疸型传染性肝炎**：秦艽18克。水煎服。⑦**中风**：秦艽60克。水煎服。

二、祛风湿清热药

防 己

别名 粉防己（汉防己）、广防己（木防己）。

来源 防己科植物粉防己（汉防己）*Stephania tetrandra* S. Moore 的干燥根。

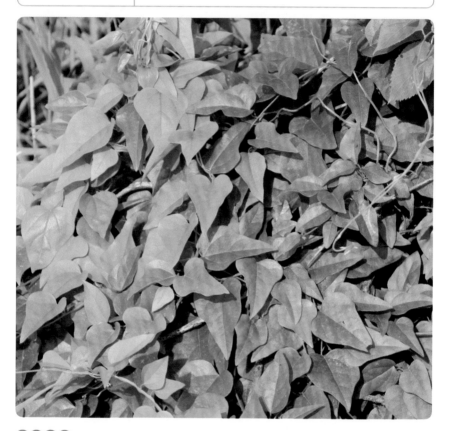

形态特征 木质藤本，主根为圆柱形。单叶互生，长椭圆形或卵状披针形，先端短尖，基部圆形，全缘，下面密被褐色短柔毛。总状花序，有花1～3，被毛；花被下部呈弯曲的筒状，长约5厘米，上部扩大，3浅裂，紫色带黄色斑纹，子房下位。蒴果长圆形，具6棱，种子多数。花期5～6月，果期7～9月。

生境分布 生长于山野丘陵地、草丛或矮林边缘。分布于安徽、浙江、江西、福建等省。

采收加工 秋季采挖，洗净泥土，切片，晒干，生用。

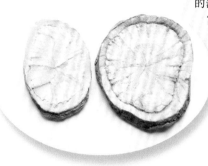

饮片特征

本品为类圆形、半圆形或不规则形的薄片。外皮淡灰黄色。切面灰白色，富粉性，有排列较稀疏的放射状纹理。质坚实。气微，味苦。

性味归经	苦、辛，寒。归膀胱、肾、脾经。
功效主治	祛风湿，止痹痛，利水消肿。本品辛散苦燥，故能祛风湿、通经络而止痹痛。况且苦又能降泄，以降泄肾和膀胱之水湿从小便而出，且入脾以助运化水湿，故有利水消肿之效。
药理作用	汉防己有明显的镇痛、解热、消炎、抗过敏、利尿、降压、松弛肌肉等作用，并有抗心律失常及抗心肌缺血、扩张冠脉作用，还有抗肿瘤等作用。木防己有抗炎、降压、镇痛、镇静、解热、松弛肌肉、抗血小板聚集等作用。二者在体内均有抗阿米巴原虫作用。也有报道用汉防己治疗阿米巴痢疾。
用法用量	水煎服，5~10克。祛风止痛宜用木防己，利水退肿宜用汉防己。
使用注意	本品大苦大寒，易伤胃气，体弱阴虚、胃纳不佳者慎用。

精选验方

①**中心性浆液性脉络膜视网膜病变**：防己、泽泻各6克，茯苓、丹参、地龙各15克，甘草、赤小豆各30克，白术、当归、桂枝、淫羊藿各10克，黄芪12克，鸡血藤18克。水煎服，每日1剂。②**各种神经痛**：防己3克，苯海拉明25毫克。水煎服，每日2~3次。③**肝硬化水肿及腹水、肺源性心脏病水肿、肾炎性水肿及小便不利（实证）**：防己、大黄、花椒、葶苈子各30克。研末，水泛为丸（如绿豆大），每次1~2丸，每日2~3次。④**风湿性关节炎**：防己30克。洗净，切段，水煎，每日1剂，分2次服。⑤**高血压**：防己6~12克。常与其他降压药配用。⑥**胃痛**：防己、白芍、白及各5克，紫金龙10克，细辛2克。共研细粉，每次服5克，每日3次。⑦**风寒型荨麻疹**：防己、苍耳子（炒黄）、土茯苓、生甘草各13克。每日1剂，水煎，取汁300毫升，分2次服，连服3日；如效果不佳，可再服用2~3剂，小儿剂量酌减。

二、祛风湿清热药

豨莶草

别名　豨莶、粘糊菜、绿莶草、酒豨莶。
来源　菊科植物豨莶 *Siegesbeckia orientalis* L.、腺梗豨莶 *Siegesbeckia pubescens* Makino 或毛梗豨莶 *Siegesbeckia glabrescens* Makino 的干燥地上部分。

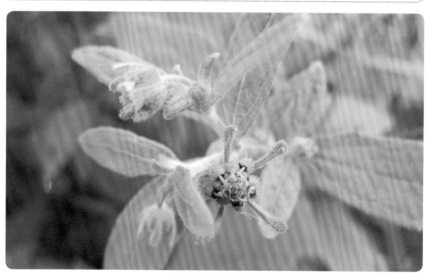

形态特征 **腺梗豨莶**：一年生草本。茎高达1米以上，上部多叉状分枝，枝上部被紫褐色头状有柄腺毛及白色长柔毛。叶对生，阔三角状卵形至卵状披针形，长4～12厘米，宽1～9厘米，先端尖，基部近截形或楔形，下延成翅柄，边缘有钝齿，两面均被柔毛，下面有腺点，主脉3，脉上毛显著。头状花序多数，排成圆锥状，花梗密被白色毛及腺毛，总苞片2层，背面被紫褐色头状有柄腺毛，有黏手感；花杂性，黄色，边花舌状，雌性；中央为管状花，两性。瘦果倒卵形，长约3毫米，有4棱，无冠毛。**豨莶**：与腺梗豨莶极相似，主要区别为植株可高达1米，分枝常呈复2歧状，叶片三角状卵形，叶边缘具不规则的浅齿或粗齿。花梗及枝上部密生短柔毛。**毛梗豨莶**：与上两种的区别在于植株高约50厘米，总花梗及枝上部柔毛稀且平伏，无腺体；叶锯齿规则；花头与果实均较小，果长约2毫米。花、果期4～11月。

生境分布 生长于林缘、林下、荒野及路边。分布于湖南、福建、湖北、江苏等省。

采收加工 夏、秋两季花开前及花期均可采割，除去杂质，晒干。切碎生用，或加黄酒蒸制用。

饮片特征

本品为不规则的短段状。茎、叶、花混合。茎略显方柱形，中空，表面灰绿色、黄棕色或紫棕色，有纵沟，被柔毛，质脆，易折断。叶片皱缩卷曲，灰绿色。有时可见黄色头状花序。气微，味微苦。

性味归经	苦、辛，寒。归肝、肾经。
功效主治	祛风除湿，通经活络，清热解毒。本品味辛、苦，归肝经，以祛风除湿、通经活络；性寒则清热，热清火自灭，火灭毒自解，故又有清热解毒之效。
药理作用	豨莶草水煎剂或醇浸剂与臭梧桐合用，有明显的抗炎作用。其水浸液和30％乙醇浸出液有降压及扩张血管的作用。并对鼠疟原虫有抑制作用。还有免疫抑制的作用。
用法用量	水煎服，15～20克。外用：适量。
使用注意	阴血不足者忌服。

精选验方

①**风湿性关节炎、类风湿关节炎、慢性腰腿痛：**可用豨莶草水煎，加红糖适量，熬膏，每次10毫升，每日2次。②**高血压：**豨莶草15克。水煎，代茶饮；或用豨莶草、槐花各9克，水煎服；也可服豨桐片，每次4片，每日3次；有虚热者，用豨莶草30克，地骨皮10克，水浓煎，分2～3次服。③**蜘蛛咬伤：**鲜豨莶草适量。捣烂，敷患处。④**黄褐斑：**豨莶草、谷精草各10～15克，夏枯草6～15克，益母草10～30克，墨旱莲15～30克，紫草6～12克。随症加减，水煎服，每日1剂。

二、祛风湿清热药

丝瓜络

别名 丝瓜筋、丝瓜瓤。
来源 葫芦科植物丝瓜 *Luffa cylindrica* (L.) Roem. 的干燥成熟果实中的维管束。

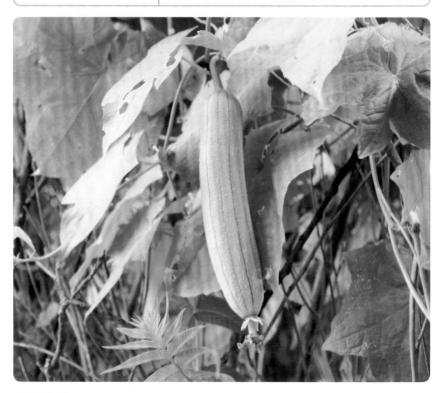

形态特征 一年生攀援草本。茎有5棱，光滑或棱上有粗毛；卷须通常3裂。叶片掌状5裂，裂片三角形或披针形，先端渐尖，边缘有锯齿，两面均光滑无毛。雄花的总状花序有梗，长10～15厘米。花瓣分离，黄色或淡黄色，倒卵形，长约4厘米；雌花的花梗长2～10厘米。果实长圆柱形，长20～50厘米，直或稍弯，下垂，无棱角，表面绿色，成熟时黄绿色至褐色，果肉内有强韧的纤维如网状。种子椭圆形，扁平，黑色，边缘有膜质狭翅。花、果期8～10月。

生境分布 我国各地均有栽培。

采收加工 夏、秋两季果实成熟、果皮变黄、内部干枯时采摘，除去外皮及果肉，洗净，晒干，除去种子。

饮片特征

本品为丝状维管束交织而成。表面黄白色。体轻，质韧，有弹性。气微，味淡。

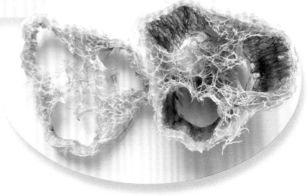

性味归经	甘，平。归肺、胃、肝经。
功效主治	祛风通络，解毒化痰。本品体轻善通，归肺则通肺络，归胃则通胃络，归肝则通脉络，性平偏凉而清热解毒、清肺化痰，故有祛风通络、解毒化痰之功。
药理作用	经动物实验证明，丝瓜藤煎剂有止咳、祛痰、平喘作用。丝瓜藤煎剂和酒浸剂对肺炎链球菌有较强的抑菌作用，对甲型溶血性链球菌和乙型溶血性链球菌均有抑制作用。丝瓜子有驱肠虫的作用。
用法用量	水煎服，6~10克，大剂量可用至60克。
使用注意	寒嗽、寒痰者慎用。

精选验方

①**甲状腺腺瘤**：丝瓜络、夏枯草各30克，甘草10克。水煎，每日1剂，早、晚分服。②**咳喘**：丝瓜络20克，桑白皮30克，苦杏仁15克，鲜豆浆1碗。煎沸后再加白开水一碗，顿服。③**小儿肠炎**：丝瓜络、葛根、白扁豆花、木瓜各6~10克，炒乌梅、煨木香各3~6克，生山楂6~8克。每日1剂，水浓煎至100~150毫升，分4~5次服，随证加减。④**肉芽肿性唇炎**：丝瓜络、白茯苓（先煎）各20克，炒白术、薏苡仁各6克，蒲公英40克，牡丹皮、赤芍、川贝母、金银花、车前草10克，桑白皮、山豆根各5克。水煎服。⑤**肩周炎**：丝瓜络、黄芪、鸡血藤、老桑枝各30克，威灵仙、当归尾、续断、伸筋草各12克，千年健、桂枝尖各9克，片姜黄10克。水煎服。⑥**崩漏**：丝瓜络适量。煅（存性），研末，每次3克，开水送服。

五加皮

别名　南五加、南五加皮。
来源　五加科植物细柱五加 *Acanthopanax gracilistylus*
　　　W.W.Smith 的干燥根皮。

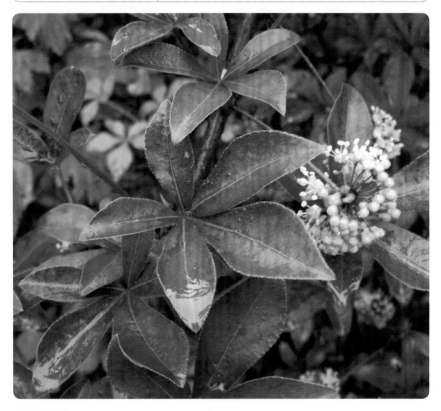

形态特征 落叶灌木，高2～3米，枝呈灰褐色，无刺或在叶柄部单生扁平刺。掌状复叶互生，在短枝上簇生，小叶5，稀3～4，中央一片最大，倒卵形或披针形，长3～8厘米，宽1～3.5厘米，边缘有钝细锯齿，上面无毛或沿脉被疏毛，下面腋脉有簇毛。伞形花序单生于叶腋或短枝上，总花梗长2～6厘米，花小，黄绿色，萼齿、花瓣及雄蕊均为5；子房下位，2室，花柱2，丝状分离。浆果近球形，侧扁，熟时黑色。花期5～7月，果期7～10月。

生境分布 生长于路边、林缘或灌木丛中。分布于湖北、河南、辽宁、安徽等省。

生境分布 夏、秋两季采挖，剥取根皮，洗净切厚片，晒干生用。

饮片特征

本品为不规则卷筒状。外表面灰褐色，有横向皮孔及纵皱纹，内表面淡黄色或灰黄色，有细纵纹。体轻，质脆，易折断，断面不整齐，灰白色。气微香，味微辣而苦。

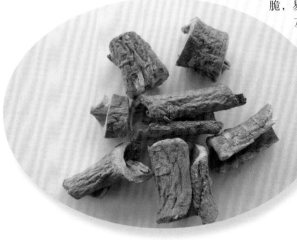

性味归经	辛、苦，温。归肝、肾经。
功效主治	祛风湿，强筋骨，利尿。本品辛苦性温，归肝、肾经而温补肝肾之阳，肝得补则筋健，肾得补则骨壮，故有祛风湿、强筋骨、利尿之功。
药理作用	本品有抗炎、免疫作用，并有抗疲劳、抗应激、抗高温、抗低温、抗缺氧、抗实验性高血糖的作用。
用法用量	水煎服，5～15克；或入酒剂。外用：适量。
使用注意	阴虚火旺者慎用。

精选验方

①**风湿性关节炎、肌炎**：五加皮、威灵仙、独活、桑枝各9克，水煎服。②**筋骨酸软**：五加皮、小叶买麻藤各15克，千斤拔50克。水煎服。③**小儿脚软不能行**：五加皮适量。研末，每次3克，每日3次，以粥、酒调服。④**心力衰竭**：五加皮粉1～2克。口服，每日3次。⑤**老年慢性支气管炎**：用五加皮片剂或酊剂，每日8～22克，分3次服。⑥**风湿痹痛**：五加皮250克。加烧酒或黄酒1000毫升浸7日，每次服20毫升，每日2次。⑦**腰痛**：五加皮、杜仲（炒）各等份。研末，酒糊丸（如梧桐子大），每服30丸，温酒下。⑧**各种类型贫血**：五加皮、五味子各5～6克，白糖适量。沸水冲泡，代茶饮，每日1剂，酌情连服5～10日。

三、祛风湿强筋骨药

千年健

别名　年健、千年见。
来源　天南星科植物千年健 *Homalomena occulta* (Lour.)
　　　Schott 的干燥根茎。

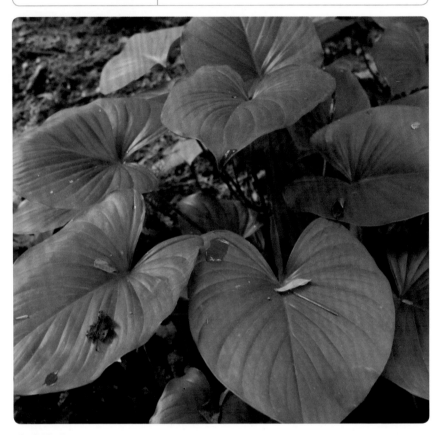

形态特征 多年生草本。根茎匍匐，细长；根肉质，密被淡褐色短茸毛，须根纤维状。鳞叶线状披针形，向上渐狭，锐尖，叶片膜质至纸质，箭状心形至心形。花序1~3，生鳞叶之腋，花序柄短于叶柄；佛焰苞绿白色，长圆形至椭圆形，盛花时上部略展开呈短舟状。浆果，种子褐色，长圆形。花期3~4月，果期8~10月。

生境分布 生长于树木生长繁茂的阔叶林下、土质疏松肥沃的坡地、河谷或溪边阴湿地。分布于广西、云南等地。

采收加工 春、秋两季采挖，洗净泥土，除去茎叶及外皮，晒干。切片生用。

饮片特征

本品呈类圆形或不规则形的片。外表皮黄棕色至红棕色，粗糙，有的可见圆形根痕。切面红褐色，具有众多黄色纤维束，有的呈针刺状，可见深褐色具光泽的油点。质硬而脆，气香，味辛、微苦。

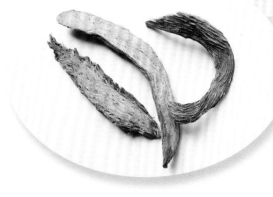

性味归经	苦、辛，温。归肝、肾经。
功效主治	祛风湿，健筋骨，止痹痛。本品辛散风，苦燥湿，故能祛风湿。风湿除、经络通、气血行，则痹痛止。性温助肝肾之阳，则又能健筋骨。
药理作用	①抗菌作用：用滤纸平板法实验证明，千年健挥发油有显著抑制布鲁菌属的作用。②消炎止痛作用：千年健甲醇提取物用Carrageenin浮肿法筛选抗炎活性，结果其抗炎抑制率可达60%以上。醋酸扭体法，其镇痛率为30%～60%。
用法用量	水煎服，5～10克；或浸酒，入丸、散用。
使用注意	本品辛温，阴虚内热者不宜用。

精选验方

①中风关节肿痛：千年健、伸筋草、当归尾、积雪草、木瓜各20克，忍冬藤、土鳖虫、红花各15克，丝瓜络12克。水煎，取汁放入治疗巾中敷于患处，每次20～30分钟。②骨折迟缓愈合：千年健、熟地黄、当归、白芍、党参、黄芪、肉苁蓉、枸杞子各9克，白术、补骨脂、陈皮各5克，鹿角片12克。水煎服，每日1剂。③胃寒疼痛：千年健适量。研粉，每服3克左右。④痈疽疮肿：千年健适量。研细粉，醋调敷患处，每日2次。⑤风寒筋骨疼痛、拘挛麻木：千年健、地风各50克，老鹳草150克。共研细粉，每服5克。

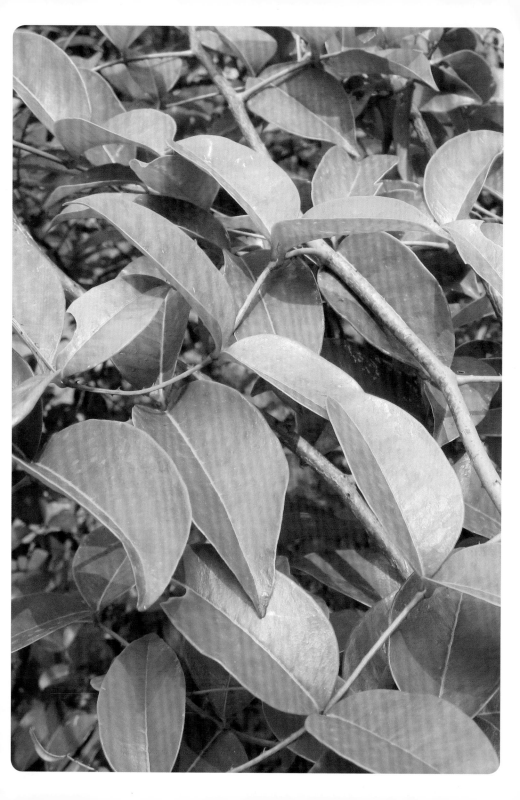

第五章
芳香化湿药

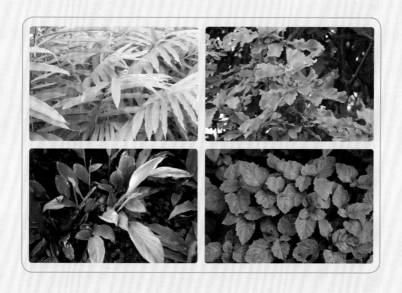

藿香

别名　合香、山茄香。
来源　唇形科植物藿香 *Agastache rugosa* (Fisch. et Mey.) O. Ktze. 的干燥地上部分。

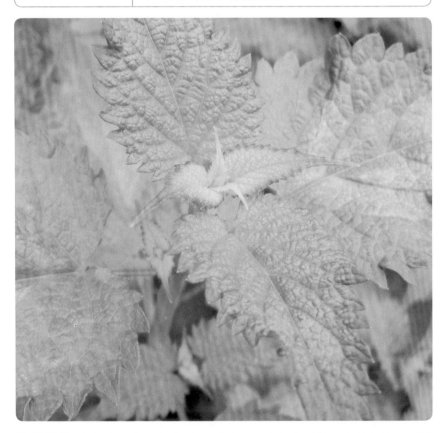

形态特征　多年生草本，高达1米。茎直立，上部多分枝，老枝粗壮，近圆形；幼枝方形，密被灰黄色柔毛。叶对生，圆形至宽卵形，长2～10厘米，宽2.5～7厘米，先端短尖或钝，基部楔形或心形，边缘有粗钝齿或有时分裂，两面均被毛，脉上尤多；叶柄长1～6厘米，有毛。轮伞花序密集成假穗状花序，密被短柔毛；花萼筒状，花冠紫色，前裂片向前伸。小坚果近球形，稍压扁。花期6～9月，果期9～11月。

生境分布　生长于向阳山坡。主产于广东、海南、台湾、广西、云南等省（区）。

采收加工　每年可采收2次，第一次在5～6月枝叶茂盛时采收，第二次在9～10月采收，日晒夜闷，反复至干。

饮片特征

本品常对折或切断扎成束。茎方柱形，多分枝，四角有棱脊，四面平坦或凹入呈宽沟状；表面暗绿色，有纵皱纹，稀有毛茸；节明显，常有叶柄脱落的疤痕；老茎坚硬、质脆，易折断，断面白色，髓部中空。叶对生；叶片深绿色，多皱缩或破碎，完整者展平后呈卵形，先端尖或短渐尖，基部圆形或心形，边缘有钝锯齿，上表面深绿色，下表面浅绿色，两面微具茸毛。茎顶端有时有穗状轮伞花序，呈土棕色。气芳香。

性味归经	辛，微温。归脾、胃、肺经。
功效主治	化湿，解暑，止呕。本品辛散，芳香化湿解暑，温助脾胃之阳以健脾和胃而止呕吐，故有化湿、解暑、止呕之效。
药理作用	挥发油能促进胃液分泌，增加消化能力，对胃肠有解痉作用。此外，尚有收敛止泻、扩张微血管而略有发汗等作用。广藿香酮有广谱抗菌作用，如对常见致病皮肤真菌、白假丝酵母菌、新生隐球菌、金黄色葡萄球菌、铜绿假单胞菌、大肠埃希菌、志贺菌属、甲型溶血性链球菌、肺炎链球菌和鼻病毒等均有抑制作用，并有防腐作用。
用法用量	水煎服，5～10克，鲜品加倍。
使用注意	本品性偏辛散，故暑热之症以及阴虚火旺、舌燥光滑、津液不布者，不宜应用。入煎剂宜后下，不宜久煎。

精选验方

①**急性胃肠炎**：藿香、厚朴、陈皮各6克，苍术、清半夏各9克，甘草3克。水煎服。②**寻常疣**：每日用鲜藿香叶2～3片，擦揉患处3～5分钟。③**暑湿感冒**：藿香、金银花、白扁豆花各6～9克。水煎，每日1剂，分2～3次服，或加适量白糖调味服，连服3日。④**口臭**：藿香5～10克。洗净，水煎，取汁频频含漱。

广藿香

别名 藿香、海藿香。
来源 唇形科植物广藿香 *Pogostemon cablin* (Blanco) Benth. 的干燥地上部分。

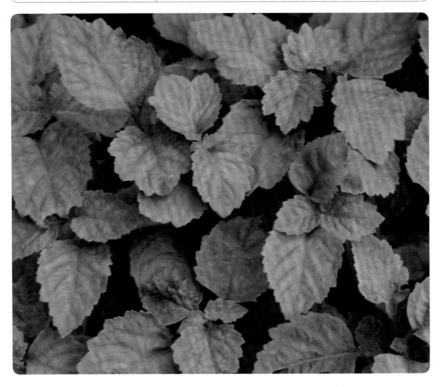

形态特征 一年生草本，高30～60厘米。直立，分枝，被毛，老茎外表木栓化。叶对生；叶柄长2～4厘米，揉之有清淡的特异香气；叶片卵圆形或长椭圆形，长5.7～10厘米，宽4.5～7.5厘米，先端短尖或钝圆，基部阔而钝或楔形而稍不对称，叶缘具不整齐的粗钝齿，两面皆被茸毛，下面较密，叶脉于上面凸起，下面稍凹下，有的呈紫红色；没有叶脉分布的叶肉部分则于上面稍隆起，故叶面不平坦。轮伞花序密集，基部有时间断，组成顶生和腋生的穗状花序，长2～6厘米，直径1～1.5厘米，具总花梗；苞片长约13毫米；花萼筒状；花冠筒伸出萼外，冠檐近二唇形，上唇3裂，下唇全缘；雄蕊4，外伸，花丝被染色。花期4月。我国产者绝少开花，花期1～2月。

生境分布 生长于向阳山坡。分布于广东和海南，有广东广藿香、海南广藿香之分。

采收加工 枝叶茂盛时采割，日晒夜闷，反复至干。

饮片特征

本品为不规则形的段。嫩茎略呈方柱形，老茎呈圆柱形，表面灰褐色、灰黄色、灰绿色或带红棕色，被柔毛。质脆，易折断，切面有白色髓。

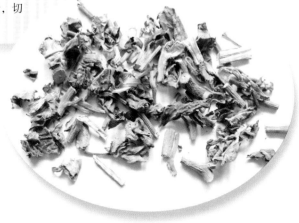

性味归经	辛，微温。归脾、胃、肺经。
功效主治	芳香化浊，开胃止呕，发表解暑。主治湿浊中阻、脘痞呕吐、暑湿表证、发热倦怠、胸闷不舒、寒湿闭暑、腹痛吐泻、鼻渊头痛。
药理作用	广藿香酮体久对白假丝酵母菌、新生隐球菌、黑根真菌等真菌有明显的抑制作用，对甲型溶血性链球菌等细菌也有一定的抑制作用。广藿香叶鲜汁对金黄色葡萄球菌、白色葡萄球菌及枯草杆菌的生长也有一定的抑制作用。其鲜汁滴耳（4滴/次，每日3次）能治疗金黄色葡萄球菌所致的急性实验性豚鼠外耳道炎。广藿香酮能抑制青霉菌等真菌的生长，可用于口服液的防腐。
用法用量	水煎服，3~10克。
使用注意	阴虚者禁服。

精选验方

①胎气不安：广藿香、香附、甘草各10克。研末，每次取10克，入盐少许，沸汤服之。②口臭：广藿香适量。洗净，煎汤漱口。③冷露疮烂：广藿香、细茶各等份。烧灰，油调涂贴之。④变应性鼻炎：广藿香、苍耳子、辛夷、连翘各10克，升麻6克。将药材浸泡于水中约半小时，用大火煮开，取汁服，每日1~2次。⑤预防中暑：广藿香10克，甘草3克。沸水冲泡，代茶饮。

苍 术

别名 茅苍术、北苍术、制苍术、炒苍术。

来源 菊科植物茅苍术 *Atractylodes lancea* (Thunb.) DC. 或北苍术 *Atractylodes chinensis* (DC.) Koidz. 的干燥根茎。

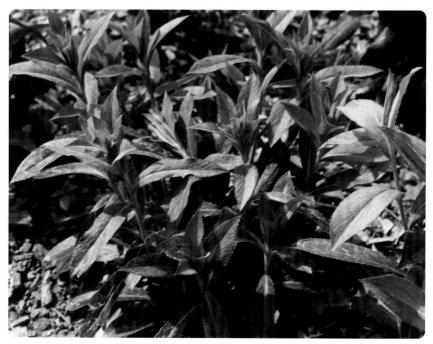

形态特征 **茅苍术**：多年生草本，高达80厘米；根茎结节状圆柱形。叶互生，革质，上部叶一般不分裂，无柄，卵状披针形至椭圆形，长3~8厘米，宽1~3厘米，边缘有刺状锯齿，下部叶多为3~5深裂，顶端裂片较大，侧裂片1~2对，椭圆形。头状花序顶生，叶状苞片1列；总苞圆柱形，总苞片6~8层，卵形至披针形；花多数，两性，或单性多异株，全为管状花，白色或淡紫色；两性花有多数羽毛状长冠毛，单性花一般为雌花，具退化雄蕊5，瘦果有羽状冠毛。**北苍术**：北苍术与茅苍术大致相同，其主要区别为叶通常无柄，叶片较宽，卵形或窄卵形，一般羽状5深裂，茎上部叶3~5羽状浅裂或不裂；头状花序稍宽，总苞片多为5~6层，夏、秋间开花。花、果期6~10月。

生境分布 生长于山坡、林下及草地。茅苍术分布于江苏、湖北、河南等省，以分布于江苏茅山一带者质量最好。北苍术分布于河北、山西、陕西等省。

采收加工 春、秋两季均可采挖，以秋季采者为好，除去须根及泥沙，切片晒干用。

饮片特征

本品为不规则的类圆形或条形厚片。外表皮灰棕色至黄棕色，有皱纹、横曲纹，有时可见根痕。切面黄白色或灰白色，散有多数橙黄色或棕红色油点，有的可析出白色细针状结晶。

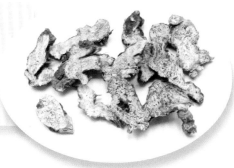

性味归经	辛、苦，温。归脾、胃经。
功效主治	燥湿健脾，祛风胜湿。本品辛能散风，苦则燥湿，温者助阳，归脾胃助中焦，以健脾胃胜寒湿，故有此功。
药理作用	本品挥发油，小剂量呈镇静作用，同时使脊髓反射亢进，大剂量则呈抑制作用。对大鼠应用四氯化碳和D－半乳糖胺诱发的肝细胞损害具有显著的保护作用。主要有效成分为苍术酮、β－桉叶醇和茅术醇。苍术挥发油、茅术醇和桉叶醇100毫克/千克在体外对食管癌细胞有抑制作用，其中以茅术醇的作用最强。用苍术进行室内烟熏消毒，对多种病毒（腮腺炎、流感和核型多角体病毒）、支原体（肺炎和口腔支原体）及乙型溶血性链球菌、金黄色葡萄球菌、黄曲霉与其他致病性真菌等，均有显著的杀灭作用。
用法用量	水煎服，3～9克。
使用注意	阴虚内热、津液亏虚、表虚多汗者禁服。

精选验方

①**小儿腹泻**：苍术、胡黄连各9～10克（研粉）。以糯米酒糟捣泥，与药粉共捏成圆饼状，外敷于患儿脐部神阙穴（用塑料薄膜覆盖，绷带固定），每次4～6小时，每日敷贴1～2次。②**烫伤**：苍术适量。研细末，白芝麻油调，涂在烧、烫伤部位，每日1～2次，直至愈合为止；轻者3～4日结痂，7～10日结痂愈合，重者疗程稍长；不必包扎。③**细菌性痢疾**：炒苍术90克，炙大黄、炙草乌、炒苦杏仁、羌活各30克。共研细末，每服1.5克，每日2次。④**腰痛伴不能弯腰**：苍术15克，白术30克，薏苡仁20克。水煎服。⑤**感冒**：苍术50克，细辛10克，侧柏叶15克。共研细末，每次7.5克，每日4次，开水冲服，葱白为引（生吃）。⑥**风湿性关节炎**：苍术、威灵仙各15克，制草乌7.5克。水煎服。⑦**胸闷、倦怠、懒食**：山腊梅、桔梗各7.5克，陈皮10克，苍术15克。水煎服。⑧**胃热吐酸**：苍术15克，鲜黄连10克，甘草5克。水煎服。

厚 朴	别名	川朴、紫油朴、姜厚朴、制厚朴。
	来源	木兰科植物厚朴 *Magnolia officinalis* Rehd. et Wils. 或凹叶厚朴 *Magnolia officinalis* Rehd. et Wils. var. *biloba* Rehd. et Wils. 的干燥干皮、根皮及枝皮。

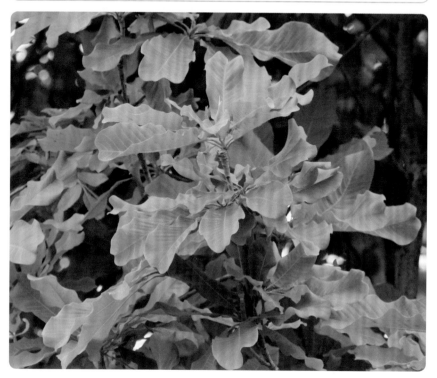

形态特征 落叶乔木，高7～15米；树皮紫褐色，冬芽由托叶包被，开放后托叶脱落。单叶互生，密集小枝顶端，叶片呈椭圆状倒卵形，革质，先端钝圆或具短尖，基部楔形或圆形，全缘或微波状，背面幼时被灰白色短茸毛，老时呈白粉状。花与叶同时开放，单生枝顶，白色，直径约15厘米，花梗粗壮，被棕色毛；雄蕊多数，雌蕊心皮多数，排列于延长的花托上。聚合果卵圆状椭圆形，木质。花期4～5月，果期9～10月。

生境分布 常混生于落叶阔叶林内或生长于常绿阔叶林缘。分布于四川、安徽、湖北、浙江、贵州等省。以湖北恩施地区所产紫油朴质量最佳，其次四川、浙江产者也佳。花期5～6月，果期8～10月。

采收加工 4～6月选生长15～20年以上植株，剥取皮部，根皮及枝皮直接阴干；干皮置沸水中微煮后堆置阴湿处，"发汗"至内表面变紫褐色或棕褐色时，蒸软取出，卷成筒状，干燥。

饮片特征

本品呈弯曲的丝条状或单、双卷筒状。外表面黄棕色，粗糙，具纵裂纹，有圆形皮孔。内表面深紫褐色，较平滑，具细纵纹。切面棕色至深棕色，外侧显颗粒性，内侧显纤维性，有的表面可见细小结晶。质坚硬。气香，味辛辣、微苦。

性味归经	苦、辛，温。归脾、胃、肺、大肠经。
功效主治	行气燥湿，消积平喘。本品辛散苦降，归肺走气分，以行气滞，并化痰平喘。归胃和大肠，以行肠胃气滞而消食化积，苦温又可燥湿，故有行气、燥湿、消积、平喘之功。
药理作用	本品能抑制胃液分泌。厚朴的乙醚浸膏及厚朴酚、异厚朴酚均有中枢抑制作用。厚朴碱及厚朴均有降压作用。厚朴碱能使在位小肠张力下降；煎剂对离体肠管及支气管平滑肌起兴奋作用，大量则抑制。煎剂有广谱抗菌作用，如金黄色葡萄球菌、志贺菌属及常见致病真菌等。
用法用量	水煎服，3～10克。
使用注意	本品辛苦温、燥湿，易耗气伤津，故气虚津亏者及孕妇慎用。

精选验方

①细菌性痢疾：厚朴粉4.5～9克。制成注射剂（每毫升含生药1克），每次肌内注射2毫升，每日2～3次。②小儿消化不良腹胀者：厚朴10克，生姜5克。研细末，与生姜捣烂连汁，水泛为丸（如绿豆大），口服，每次3克，每日2次。③肌强直：厚朴9～15克。水煎2次，顿服。④感冒咳嗽：厚朴6克，芫荽12克，前胡9克，紫苏叶4克。水煎服。⑤过敏性哮喘：厚朴5克，灵芝、紫苏叶各10克，半夏8克，茯苓、冰糖各15克。水煎，每日1剂，分2～3次服。⑥慢性浅表性胃炎：厚朴、三棱、广木香、丹参、白芍各10克，生甘草6克。水煎，每日1剂，分2次服，7日为1个疗程。

砂仁

别名 缩砂仁、春砂仁、阳春砂。
来源 姜科植物阳春砂 *Amomum villosum* Lour.、海南砂 *Amomum longiligulare* T. L. Wu 或绿壳砂（缩砂）*Amomum villosum* Lour. var. *xanthioides* T. L. Wu et Senjen 的干燥成熟果实。

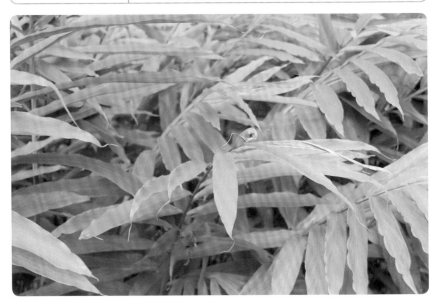

形态特征 多年生草本，株高1.2~2米。根茎圆柱形，匍匐于地面，节上具鞘状膜质鳞片；茎直立，圆柱形。叶无柄或近无柄；叶舌半圆形，长3~5毫米，棕红色或有时绿色；叶2列，叶片狭长椭圆形或披针形，长15~40厘米，宽2~5厘米，先端尾尖，基部渐狭或近圆形，全缘，两面无毛或有时下面有微毛。总花梗长3~10厘米，被细柔毛；鳞片膜质，先端钝圆，基部常连合呈管状；穗状花序椭圆形，总苞片膜质，长椭圆形；花萼管状，白色，先端具3浅齿；花冠管细长；唇瓣圆匙形，中央部分稍加厚，呈淡黄色或黄绿色，间有红色斑点，先端2浅裂，反卷；侧生退化雄蕊2，位于唇瓣的基部，呈乳头状突起；雄蕊1，药隔附属体3裂，花丝扁平，较花药略短，子房被白色柔毛。蒴果椭圆形，具不分枝的软刺，棕红色。种子多数，聚成一团，有浓郁的香气。花期3~5月，果期7~9月。

生境分布 生长于气候温暖、潮湿、富含腐殖质的山沟林下阴湿处。阳春砂分布于我国广东、广西等地。海南砂分布于海南、广东。缩砂分布于越南、泰国、印度尼西亚等地。以阳春砂质量为优。

采收加工 夏、秋两季果实成熟时采收，晒干或低温干燥。用时打碎生用。

饮片特征

本品呈椭圆形、卵圆形或卵形，有不明显的3棱。表面红棕色或棕褐色，密生刺状突起，顶端有花被残基，基部常有果梗。果皮薄而软。种子集结成团，具3钝棱，中有白色隔膜，将种子团分成3瓣，每瓣有种子5~26枚。种子呈不规则多角形，表面棕红色或暗褐色，有细纵纹，外被淡棕色膜质假种皮；质硬，胚乳灰白色。气芳香而浓烈，味辛凉、微苦。

性味归经	辛，温。归脾、胃经。
功效主治	化湿行气，温中止泻，止呕安胎。本品辛散温通以行气，芳香而化湿，归脾胃温中焦而止泄泻，温胃则止呕吐。呕吐止，脾胃和，则胎气自安，故有化湿行气、温中止泻、止呕安胎之效。
药理作用	砂仁挥发油有芳香健胃作用，能促进胃液分泌，可排出消化道积气，故能行气消胀。
用法用量	水煎服，5~10克，宜后下。
使用注意	阴虚内热者禁服。

精选验方

①**胎动不安**：砂仁5克，紫苏梗9克，莲子60克。将莲子以净水浸泡半日，入锅中加水炖煮至九成熟，再加入紫苏梗、砂仁，用小火煮至莲子熟透即可。吃莲子喝汤，每日1剂，连用5~7日。②**妊娠呕吐**：砂仁适量。研细末，每次6克，姜汁少许，沸汤服。③**浮肿**：砂仁、蝼蛄各等份。焙燥，研细末，每次3克，每日2次，以温黄酒和水各半送服。④**乳腺炎**：砂仁末适量。与少许糯米饭拌匀，搓成花生米大小，外裹以消毒青布，塞鼻孔（右侧乳腺炎塞左鼻，左侧乳腺炎塞右鼻，或左右交替），每隔12小时更换1次，一般用1周可愈。⑤**痛经**：砂仁、木香（后下）各10克，乌药、香附、生姜各15克。水煎服。

草豆蔻

别名 草蔻、草蔻仁。

来源 姜科植物草豆蔻 *Alpinia katsumadai* Hayata 的干燥近成熟种子。

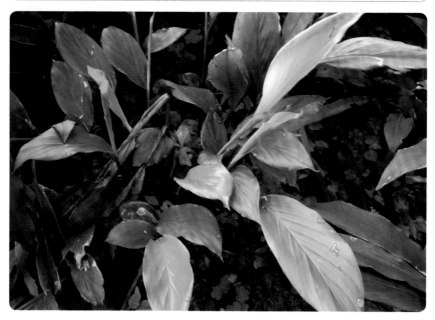

形态特征 多年生草本，高1～2米。叶2列；叶舌卵形，革质，长3～8厘米，密被粗柔毛；叶柄长不超过2厘米；叶片狭椭圆形至披针形，长30～55厘米，宽6～9厘米，先端渐尖；基部楔形，全缘；下面被茸毛。总状花序顶生，总花梗密被黄白色长硬毛；花疏生，花梗长约3毫米，被柔毛；小苞片阔而大，紧包花芽，外被粗毛，花后苞片脱落；花萼筒状，白色，长1.5～2厘米，先端有不等3钝齿，外被疏长柔毛，宿存；花冠白色，先端3裂，裂片为长圆形或长椭圆形，上方裂片较大，长约3.5厘米，宽约1.5厘米；唇瓣阔卵形，先端3个浅圆裂片，白色，前部具红色或红黑色条纹，后部具淡紫红色斑点；雄蕊1，花丝扁平，长约1.2厘米；子房下位，密被淡黄色绢状毛，上有2棒状附属体，花柱细长，柱头锥状。蒴果圆球形，不开裂，直径约3.5厘米，外被粗毛，花萼宿存，熟时黄色。种子团呈类圆球形或长圆形，略呈钝三棱状，长1.5～2.5厘米，直径1.5～2毫米。花期4～6月，果期6～8月。

生境分布 生长于林缘、灌木丛或山坡草丛中。分布于广东、广西等省（区）。

采收加工 夏、秋两季采收。晒干，或用沸水略烫，晒至半干，除去果皮，取其种子团晒干，捣碎生用。

饮片特征

本品为圆球形的种子团。表面灰褐色，中有黄白色隔膜，种子为卵圆形多面体。质硬，破开后可见灰白色种仁。气香，味辛，微苦。

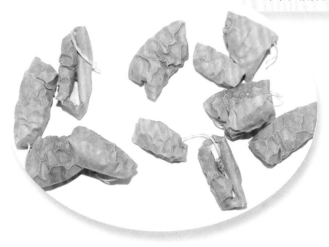

性味归经	辛，温。归脾、胃经。
功效主治	燥湿行气，温中止呕。本品辛散温燥以燥湿行气，归脾胃温中焦而行胃气，胃气行则呕吐止，故又有温中止呕之效。
药理作用	煎剂在试管内对金黄色葡萄球菌、志贺菌属及大肠埃希菌均有抑制作用。煎剂对豚鼠离体肠管低浓度兴奋，高浓度则为抑制作用。挥发油对离体肠管呈抑制作用。
用法用量	水煎服，5～10克，宜后下。
使用注意	阴虚血少者禁服。

精选验方

①**心腹胀满**：草豆蔻50克。去皮，研末，每次2克，以木瓜生姜汤调服。②**慢性胃炎**：草豆蔻适量。炒黄，研末，每次3克，每日3次。③**口臭**：草豆蔻、细辛各3克。共压碾成末，煎水含漱。④**胸腹胀闷、食欲不振**：草豆蔻、陈皮、香附各10克，石菖蒲15克。水煎服。⑤**小儿泄泻不止**：草豆蔻1枚。剥开皮，入乳香1块在内，复用白面裹，慢火烧令熟，去面及豆蔻皮；研细末，以粟米饮和丸（如麻子大），每服5～7丸，米汤饮下，不拘时服。

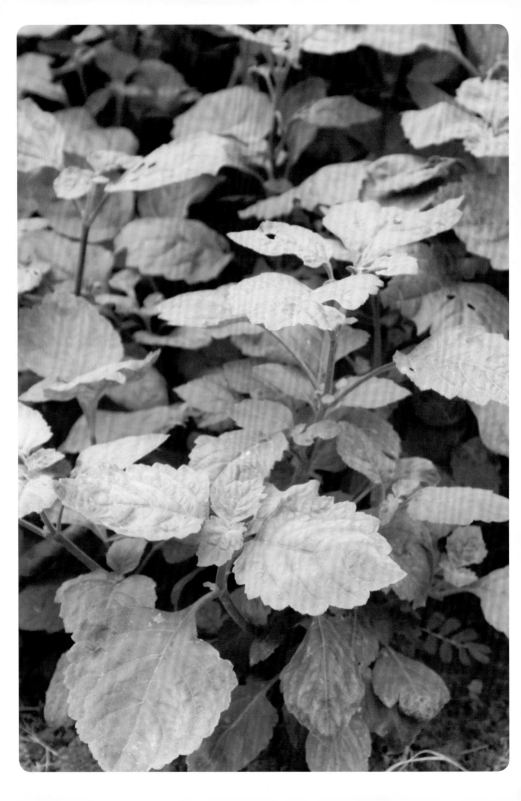

第六章
利水渗湿药

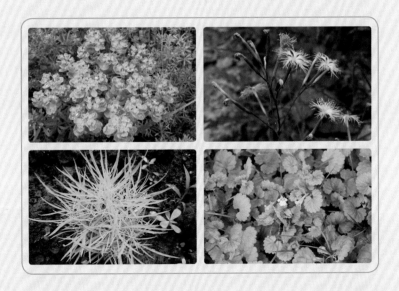

一、利水消肿药

薏苡仁

别名　苡仁、薏米、生苡仁、炒苡仁。
来源　禾本科植物薏苡 *Coix lacryma-jobi* L. var. *mayuen*
(Roman.) Stapf 的干燥成熟种仁。

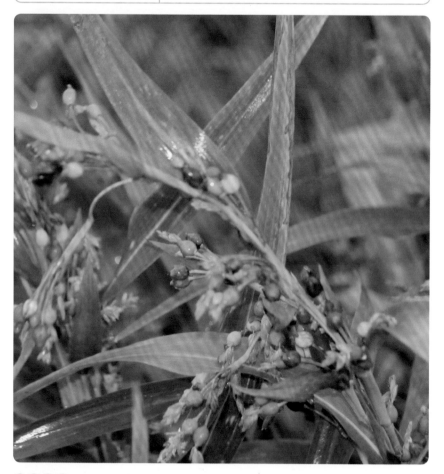

形态特征 多年生草本，高1～1.5米。叶互生，线形至披针形。花单性，雌雄同株，成腋生的总状花序。颖果圆珠形。花期7～8月，果期9～10月。

生境分布 生长于河边、溪潭边或阴湿山谷中。我国各地均有栽培。长江以南各地有野生。

采收加工 秋季果实成熟后，割取全株，晒干，打下果实，除去外壳及黄褐色外皮，去净杂质，收集种仁，晒干。

饮片特征

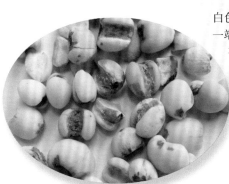

本品呈宽卵形或长椭圆形。表面乳白色，光滑，偶有残存的淡棕色种皮。一端钝圆，另一端较宽而微凹，有一淡棕色点状种脐。背面有一条较宽而深的纵沟。质坚实，断面白色，粉性。气微，味微甜。

性味归经	甘、淡，微寒。归脾、胃、肺经。
功效主治	利水渗湿，健脾除痹，清热排脓。本品甘补、淡渗、性寒清热，能祛体内及肌肉筋骨间之水湿邪气，又能补中、清热，故有利水渗湿、健脾除痹、清热排脓之功。
药理作用	薏苡仁油有抑制肌肉收缩作用，对子宫有兴奋作用，对小肠则少量兴奋、大量先兴奋后抑制。其脂肪油能使血清钙、血糖量下降，并有解热、镇痛、镇静作用。薏苡仁酯、薏苡仁煎剂有一定的抗癌作用。
用法用量	水煎服，10~30克。药力缓和，用量须大，宜久煎。健脾止泻宜炒用，清热利湿宜生用。可煮粥食用，为食疗佳品。
使用注意	津液不足者慎用。

精选验方

①扁平疣：生薏苡仁末、白糖各30克。拌匀，开水冲服，每次1匙，每日3次，7~10日为1个疗程。②尿路结石：薏苡仁鲜品约250克（干品减半）。水煎服，每日2~3次。③扁平疣、寻常疣：薏苡仁适量。水煎（连渣）服，每次10~30克，连用2~4周；或研细末，兑白糖开水冲服，每日10克，连服20日为1个疗程。④婴幼儿消化不良：薏苡仁、山药各15克。共研细末，炒成微黄色，煮成稀糊状，再加白糖调味，每日1剂，分2次服，连服3~7日。⑤胃癌、宫颈癌：薏苡仁、诃子、菱角各10克。水煎，每日1剂，分3次服。⑥慢性浅表性胃炎、胃黏膜息肉：炒薏苡仁15~20克，炒陈皮5克。泡茶，频服。⑦阑尾炎：薏苡仁50克，败酱草25克，制附子10克。水煎服。⑧水肿：薏苡仁、赤小豆、冬瓜皮各50克，黄芪、茯苓皮各25克。水煎服。⑨肺脓肿：薏苡仁、冬瓜子、芦根各50克，金银花25克，桔梗15克。水煎服。

泽 泻

别名　川泽泻、建泽泻、盐泽泻。
来源　泽泻科植物泽泻 *Alisma orientalis* (Sam.) Juzep. 的干燥块茎。

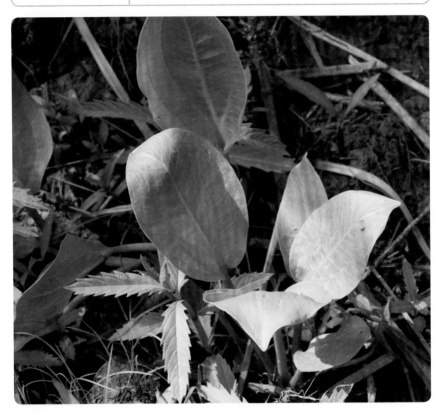

形态特征　多年生沼生植物，高50～100厘米。叶丛生，叶柄长达50厘米，基部扩延呈中鞘状；叶片宽椭圆形至卵形，长2.5～18厘米，宽1～10厘米，基部广楔形、圆形或稍心形，全缘，两面光滑；叶脉5～7。花茎由叶丛中抽出，花序通常为大型的轮生状圆锥花序；花两性。瘦果多数，扁平，倒卵形，背部有2浅沟，褐色，花柱宿存。花、果期5～10月。

生境分布　生长于沼泽边缘，幼苗喜荫蔽，成株喜阳光，怕寒冷。在海拔800米以下地区，一般都可栽培。分布于福建、四川、江西等省。

采收加工　冬季茎叶开始枯萎时采挖，除去茎叶及须根，洗净，用微火烘干，再撞去须根及粗皮。

饮片特征

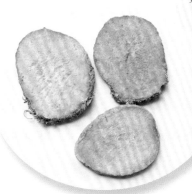

本品为圆形或椭圆形厚片。外表皮黄白色或淡黄棕色，不光滑，有不规则的环纹，可见细小突起的须根痕。切面黄白色，粉性，有散在的星点，有多数细孔，质地坚实，不易折。气微，味微苦。

性味归经	甘、淡，寒。归肾、膀胱经。
功效主治	利水渗湿，泻热。本品甘淡渗利，性寒泻下焦湿热，故有利水渗湿、泻热之功。
药理作用	本品有显著的利尿作用，能增加尿量及钠和尿素的排泄，对肾炎患者利尿作用更为明显。有显著的降脂效果，并有抗脂肪肝作用；有一定的降压、降血糖作用。对金黄色葡萄球菌、肺炎链球菌、结核分枝杆菌有抑制作用。
用法用量	5～10克，煎服。
使用注意	肾虚精滑者慎用。

精选验方

①**水肿、小便不利**：泽泻、白术各12克，车前子9克，茯苓皮15克，西瓜皮24克。水煎服。②**肠炎泄泻**：泽泻10克，黄连6克，马齿苋15克。水煎服。③**湿热黄疸、面目身黄**：泽泻、茵陈各50克，滑石15克。水煎服。④**耳源性眩晕**：泽泻、茯苓、白术各20克，化橘红、干姜、桂枝各15克。水煎服。⑤**妊娠水肿**：泽泻、桑白皮、槟榔、赤茯苓各1.5克。姜水煎服。⑥**尿路感染、小便不利**：泽泻、冬葵果各15克，茯苓皮25克，车前子20克。水煎服。⑦**梅尼埃病**：泽泻30克，白术20克。每日1剂，水煎，早、晚分服；3日为1个疗程。⑧**耳源性眩晕**：泽泻40克，白术、丹参各30克，天麻10克。水煎服。⑨**肺结核**：鲜泽泻（全草）适量。鲜根水煎，去渣，兑冰糖服；鲜茎叶与豆腐少许共煮食，每日1剂，连服1～2个月。

香加皮

别名 杠柳皮、香五加皮、北五加皮。
来源 萝藦科植物杠柳 *Periploca sepium* Bge. 的干燥根皮。

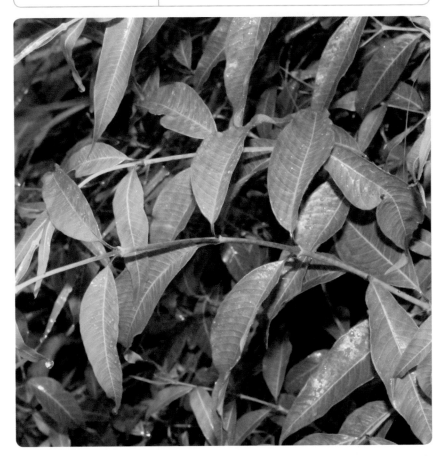

形态特征 蔓生灌木。叶对生，膜质，披针形，先端渐尖，基部楔形，全缘，侧脉多对。聚伞花序腋生，花冠紫红色。蓇葖果双生。种子顶端具白色绢毛。花期6~7月，果期7~9月。

生境分布 生长于河边、山野、沙质地。分布于吉林、辽宁、内蒙古、河北、山西、陕西、四川等省（区）。

采收加工 春、秋两季采挖。趁鲜时以木棒敲打，使根皮和木质部分离，抽去木心，将根皮阴干或晒干。

饮片特征

本品为不规则的丝状。外表面灰棕色或黄棕色，粗糙，内表面淡黄色或淡黄棕色，较平滑，有细纵纹。切断面黄白色。有特异香气。味苦。

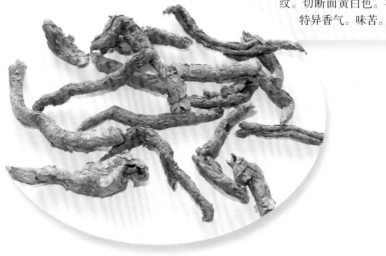

性味归经	苦、辛，微温；有毒。归肝、肾、心经。
功效主治	利水消肿，祛风湿，强筋骨。本品味苦降泄，味辛散邪，故能内行水湿，外祛风湿而利水消肿，祛风湿，强筋骨。
药理作用	本品具有强心利尿作用，挥发性成分有一定的兴奋中枢作用。杠柳皮有一定的杀虫作用。过量强心苷中毒可引起心律失常，甚至死亡。
用法用量	水煎服，3~6克。浸酒或入丸、散，酌量。
使用注意	本品有毒，服用不宜过量。

精选验方

①**水肿**：香加皮7.5~15克。水煎服。②**水肿、小便不利**：香加皮、陈皮、茯苓皮、生姜皮、大腹皮各15克。水煎服。③**筋骨软弱、脚痿行迟**：香加皮、牛膝、木瓜各等份。共研为末，每次服5克，每日3次。④**风湿性关节炎、关节拘挛疼痛**：香加皮、白鲜皮、穿山龙各25克。用白酒泡24小时后服，每日10毫升。⑤**风湿痹痛**：香加皮、油松节、木瓜各等份。共研为末，每次1.5克，每日2次，温酒送服。⑥**腰腿酸痛、风寒痹痛、心悸气短、下肢浮肿**：香加皮3~6克。水煎服。⑦**水肿**：香加皮4.5~9克。水煎服。

一、利水消肿药

泽 漆

别名 猫儿眼睛草。
来源 大戟科植物泽漆 *Euphorbia helioscopia* L. 的干燥全草。

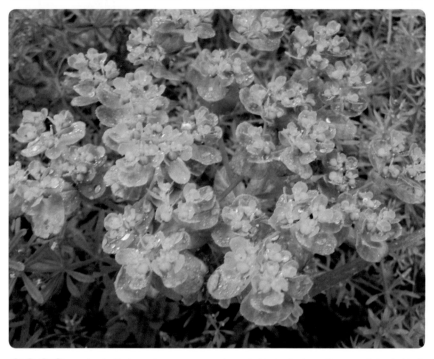

形态特征 二年生草本，高10~30厘米，全株含乳汁。茎无毛或仅小枝略具疏毛，基部紫红色，分枝多。单叶互生；倒卵形或匙形，长1~3厘米，宽5~18毫米，先端钝圆或微凹，基部阔楔形，边缘在中部以上有细锯齿；无柄或突狭而成短柄。杯状聚伞花序顶生，排列成复伞形；伞梗5，基部轮生叶状苞片5，形同茎叶而较大，每枝再作1~2回分枝，分枝处轮生倒卵形苞叶3；花单性，无花被；雄花多数和雌花1同生于萼状总苞内，总苞先端4裂，上有肾形腺体；雄花仅有雄蕊1；雌花在花序中央，子房有长柄，3室，柱头3裂。蒴果表面平滑。种子卵圆形，直径约1.5毫米，表面有网纹，熟时褐色。花期4~5月，果期6~7月。

生境分布 生长于山沟、路边、荒野、湿地。我国大部分地区均有分布，多为野生。

采收加工 4~5月开花时采收，除去根及泥沙，晒干。

饮片特征

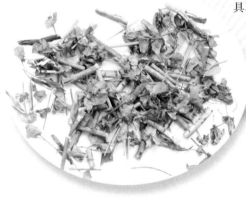

干燥全草都切成段状，有时具黄色的肉质主根。根顶部具紧密的环纹，外表具不规则的纵纹，断面白色，木质部呈放射状；茎圆柱形，鲜黄色至黄褐色，表面光滑或具不明显的纵纹，有明显的互生、褐色条形叶痕；叶暗绿色，常皱缩，破碎或脱落；茎顶端具多数小花及灰色的蒴果；总苞片绿色，常破碎。气酸而特异，味淡。以干燥、无根者为佳。

性味归经	辛、苦，微寒；有毒。归大肠、小肠、肺经。
功效主治	利水消肿，化痰止咳，散结。本品味苦降泄，以行肺、小肠水湿而利尿消肿、化痰止咳，味辛行散以消痰散结。
药理作用	泽漆对结核分枝杆菌、金黄色葡萄球菌、铜绿假单胞菌及志贺菌属有抑制作用。
用法用量	水煎服，5～10克。外用：适量。
使用注意	本品有毒，不宜过量或长期使用。其有毒成分主要在鲜品的白色乳浆中，故使用干品或入丸、散可减少中毒反应。

精选验方

①支气管哮喘：泽漆、桂枝、党参、法半夏、炙紫菀各9克，炙麻黄、苦杏仁、炙甘草各6克，生姜3片。水煎服，每日1剂。②肝硬化腹水：泽漆、青皮、六神曲各10克，萹蓄、瞿麦、麦芽、马鞭草各20克，木香9克，甘草6克。水煎服。③流行性腮腺炎：泽漆9克。水煎，每日1剂，分3次服，连服3～5日。④痈疖肿毒：鲜泽漆叶适量。捣烂，敷患处。⑤癣疮：泽漆适量。捣汁涂搽。⑥疟疾：成人每次取干品10～12克，加水浓煎，再加红糖，顿服，每日疟连服2日；间日疟及三日疟连服3日。⑦结核性肛瘘：泽漆全草适量。水煎过滤，浓缩成流浸膏，直接涂于患处（盖上纱布），每日1次。⑧淋巴结结核：泽漆全草适量。水煎过滤，浓缩成流浸膏，外涂。

一、利水消肿药

荠 菜

别名 白花菜、花荠菜、护生草、地菜、地米菜、菱闸菜、小鸡草。

来源 十字花科植物荠菜 *Capsella bursa-pastoris* (L.) Medic. 的带根全草。

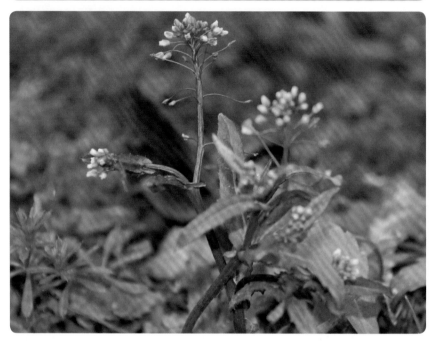

形态特征 一年或二年生草本，高30～40厘米。主根瘦长，白色，直下，分枝。茎直立，分枝。根生叶丛生，羽状深裂，稀全缘，上部裂片三角形；茎生叶长圆形或线状披针形，顶部几呈线形，基部呈耳状抱茎，边缘有缺刻或锯齿，或近于全缘，叶两面生有单一或分枝的细柔毛，边缘疏生白色长睫毛。花多数，顶生或腋生成总状花序；萼4，绿色，开展，卵形，基部平截，具白色边缘；花瓣倒卵形，有爪，4片，白色，十字形开放，直径约2.5毫米；雄蕊6，四强，基部有绿色腺体；雌蕊1，子房三角状卵形，花柱极短。短角果呈倒三角形，无毛，扁平，先端微凹，长6～8毫米，宽5～6毫米，具残存的花柱。种子20～25枚，成2行排列，细小，倒卵形，长约0.8毫米。花、果期4～6月。

生境分布 生长于田野、路边及庭园。我国各地均有分布。

采收加工 3～5月采集，洗净，晒干。

饮片特征

干燥的全草，根作须状分枝，弯曲或部分折断，淡褐色或乳白色；根出叶羽状分裂，卷缩，质脆易碎，灰绿色或枯黄色；茎纤细，分枝，黄绿色，弯曲或部分折断，近顶端疏生三角形的果实，有细柄，淡黄绿色。气微，味淡。以干燥、茎近绿色、无杂草者为佳。

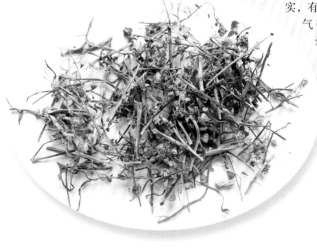

性味归经	甘，凉。归肝、胃经。
功效主治	清热利水，凉血止血。本品甘凉，既能利水，又能清气清血，故有清热利水、凉血止血之效。
药理作用	荠菜煎剂及流浸膏有止血作用；有扩冠及降压作用。醇提取物对人工形成的大鼠胃溃疡有抑制作用，对小鼠有利尿作用。
用法用量	水煎服，15~30克（大量30~60克）；鲜品加倍。外用：适量。
使用注意	内服时干品、鲜品均可，但以鲜品为佳。治疗目赤涩痛等症时，除内服外，还可以鲜品绞汁点眼。

精选验方

①**小儿泄泻**：荠菜适量，老姜1片，大枣7个。水煎，兑红糖服。②**产后出血**：鲜荠菜30克。水煎，每日1剂，分2次服。③**月经过多**：荠菜50克，仙鹤草60克，茶叶6克。水煎，每日1剂，取汁代茶随饮。④**高血压**：荠菜、夏枯草各50克。水煎服。⑤**肾结核**：荠菜50克。加水3碗煎至1碗，打入鸡蛋1枚再煎至蛋熟，加食盐少许，喝汤吃蛋。

杠板归

别名　河白草、贯叶蓼。
来源　蓼科植物杠板归 *Polygonum perfoliatum* L. 的干燥地上部分。

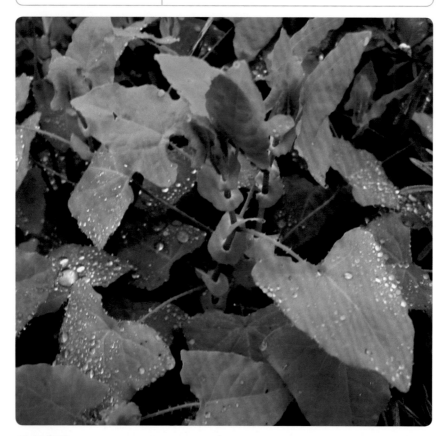

形态特征　一年生攀援草本。茎有棱，红褐色，有倒生钩刺。叶互生，盾状着生；叶片近三角形，长4～6厘米，宽5～8厘米，先端尖，基部近心形或截形，下面沿脉疏生钩刺；托叶鞘近圆形，抱茎；叶柄长，疏生倒钩刺。花序短穗状；苞片圆形；花被5深裂，淡红色或白色，结果时增大，肉质，变为深蓝色；雄蕊8；花柱3裂。瘦果球形，包于蓝色多汁的花被内。花期6～8月，果期9～10月。

生境分布　生长于山谷、灌木丛中或水沟旁。全国各地均有分布。

采收加工　秋季采收，洗净，晒干。

饮片特征

本品为不规则的茎、叶、花、果混合中段。茎细长，略呈方形，有4棱，棱上有倒生钩刺，紫红色或紫棕色，节略膨大。叶多皱缩破碎，完整者近等边三角形，灰绿色至红棕色，叶背主脉及叶柄上疏生小钩刺。穗状花序顶生或腋生。有时可见球形瘦果。气微，味微酸。以叶多、色绿、干燥、无霉者为佳。

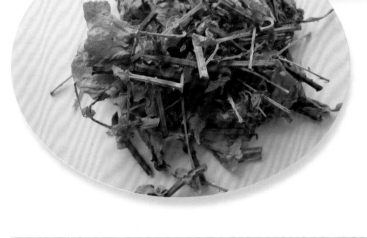

性味归经	酸、苦，寒。归胃、大肠、膀胱、肺、肝经。
功效主治	利水消肿，除湿退黄，清热解毒。本品苦泄寒清，能除湿热、解热毒，故有利水消肿、除湿退黄、清热解毒之功。
药理作用	本品有强心、抗菌作用。
用法用量	水煎服，9~15克。外用：适量。
使用注意	体质虚弱者慎服。

精选验方

①**咳嗽**：杠板归30克，一枝黄花10克。水煎服。②**蛇串丹（带状疱疹）**：杠板归鲜品适量。捣烂为糊，搽于患处。③**蛇咬伤**：杠板归鲜品适量。捣烂，敷于咬伤处。④**疖肿、毒蛇咬伤**：杠板归鲜品适量。捣烂，外敷。

一、利水消肿药

三白草

别名　三白草根。

来源　三白草科植物三白草 *Saururus chinensis* (Lour.) Baill. 的干燥地上部分。

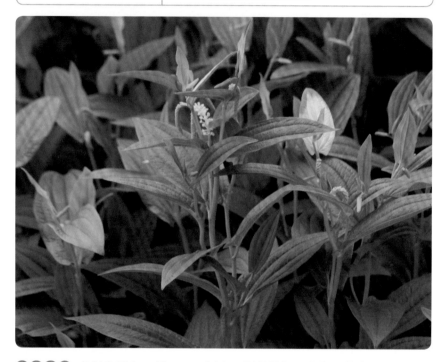

形态特征 多年生草本，高30～80厘米。根茎较粗，白色。茎直立，下部匍匐状。叶互生，纸质，叶柄长1～3厘米，基部与托叶合生为鞘状，略抱茎；叶片卵形或卵状披针形，长4～15厘米，宽3～6厘米，先端渐尖或短尖，基部心形或耳形，全缘，两面无毛，基出脉5。总状花序1～2枝顶生，花序具2～3片乳白色叶状总苞；花小，无花被，生于苞片腋内；雄蕊6，花丝与花药等长；雌蕊1，由4个合生的心皮组成，子房上位，圆形，柱头4。果实分裂为4个果瓣，分果近球形，表面具疣状突起，不开裂。种子球形。花期4～8月，果期8～9月。

生境分布 生长于沟旁、沼泽等低湿处。分布于江苏、浙江、安徽、广西、四川等省（区）。

采收加工 根茎7～9月采挖，去净泥土，置热水中浸泡数分钟，取出晒干。全草全年均可采挖，洗净，晒干。

饮片特征

本品茎圆柱形，有4条纵沟，1条较宽；断面黄色，纤维性，中空。叶多皱缩互生，展平后叶片卵形或披针状卵形；先端尖，基部心形，全缘，基出脉5；叶柄较长，有纵皱纹。有时可见总状花序或果序，棕褐色。蒴果近球形。气微，味淡。以叶多、灰绿色或棕绿色者为佳。

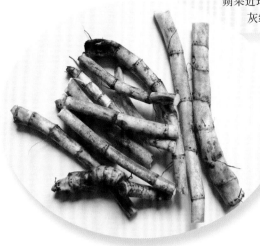

性味归经	甘、辛，寒。归肺、膀胱经。
功效主治	利水消肿，清热解毒。本品既利又清，故能利水消肿、清热解毒。
药理作用	本品所含槲皮苷类成分有利尿作用，挥发油有镇咳消炎作用。
用法用量	水煎服，15～30克。外用：鲜品适量，捣敷患处。
使用注意	阴虚无湿热者慎用。

精选验方

①**乳汁不足**：鲜三白草根50克，猪前脚1节。水煎，喝汤食肉，每日1剂。②**妇女白带**：鲜三白草根100克，猪瘦肉200克。水煎，服汤食肉，每日1剂。③**风湿痹痛**：三白草根、牛膝根、白茅根、毛竹根各9～15克。水煎服，红糖、米酒为引。④**月经不调、白带过多**：三白草根、杜鹃花根各15克，猪肉汤适量。水煎沸，留汁，兑猪肉汤服。⑤**腹肌脓肿**：鲜三白草根150～200克。水煎服；药渣捣烂外敷。⑥**肝癌**：三白草根、大蓟根各150～200克。分别水煎，去渣后加白糖服。上午服三白草根，下午服大蓟根。

车前子

别名　炒车前子。

来源　车前科植物车前 *Plantago asiatica* L. 或平车前 *Plantago depressa* Willd. 的干燥成熟种子。

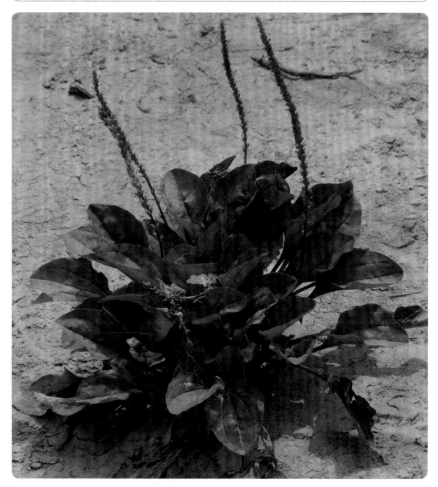

形态特征　多年生草本。叶丛生，直立或展开，方卵形或宽卵形，长4～12厘米，宽4～9厘米，全缘或有不规则波状浅齿，弧形脉。花茎长20～45厘米，顶生穗状花序。蒴果卵状圆锥形，周裂。花期6～9月，果期7～10月。

生境分布　生长于山野、路旁、沟旁及河边。分布于全国各地。

采收加工　秋季果实成熟时，割取果穗，晒干后搓出种子，筛去果壳杂质。

饮片特征

本品为扁平椭圆形细小种子，表面黑褐色或黄棕色。质硬，断面白色。无臭，味淡，嚼之带黏性。

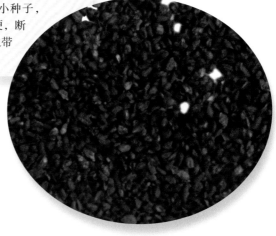

性味归经	甘，寒。归肾、肝、肺经。
功效主治	利尿通淋，渗湿止泻，清肝明目，清肺化痰。本品甘寒滑利，清利湿热而通淋、止泻；归肺清肺化痰止咳，归肝清肝明目，故能利尿通淋、止泻、明目、化痰。
药理作用	本品有显著的利尿作用，又能促进呼吸道黏液分泌，稀释痰液，有祛痰作用。对各种杆菌属和葡萄球菌属均有抑制作用。车前子注射剂关节腔注射有增加关节囊紧张度的作用。
用法用量	水煎服，15～30克，宜布包煎。
使用注意	本品性寒，脾胃虚弱、阴证疮肿者忌用。

精选验方

①**高血压**：车前子9～18克。水煎2次，每日代茶饮。②**上消化道出血**：车前子3克，大黄120克。水煎，取汁200毫升，分4～6次服，4～6小时服1次，首次量加倍。③**急、慢性细菌性痢疾**：炒车前子2份，焦山楂1份。共研细末，每日3次，每次10克，用温开水送服（服药期间忌油腻及生冷食物）。④**腹泻**：炒车前子、枯矾各10克。共研细末，每次1～2克，每日2次，饭前冲服，5日为1个疗程。⑤**小儿单纯性消化不良**：车前子适量。炒焦，研粉服：4～12月龄者每次0.5克，1～2岁小儿每次2克，每日3～4次。⑥**泌尿系感染**：车前子20克，大枣树皮（洗净）60克。装入布袋缝好，加水1500毫升以小火煮沸至500毫升，倒碗内加30克白糖服，每日1次（儿童量酌减）。⑦**青光眼**：车前子60克。加水300毫升煮服，每日1剂。

瞿 麦

别名 瞿麦穗。

来源 石竹科植物瞿麦 *Dianthus superbus* L. 或石竹 *Dianthus chinensis* L. 的干燥地上部分。

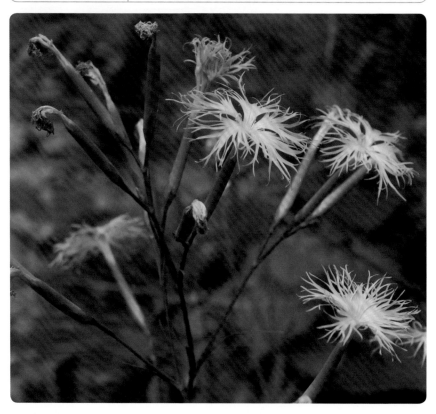

形态特征 多年生草本，高达1米。茎丛生，直立，无毛，上部2歧分枝，节明显。叶互生，线形或线状披针形，先端渐尖，基部呈短鞘状抱茎，全缘，两面均无毛。花单生或数朵集成歧式分枝的稀疏圆锥花序；花梗长达4厘米，花瓣淡红色、白色或淡紫红色，先端深裂成细线状条，基部有须毛。蒴果长圆形，与宿萼近等长。花期8~9月，果期9~11月。

生境分布 生长于山坡、田野、林下。分布于河北、四川、湖北、湖南、浙江、江苏等省。

采收加工 夏、秋两季花果期均可采收。一般在花未开放前采收。割取全株，除去杂草、泥土，晒干。

饮片特征

本品呈不规则段状。茎圆柱形，表面淡绿色或黄绿色，略有光泽，无毛，节明显，略膨大。切面中空。叶多皱缩，破碎，对生，黄绿色，展平后叶片呈长条状披针形，叶尖稍反卷，基部短鞘状抱茎。花萼筒状，苞片4~6。蒴果长筒形，与宿萼等长。种子细小，多数。气微，味淡。

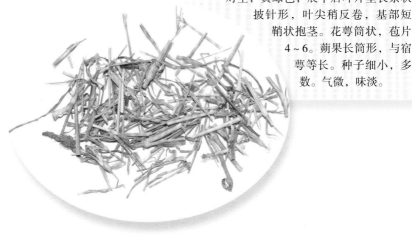

性味归经	苦，寒。归心、小肠、膀胱经。
功效主治	利尿通淋，活血通经。本品苦寒清热降泄，能清心、小肠之火，导热下行而利小便，能泄血分之积而活血，故能利尿通淋、活血通经。
药理作用	其煎剂口服有显著的利尿作用。利尿的同时，氯化钠的排出量增加，还有兴奋肠管、抑制心脏、降压、影响肾血溶积等作用。对杆菌属和葡萄球菌属均有抑制作用。
用法用量	水煎服，10~15克。
使用注意	孕妇忌服。

精选验方

①**尿血、尿急、尿痛（热性病引起者）**：瞿麦、白茅根、小蓟各15克，赤芍、生地黄各12克。水煎服。②**湿疹、阴痒**：鲜瞿麦60克。捣汁外涂或煎汤外洗。③**闭经、痛经**：瞿麦、丹参各15克，赤芍、桃仁各8克。水煎服。④**卵巢囊肿：**瞿麦50克。加水1000毫升开锅后以文火煎20分钟，取汁代茶饮，连用30~60日。⑤**泌尿系感染**：瞿麦、萹蓄各20克，蒲公英50克，黄柏15克，灯心草5克。水煎服。⑥**食管癌、直肠癌**：瞿麦根适量。晒干，研末，撒于直肠癌肿瘤创面。⑦**前列腺癌**：瞿麦60~120克。水煎，每日1剂，代茶饮。

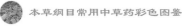

本草纲目常用中草药彩色图鉴

二、利尿通淋药

萹 蓄

别名　萹蓄草。
来源　蓼科植物萹蓄 *Polygonum aviculare* L. 的干燥地上部分。

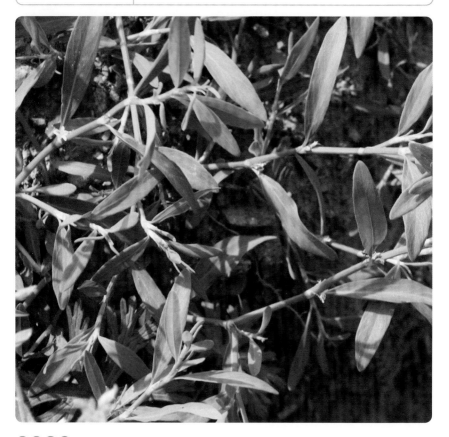

形态特征　一年生草本，高达50厘米。茎平卧或上升，自基部分枝，有棱角。叶有极短柄或近无柄；叶片狭椭圆形或披针形，顶端钝或急尖，基部楔形，全缘；托叶鞘膜质，下部褐色，上部白色透明，有不明显脉纹。花腋生，1~5朵簇生叶腋，遍布于全植株；花梗细而短，顶部有关节。瘦果卵形，有3棱，黑色或褐色，生不明显小点。花期6~8月，果期9~10月。

生境分布　生长于路旁、田野。全国大部分地区均产，主要分布于河南、四川、浙江、山东、吉林、河北等省。野生或栽培。

采收加工　夏季叶茂盛时采收。割取地上部分，晒干。

1226

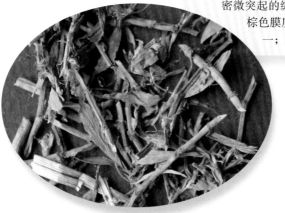

饮片特征

本品为不规则的段。茎呈圆柱形而略扁，有分枝，表面灰绿色或棕红色，有细密微突起的纵纹；节部稍膨大，有浅棕色膜质的托叶鞘，节间长短不一；质硬，易折断。

性味归经	苦，微寒。归膀胱经。
功效主治	利尿通淋，杀虫止痒。本品苦微寒，降泄清热，能清利膀胱湿热而通淋，祛皮肤湿热而止痒，并能杀虫。
药理作用	本品具有显著利尿作用，能增加钠的排出，连续给药不会产生耐药性，以药量稍大效佳。有驱蛔虫、蛲虫及缓下作用。对葡萄球菌属、福氏志贺菌、铜绿假单胞菌及须疮癣菌、羊毛状小芽孢菌、皮肤真菌等均有抑制作用。有利胆作用，能促进胆汁分泌和胆盐排泄。
用法用量	水煎服，10～30克，鲜品加倍。外用：适量。
使用注意	脾虚者慎用。

精选验方

①**牙痛**：萹蓄50～100克。水煎2次，每日1剂，混合后分2次服。②**热淋涩痛**：萹蓄适量。煎汤频饮。③**尿热尿黄**：萹蓄适量。水煎，取汁顿服。④**肛门湿痒或痔疮初起**：萹蓄100～150克。煎汤，趁热先熏后洗。⑤**湿性脚癣**：萹蓄、大黄各10克，蛇床子15克。煎汤泡脚，每日1次；另用癣药水搽患部，早、晚各1次。⑥**腮腺炎**：鲜萹蓄30克。切细，捣烂，加适量生石灰水，鸡蛋清调敷患处，每日3～4次，连涂1～3日。⑦**泌尿系感染、尿频、尿急**：萹蓄、瞿麦各25克，滑石50克，大黄20克，车前子、木通、栀子、甘草梢各15克，灯心草5克。水煎服（孕妇忌服）。⑧**细菌性痢疾**：萹蓄糖浆（100％）。每次50毫升，每日2～3次。⑨**疥癣湿痒、妇女外阴瘙痒**：萹蓄适量。煎汤洗患处。

地肤子

别名 扫帚苗、地葵、地麦。
来源 藜科植物地肤 *Kochia scoparia* (L.) Schrad. 的干燥成熟果实。

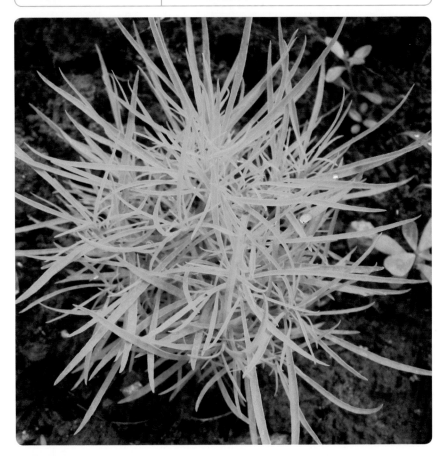

形态特征 一年生草本。茎直立，秋后常变为红色。叶互生，线形或披针形，长2~5厘米，宽0.3~0.7厘米，无毛或被短柔毛，全缘，边缘常具少数白色长毛。花两性或雌性，单生或2朵生于叶腋，集成稀疏的穗状花序。种子横生，扁平。花期7~9月，果期8~10月。

生境分布 生长于山野荒地、田野、路旁，栽培于庭园。全国大部分地区有产。

采收加工 秋季果实成熟时割取全草，晒干，打下果实，除去杂质。

饮片特征

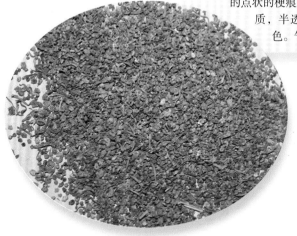

本品略呈扁球状五角形。表面灰绿色或浅棕色。周围具膜质小翅5，背面有微突起的点状的梗痕及放射状脉纹，果皮膜质，半透明。种子扁卵形，黑色。气微，味微苦。

性味归经	苦，寒。归膀胱经。
功效主治	清热利湿，止痒。主治小便涩痛、阴痒带下、风疹、湿疹、皮肤瘙痒。
药理作用	地肤子水浸剂（1∶3）对许兰毛癣菌、奥杜盎小孢子癣菌、铁锈色小孢子癣菌、羊毛状小孢子癣菌、星形奴卡菌等皮肤真菌，均有不同程度的抑制作用。
用法用量	水煎服，10～15克。外用：适量。
使用注意	恶螵蛸。

精选验方

①**顽固性阴痒**：地肤子、黄柏各20克，紫花地丁、白鲜皮各30克，白矾10克。清水浸泡10分钟后再煎沸25分钟，待温后擦洗患处，每日早、晚各1次。②**急性肾炎**：地肤子15克，荆芥、紫苏叶、桑白皮、瞿麦、黄柏、车前子各9克，蝉蜕10只。病情较急者，地肤子可增至30克；血尿较重者，重用瞿麦；尿蛋白较多者，重用紫苏叶、蝉蜕；尿中白细胞较多者，加连翘，重用黄柏；管型较多者，加石韦。水煎服，每日1剂，一般3～4日症状消失，可用至痊愈。③**荨麻疹**：地肤子30克。加水500毫升煎至250毫升，冲红糖30克，趁热服下（盖被使出汗）。④**皮肤湿疮**：地肤子、白矾各适量。煎汤洗。⑤**痔疮**：地肤子适量。新瓦上焙干，捣罗为散，每次9克，每日3次，陈粟米饮调服。

海金沙

别名	金沙藤、左转藤、竹园荽。
来源	海金沙科植物海金沙 *Lygodium japonicum* (Thunb.) Sw. 的干燥成熟孢子。

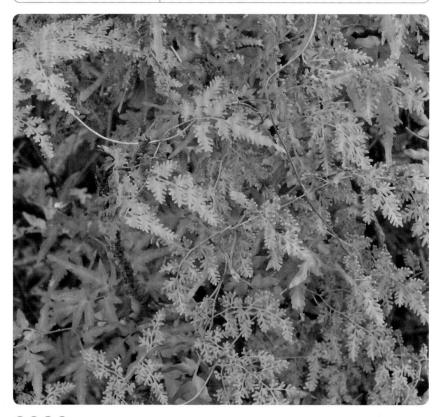

形态特征 多年生攀援草本。根茎细长，横走，黑褐色或栗褐色，密生有节的毛。茎无限生长；海金沙叶多数生于短枝两侧，短枝长3～8毫米，顶端有被茸毛的休眠小芽。叶2型，纸质，营养叶尖三角形，2回羽状，小羽片宽3～8毫米，边缘有浅钝齿；孢子叶卵状三角形，羽片边缘有流苏状孢子囊穗。孢子囊梨形，环带位于小头。孢子期5～11月。

生境分布 生长于阴湿山坡灌木丛中或路边林缘。分布于广东、浙江等省。

采收加工 立秋前后孢子成熟时采收，过早或过迟均易脱落。选晴天清晨露水未干时，割下茎叶，放在衬有纸或布的筐内，于避风处晒干。然后用手搓揉、抖动，使叶背之孢子脱落，再用细筛筛去茎叶即可。

饮片特征

本品呈浅棕黄色或棕黄色，粉末状。体轻，用手捻之有光滑感，置手中容易从指缝滑落。气微，味淡。

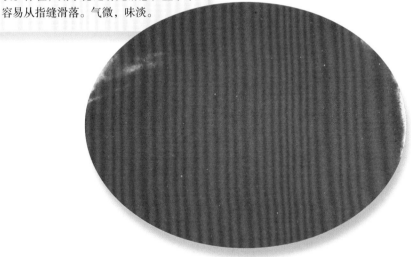

性味归经	甘，寒。归膀胱、小肠经。
功效主治	利水通淋。主治热淋、石淋、血淋、膏淋、尿道涩痛。
药理作用	海金沙含脂肪油。其煎剂对金黄色葡萄球菌、铜绿假单胞菌、福氏志贺菌、伤寒沙门菌等均有抑制作用。
用法用量	水煎服（宜布包），6~12克。
使用注意	气阴两虚、内无湿热者及孕妇慎用。

精选验方

①**胆石症**：海金沙、金钱草各30克，柴胡、枳实、法半夏、陈皮各10克，鸡内金、郁金、姜黄、莪术各15克。水煎服。晨起空腹服300毫升，午饭后服300毫升。②**石淋**：海金沙10克，琥珀40克，芒硝100克，硼砂20克。共研细末，每次服5~10克，每日3次。③**肾盂肾炎**：海金沙、穿心莲各15克，车前草、马兰根、蒲公英、金钱草、萹蓄各6克，生甘草3克。水煎服。④**泌尿系感染**：海金沙、车前草、金银花各15克，金钱草24克。水煎服，每日1剂。⑤**麻疹并发肺炎**：海金沙、大青木叶、地锦草（或金银花）、野菊花各15克。水煎服，每日1剂。⑥**尿路结石**：海金沙、天胡荽、石韦、半边莲各50克。水煎服。

石 韦

别名 石苇、石尾、石皮、石兰。

来源 水龙骨科植物庐山石韦 *Pyrrosia sheareri* (Bak.) Ching、石韦 *Pyrrosia lingua* (Thunb.) Farwell或有柄石韦 *Pyrrosia petiolosa* (Christ) Ching 的干燥叶片。

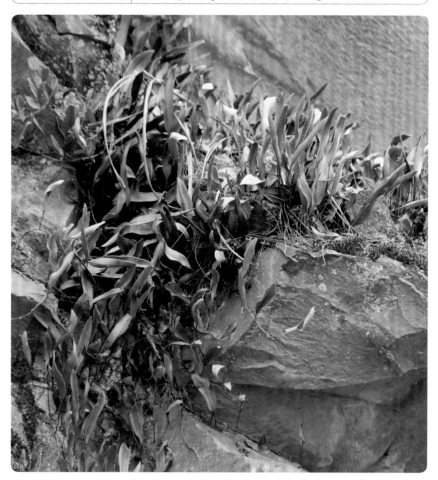

形态特征 株高10～30厘米，根茎如粗铁丝，横走，密生鳞片。叶近2型，不育叶和能育叶同形，叶片披针形或长圆状披针形，基部楔形，对称。孢子囊群在侧脉间紧密而整齐地排列，初为星状毛包被，成熟时露出，无盖。

生境分布 生长于山野的岩石上或树上。分布于长江以南各地。

采收加工 全年均可采收，除去根茎及根，晒干或阴干。

饮片特征

本品呈丝条状或段状。上表面黄绿色或灰褐色，下表面密生红棕色星状毛。茎叶并存，叶片尖大，背面有短毛，孢子囊群着生侧脉间或下表面布满孢子囊群。叶片革质，卷曲，全缘。质脆易折。气微，味微涩苦。

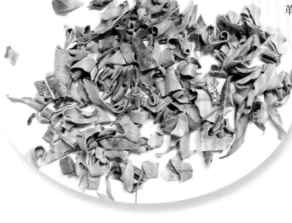

性味归经	苦、甘，微寒。归肺、膀胱经。
功效主治	利水通淋，清肺止咳。本品苦甘微寒，上清肺经，下渗膀胱经，故有利水通淋、清肺止咳之功。
药理作用	煎剂有镇咳、祛痰、平喘作用，对金黄色葡萄球菌、变形杆菌、大肠埃希菌等均有不同程度的抑制作用。
用法用量	水煎服，5～10克（大剂量30～60克）。
使用注意	阴虚及无湿热者忌服。

精选验方

①**支气管哮喘：** 石韦全草4～9岁每日用15克，10～15岁用30克，16岁以上用45克。每30克加水1000毫升，煎成300毫升，趁热加入冰糖30克，分3次服，3日为1个疗程。②**急性乳腺炎：** 石韦30克。酒、水各半煎，兑酒30毫升服。初期痛可服2次，重者服数次，不能喝酒者可用水煎服。③**慢性支气管炎：** 石韦、冰糖各100克。水煎服，重症每日1剂，轻症2日1剂。④**放射治疗和化学治疗引起的白细胞下降：** 石韦50克，大枣25克，甘草5克。水煎服。⑤**泌尿系结石：** 石韦、车前草各50～100克，栀子50克，甘草15～25克。水煎，代茶饮。

连钱草

别名 地蜈蚣、铜钱草、蜈蚣草、野花生、仙人对坐草、神仙对坐草。

来源 唇形科植物活血丹 *Glechoma longituba* (Nakai) Kupr. 的干燥地上部分。

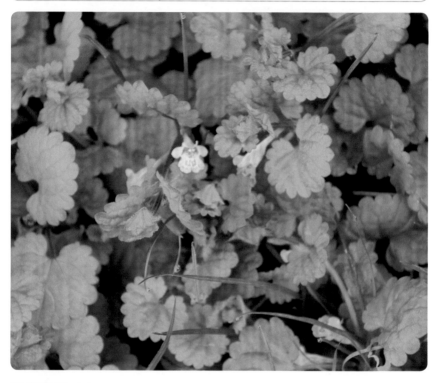

形态特征 多年生草本。茎细，方形，被细柔毛，下部匍匐，上部直立。叶对生，肾形至圆心形，长1.5～3厘米，宽1.5～5.5厘米，边缘有圆锯齿，两面有毛或近无毛，下面有腺点；叶柄长为叶片的1～2倍。轮伞花序腋生，每轮2～6花；苞片刺芒状；花萼钟状，长7～10毫米，萼齿狭三角状披针形，顶端芒状，外面有毛和腺点；花冠二唇形，淡蓝色至紫色，长1.7～2.2厘米，下唇具深色斑点，中裂片肾形；雄蕊4，药室叉开。小坚果长圆形，褐色。花期3～4月，果期4～6月。

生境分布 生长于田野、林缘、路边、林间草地、溪边河畔或村旁阴湿草丛中。除西北地区、内蒙古外，全国各地均产。

采收加工 春至秋季采收，除去杂质，晒干。

饮片特征

本品呈不规则段状。茎呈方形，细而扭曲，表面黄绿色或紫红色，质脆，断面常中空。叶片多皱缩，灰绿色或绿褐色。气芳香，味微苦。

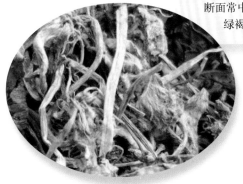

性味归经	辛、微苦，微寒。归肝、肾、膀胱经。
功效主治	利湿通淋，清热解毒，散瘀消肿。主治热淋、石淋、湿热黄疸、疮痈肿痛、跌打损伤。
药理作用	连钱草能促进胆细胞的胆汁分泌，肝胆管内胆汁增加，内压增高，胆道括约肌松弛，而使胆汁排出。连钱草煎剂有显著的利尿作用，连续应用利尿作用逐渐降低。连钱草溶解结石作用，能使小便变为酸性，而使存在于碱性条件下的结石溶解。对金黄色葡萄球菌极度敏感，大肠埃希菌、铜绿假单胞菌、伤寒沙门菌均不敏感。
用法用量	水煎服，15～30克。外用：适量，煎汤洗。
使用注意	单服连钱草后引起药物性皮炎，皮疹明显增多并向四肢扩展。

精选验方

①**黄疸、臌胀**：连钱草21～24克，白茅根、车前草各12～15克，荷包草15克。水煎服。②**膀胱结石**：连钱草、龙须草、车前草各15克。水煎服。③**疟疾**：连钱草45～90克。每日1剂，水煎，分2次服；连服3日。④**伤风咳嗽**：鲜连钱草（洗净）15～24克（干品9～15克），冰糖25克。酌加开水，炖1小时，每日1剂，每日2次。⑤**白带**：连钱草15克，杜仲9克，木通4.5克。水煎，加白糖服。⑥**月经不调、小腹作胀**：连钱草、对叶莲各9克，大叶艾6克。泡酒吃。⑦**小儿疳积**：连钱草9克，动物肝脏适量。炖汁服。⑧**疮疖、腮腺炎、皮肤撞伤青肿**：鲜连钱草适量。捣烂，外敷。⑨**蛇咬伤**：连钱草生药适量。鲜吃，并捣烂敷伤口。⑩**跌打损伤**：鲜连钱草100克。捣汁，调白糖服；另取鲜全草适量，捣烂敷患处。

茵陈

别名 白蒿、因尘、马先、细叶青蒿、安吕草、猴子毛。

来源 菊科植物茵陈蒿 *Artemisia capillaris* Thunb. 或滨蒿 *Artemisia scoparia* Waldst. et Kit. 的干燥地上部分。

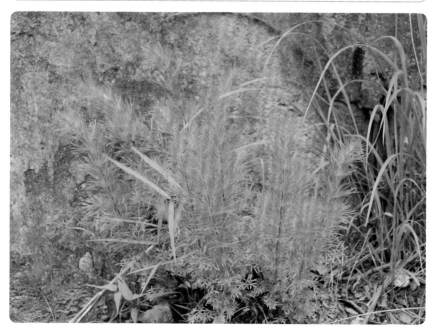

形态特征 **茵陈蒿：**多年生草本，幼苗密被灰白色细柔毛，成长后全株光滑无毛。基生叶有柄，2～3回羽状全裂或掌状分裂，最终裂片线形；花枝的叶无柄，羽状全裂呈丝状。头状花序圆锥状，花序直径1.5～2毫米；总苞球形，总苞片3～4层；花杂性，每一花托上着生两性花和雌花各约5，均为淡紫色管状花；雌花较两性花稍长，中央仅有1雌蕊，伸出花冠外，两性花聚药，柱头头状，不分裂。瘦果长圆形，无毛。**滨蒿：**与茵陈不同点为，一年或二年生草本幼苗多收缩卷曲成团块，灰绿色，全株密被灰白色茸毛，绵软如绒。茎上或由基部着生多数具叶柄的叶，长0.5～2厘米，叶柔软，皱缩并卷曲，多为2～3回羽状深裂，裂片线形，全缘。茎短细，一般长3～8厘米，直径1.5～3毫米。花、果期7～10月。

生境分布 生长于路边或山坡。分布于陕西、山西、安徽等省。

采收加工 春季幼苗高6～10厘米时采收或秋季花蕾长成时采割，除去杂质及老茎，晒干。春季采收的习称"绵茵陈"，秋季采割的习称"花茵陈"。

饮片特征

本品多收缩卷曲呈团状，灰白色或灰绿色，全体密被灰白色茸毛，绵软如绒。叶柔软，具柄，皱缩并卷曲；展平后叶片呈1～3回羽状分裂；小裂片卵形或稍呈倒披针形、条形，先端锐尖。气清香，味微苦。

性味归经	苦，微寒。归脾、胃、肝、胆经。
功效主治	清利湿热，利胆退黄。本品苦泄寒清，能清利肝胆湿热而利胆退黄。
药理作用	本品有显著的利胆作用，在增加胆汁分泌的同时，也增加胆汁中固体物、胆酸和胆红素的排泄量，并能保肝、解热、降压、降血脂、抗菌、抗病毒。
用法用量	水煎服，10～30克。外用：适量。
使用注意	蓄血发黄及血虚萎黄者慎用。

精选验方

①**黄疸型传染性肝炎**：可用茵陈汤，再配白茅根30克。水煎服。②**病毒性肝炎**：茵陈30克，丹参60克。水煎，加红糖15克，浓缩为200毫升，分2次服。③**预防和治疗感冒、流行性感冒**：茵陈6～10克。水煎，每日1次，连服3～5日。或用醇浸剂。④**慢性胆囊炎急性发作**：茵陈、蒲公英各50克，黄芩、栀子、生大黄、枳壳、海金沙、泽泻各15克，郁金20克，玄明粉10克。水煎服。⑤**胆囊炎**：茵陈、蒲公英、郁金各30克，姜黄12克。水煎服。⑥**胆道蛔虫病**：茵陈适量。煎服，配合针刺内关穴止痛，或再配合其他驱蛔措施。⑦**带状疱疹**：茵陈、猪苓、鲜仙人掌各10克，败酱草、马齿苋各15克，金银花、紫草、大黄、木通各5克。水煎2次，混合药汁，每日1剂，早、晚分服。⑧**单纯性口疮**：茵陈30克。洗净切碎，加开水300毫升浸泡24小时，取水漱口，每日数次。

金钱草

别名　过路黄、大金钱草。
来源　报春花科植物过路黄 *Lysimachia christinae* Hance 的干燥全草。

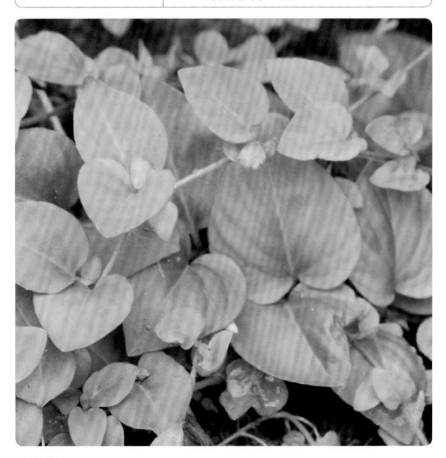

形态特征　多年生草本，无毛或微被毛。茎细长，绿色或带紫红色，匍匐地面生长。叶片、花萼、花冠及果实均具点状及条纹状的黑色腺体。单叶对生，叶片心脏形或卵形，全缘，仅主脉明显；单生于叶腋。花梗长达叶端，萼片线状披针形，花冠长约为萼片的两倍，黄色。蒴果球形，种子边缘稍具膜翅。花期5~7月，果期7~10月。

生境分布　生长于山坡路旁、沟边以及林缘阴湿处。江南各地均有分布。

采收加工　夏、秋两季采收，除去杂质，晒干。

饮片特征

本品为干燥皱缩的全草，横切为小段。茎红棕色至棕色，表面具纵纹及结节，扭曲，实心。叶对生，展平后呈宽卵形或心形，全缘，上表面灰绿色或棕褐色，下表面色较浅，主脉明显突出。用水浸后，对光透视可见黑色或褐色的条纹。有的叶腋生有具长梗的黄色花，质脆，易碎。

性味归经	甘、淡，微寒。归肝、胆、肾、膀胱经。
功效主治	除湿退黄，利尿通淋，解毒消肿。本品甘淡渗利，微寒清热，能清利肝胆及下焦湿热，故有除湿退黄、利尿通淋、解毒消肿之功。
药理作用	本品有利胆排石作用，能促进胆汁的分泌和排泄，使胆管泥沙样结石易于排出，胆管阻塞和疼痛减轻，黄疸消退。有明显的利尿作用。金钱草口服后能使尿液变为酸性，故能促使在碱性环境中才能存在的结石溶解。金钱草对乙二醇所致的大鼠泌尿系统结石有预防及治疗效果，对肾结石效果优于膀胱结石。还有抗菌、抗炎作用。
用法用量	水煎服，30～60克，鲜品加倍。外用：适量。
使用注意	凡阴疽诸毒、脾虚泄泻者，忌捣汁生服。

精选验方

①**黄疸型肝炎**：金钱草、茵陈、虎杖各9克，紫金牛15克，仙鹤草12克。水煎服，每日1剂；或用金钱草配蒲公英、板蓝根各30克，水煎服，每日1剂。②**泌尿系结石**：金钱草30克，海金沙6克，生鸡内金（研末）4.5克，石韦、瞿麦各15克，冬葵果10克。水煎服。③**尿道结石**：金钱草60克。水煎，代茶饮。④**肝胆管结石（泥沙型）**：金钱草5～10克，茵陈50克，苍术、厚朴、栀子、郁金各9克，陈皮、甘草各6克。水煎，分2次服。⑤**传染性肝炎**：金钱草、茵陈、紫金片各15克，虎杖9克，仙鹤草12克，大枣10枚。水煎服。⑥**胆囊炎、胆结石**：金钱草、麦芽各30克，茵陈15克，仙鹤草、虎杖、鸡内金、白芍各12克，黄芩、枳壳、郁金、三棱、莪术、穿山甲、丹参各10克，柴胡、甘草各6克。随症加减，水煎服。

虎杖

别名 虎杖根、阴阳莲。
来源 蓼科植物虎杖 *Polygonum cuspidatum* Sieb. et Zucc. 的根茎和根。

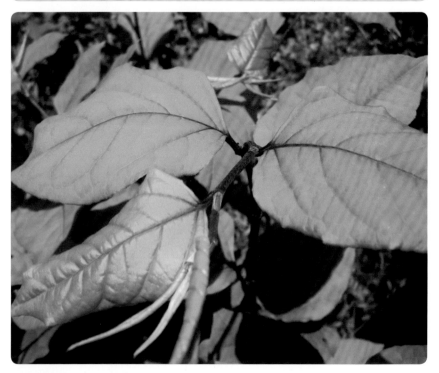

形态特征 多年生灌木状草本，高达1米以上。根茎横卧地下，木质，黄褐色，节明显；茎直立，圆柱形，表面无毛，散生多数红色或带紫色斑点，中空。单叶互生，阔卵形至近圆形，长7～12厘米，宽5～9厘米，先端短尖，基部圆形或楔形；叶柄长1～2.5厘米；托叶鞘膜质，褐色，早落。花单性，雌雄异株，圆锥花序腋生；花梗较长，上部有翅；花小而密，白色，花被5，外轮3，背面有翅，结果时增大；雄花有雄蕊8；雌花子房上部有花柱3。瘦果卵形，具3棱，红褐色，光亮，包在翅状的花被中。花期7～9月，果期9～10月。

生境分布 生长于疏松肥沃的土壤中，喜温和湿润气候，耐寒、耐涝。分布于江苏、江西、山东、四川等省。

采收加工 春、秋两季采挖，除去须根，洗净，趁鲜切短段或厚片，晒干。

饮片特征

本品为圆柱形短段或不规则形的厚片。外皮棕褐色。切面皮部较薄，木部宽广，棕黄色，射线呈放射状，皮部与木部易分离，根茎髓中有隔或呈空洞状，质坚硬。气微，味微苦、涩。

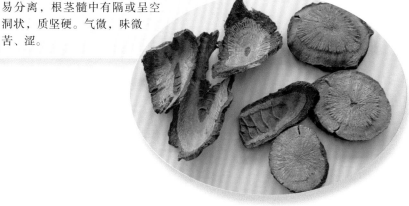

性味归经	苦，寒。归肝、胆、肺经。
功效主治	利胆退黄，清热解毒，活血祛瘀，祛痰止咳。本品苦寒清泻，能祛肝、胆、肺诸经之热、湿、瘀等实邪，故有利胆退黄、清热解毒、活血祛瘀、祛痰止咳之功。
药理作用	本品有泻下、祛痰止咳、止血、镇痛、降血脂作用。25%煎剂对金黄色葡萄球菌、溶血性链球菌、伤寒沙门菌、志贺菌属、变形杆菌均有抑制作用。10%水煎剂对流感病毒、疱疹病毒、腺病毒等均有抑制作用。
用法用量	水煎服，10~30克。外用：适量。
使用注意	孕妇忌服。

精选验方

①**阴道炎**：虎杖10克。加水1500毫升煎取1000毫升，过滤，待温坐浴10~15分钟，每日1次，7日为1个疗程。②**上消化道出血**：虎杖适量。研粉服，每次4克，每日2~3次。③**新生儿黄疸**：50%虎杖糖浆。喂服，每次5毫升，每日2次。④**血尿**：虎杖10克。研末，兑温开水服或水煎服，每日3次。⑤**关节炎**：虎杖适量。切片，按1：3的比例，把虎杖泡入白酒中（封缸），半个月后启用，成人每次服15毫升，每日2次（儿童减量）。⑥**急性黄疸型传染性肝炎**：虎杖30克（鲜品60克）。水煎，每日1剂，分2~3次服，30日为1个疗程。

垂盆草

别名 狗牙半支、白指甲、半支莲、养鸡草、狗牙齿、瓜子草、葵景天。

来源 景天科植物垂盆草 *Sedum sarmentosum* Bunge 的干燥全草。

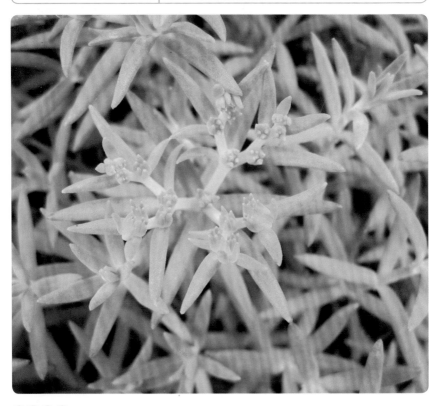

形态特征 多年生肉质草本，不育枝匍匐生根，结实枝直立，长10～20厘米。叶3片轮生，倒披针形至长圆形，长15～25毫米，宽3～5毫米，顶端尖，基部渐狭，全缘。聚伞花序疏松，常3～5分枝；花淡黄色，无梗；萼片5，阔披针形至长圆形，长3.5～5毫米，顶端稍钝；花瓣5，披针形至长圆形，长5～8毫米，顶端外侧有长尖头；雄蕊10，较花瓣短；心皮5，稍开展。种子细小，卵圆形，无翅，表面有乳头突起。花期5～6月，果期7～8月。

生境分布 生长于山坡岩石上或栽培。全国各地均产。

采收加工 夏、秋两季采收，除去杂质，切段，晒干。

饮片特征

本品呈不规则段状，茎、叶混合。根细小，茎纤细，黄绿色。叶肉质，绿色，易脱落，呈倒披针形或矩圆形。干品呈绿褐色。气微。

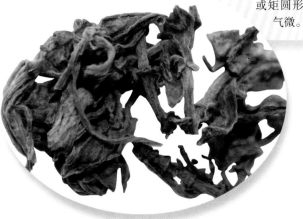

性味归经	甘、淡，凉。归心、肝、胆、小肠经。
功效主治	利湿退黄，清热解毒。本品甘淡渗利，微寒清热，清利肝胆湿热以利湿退黄，清热以解毒。
药理作用	本品对白色、金黄色葡萄球菌有抑制作用，对大肠埃希菌、铜绿假单胞菌、链球菌属、白假丝酵母菌、福氏志贺菌等均有一定作用。还有保肝作用和降低血清丙转氨酶的作用。
用法用量	水煎服，15～30克，鲜品加倍。外用：适量。
使用注意	脾胃虚寒者慎服。

精选验方

①**黄疸型肝炎**：鲜垂盆草100克。水煎2次，去渣，取汁与粳米100克煮成粥，分2次服。②**肺脓肿**：垂盆草30～60克，薏苡子、冬瓜子、鱼腥草各15克。水煎服。③**烧烫伤**：鲜垂盆草60克。水煎服；同时取鲜草适量，捣烂，搽伤处。④**尿血（非器质性疾病引起者）**：垂盆草60克，白茅根30克，玄参15克。水煎服。⑤**黄疸型肝炎、面目身黄**：垂盆草20克，茵陈、生栀子各15克。水煎服。⑥**无名肿毒、创伤感染**：鲜垂盆草、鲜青蒿、鲜大黄各等份。捣烂，敷患处。⑦**咽喉肿痛、口腔溃疡**：鲜垂盆草适量。捣烂，绞汁，含漱5～10分钟，每日3～4次。⑧**肝炎**：垂盆草50克，当归15克，大枣10枚。水煎服，每日1剂。

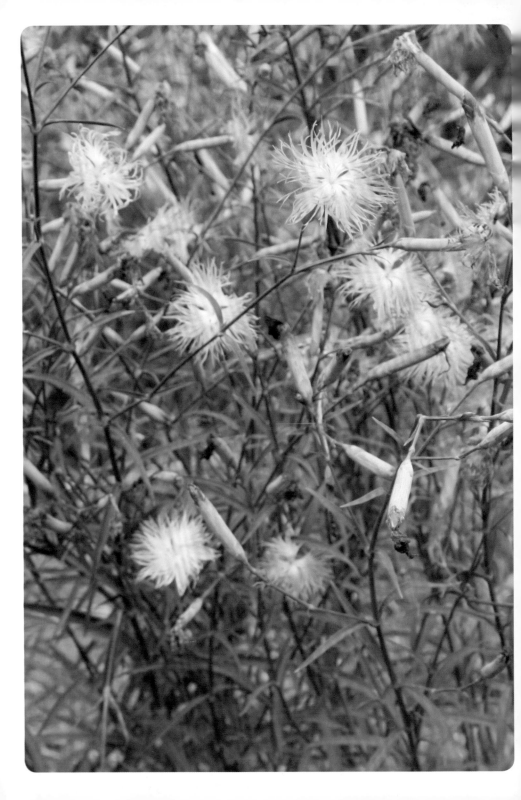

第七章

温里药

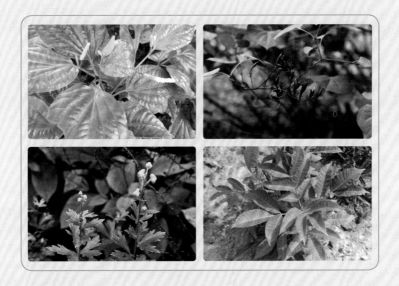

附 子

别名 生附子、制附子、熟附子、淡附子、黑附片、白附片、炮附子。

来源 毛茛科植物乌头 *Aconitum carmichaelii* Debx. 的子根的加工品。

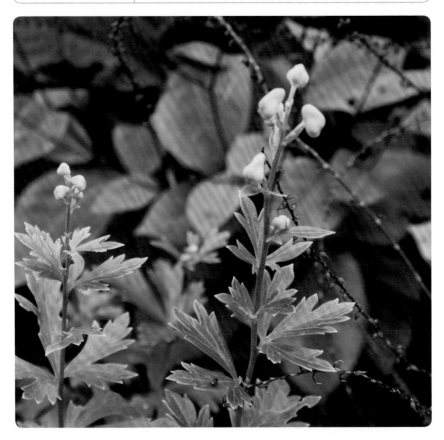

形态特征 多年生草本，高60～150厘米。主根纺锤形至倒卵形，中央的为母根，周围数个子根（附子）。叶片五角形，3全裂，中央裂片菱形，两侧裂片再2深裂。总状圆锥花序狭长，密生反曲的微柔毛；萼片5，蓝紫色（花瓣状），上裂片高盔形，侧萼片近圆形；花瓣退化，其中2枚变成蜜叶，紧贴盔片下有长爪，距部扭曲；雄蕊多数分离，心皮3～5，通常有微柔毛。蓇葖果，种子有膜质翅。花期9～10月，果期10～11月。

生境分布 生长于山地草坡或灌木丛中。分布于四川、湖北、湖南等省。

采收加工 6月下旬至8月上旬采挖，除去母根、须根及泥沙，可分为泥附子、盐附子、黑附片、白附片几种。

饮片特征

本品为不规则薄片。表面灰白色或灰褐色。味淡，口尝无麻舌感。

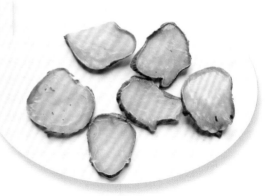

性味归经	辛、甘，大热；有毒。归心、肾、脾经。
功效主治	回阳救逆，补火助阳，散寒止痛。本品辛散甘补、性热燥烈，能上助心阳，中温脾阳，下补肾阳益火，又能散在里之寒邪而止痛，尤为回阳救逆之要药。
药理作用	本品有强心作用，增加心肌耐缺血耐缺氧力，以及抗心律失常、抗休克、促凝血、抗炎、镇痛、抗过敏、抗过氧化作用，还有局部麻醉的作用。
用法用量	水煎服，3～15克，宜先煎0.5～1小时，至口尝无麻辣感为度。
使用注意	本品辛热燥烈，阴虚阳亢者及孕妇忌用。反半夏、瓜蒌、贝母、白蔹、白及。因有毒，内服须经炮制。若内服过量，或煮煎法不当，会引起中毒。

精选验方

①**血栓闭塞性脉管炎**：附子、大黄、丹参、细辛、赤芍、黄芪、肉桂、甘草、当归、海马、桃仁、金银花各适量。水煎服，并外敷苹芨膏。②**胃下垂**：淡附片9～30克（先煎30分钟），炒白术9～15克，焦艾叶12～30克。水煎服，每日1剂，连服50日。③**呕逆翻胃**：大附子、生姜（细锉）各1个。煮研如面糊，米饮下。④**头痛**：附子（炮）、石膏（煅）各等份。研末，入麝香少许，茶酒下1.5克。⑤**鹅口疮（虚火上浮）**：附子、吴茱萸各10克。共研细末，用米醋调成稠糊，做成饼状，敷贴于两足心涌泉穴，每日换药1次，连用3～5日。⑥**顽固性头痛**：制附子60克，盐30克（为1剂量）。分别研末，各分成6包，饭后冲服，每次1包，每日2次；阳虚头痛、服1剂后头痛仍未缓解者，间隔3～5日再服1剂，但不宜连续久服。

肉 桂

别名　桂心、桂皮、油桂、官桂。

来源　樟科植物肉桂 *Cinnamomum cassia* Presl 的干燥树皮。

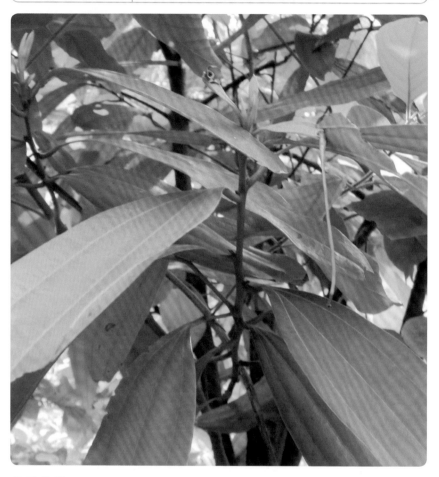

形态特征 常绿乔木，树皮灰褐色，幼枝多有4棱。叶互生，叶片革质，长椭圆形或近披针形，先端尖，基部钝，全缘，3出脉于背面明显隆起。圆锥花序腋生或近顶生，花小，白色，花被6，能育雄蕊9，子房上位，胚珠1。浆果椭圆形，长约1厘米，黑紫色，基部有浅杯状宿存花被。花期6～8月，果期10～12月。

生境分布 多为栽培。分布于广东、海南、云南等省。

采收加工 多于秋季剥取，刮去栓皮，阴干。

饮片特征

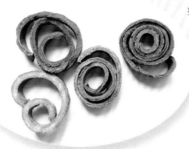

本品为不规则的碎块。外表面棕色至红棕色或带灰褐色，粗糙，有细皱纹，可见横向突起的皮孔，有的可见灰白色的斑纹；内表面红棕色，具细纵皱纹，划之显油痕。质硬而脆，易折断，断面不平坦，外层棕色，较粗糙，内层红棕色，油润，两层间可见1条黄棕色的线纹。

性味归经	辛、甘，热。归脾、肝、肾、心经。
功效主治	补火助阳，散寒止痛，温经通脉。本品辛散甘补，大热温通，能补命门之火，引火归元而益阳消阴，又温助脾阳、散寒邪、通经脉，故有此效。
药理作用	本品有调节免疫功能，抗脂质过氧化、扩张血管、降血压、增加消化液分泌、利胆、解热、镇痛、镇静、抗菌、抗病毒等作用。
用法用量	水煎服，2~5克，宜后下；研末冲服，每次1~2克。
使用注意	阴虚火旺、里有实热、血热妄行者及孕妇忌用。畏赤石脂。

精选验方

①**面赤口烂、腰痛足冷**：肉桂、细辛各3克，玄参、熟地黄、知母各15克。水煎服。②**妊娠小便不通**：肉桂3克，车前子15克。水煎服。③**老年性支气管肺炎（阳虚型患者）**：肉桂9克。捣，冲，分3次服；症状减轻后改为6克，服3剂；每日再用肾气丸18克，调理1周可愈。④**肾阳虚腰痛**：肉桂粉适量。每次服5克，每日2次，3周为1个疗程。⑤**小儿流涎**：肉桂10克（1次量）。研细末，醋调至糊饼状，每晚临睡前贴敷于双侧涌泉穴（胶布固定），次日早晨取下。⑥**神经性皮炎**：肉桂200克。研细末，根据病损大小，每取适量醋调敷患处，2小时后糊干即除掉；若未愈，隔1周后如法再涂1次。⑦**铜绿假单胞菌感染**：将0.5%的肉桂油置于消毒容器内，消毒纱布浸药液敷创面或塞入创口及瘘管内，每日1次；也可用喷雾器喷洒创面，每日3次。⑧**胃腹冷痛、虚寒泄泻**：肉桂2.5~5克。研末，温开水送服。

八角茴香

别名　八角、大茴香、八月珠、五香八角。
来源　木兰科植物八角茴香 *Illicium verum* Hook. f. 的干燥成熟果实。

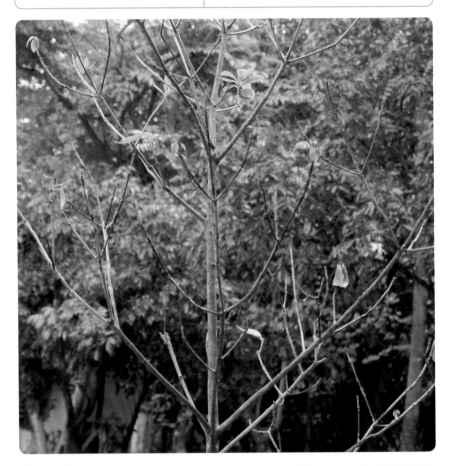

形态特征　常绿乔木，高达20米，树皮灰色至红褐色。叶互生或呈螺旋状排列，革质，椭圆形或椭圆状披针形，长6～12厘米，宽2～5厘米，上面深绿色，光亮无毛，有透明油点，下面淡绿色，被疏毛。花单生于叶腋，有花梗；萼片3，黄绿色；花瓣6～9，淡红色至深红色；雄蕊15～19；心皮8～9；胚珠倒生。聚合果星芒状。花期春、秋两季，果期秋季至翌年春季。

生境分布　生长于阴湿、土壤疏松的山地。分布于广东、广西等省（区）。

采收加工　秋、冬两季果实由绿变黄时采摘，置沸水中略烫后，干燥或直接干燥。

饮片特征

本品为聚合果，多由8个蓇葖果组成，放射状排列于中轴上。蓇葖果外表面红棕色，有不规则形的皱纹，顶端呈鸟喙状，上侧多开裂；内表面淡棕色，平滑，有光泽；质硬而脆。每个蓇葖果含种子1枚，红棕色或黄棕色，光亮，尖端有种脐；胚乳白色，富油性。气芳香，味辛、甜。

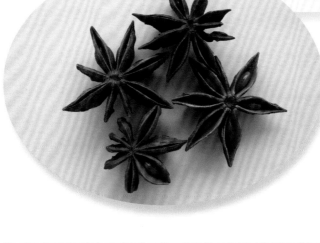

性味归经	辛，温。归肝、肾、脾、胃经。
功效主治	温阳散寒，理气止痛。主治寒疝腹痛、肾虚腰痛、胃寒呕吐、脘腹冷痛。
药理作用	本品具有抑菌作用，刺激作用，升白细胞作用。有雌激素活性。
用法用量	水煎服，3~6克；或入丸、散。外用：适量，研末调敷。
使用注意	阴虚火旺者慎服。

精选验方

①**腰重刺胀**：八角茴香10克。炒，研末，饭前酒调服。②**小肠气坠**：八角茴香50克，花椒25克。炒，共研末，每次5克，酒下。③**大小便闭、臌胀气促**：八角茴香7个，火麻仁25克。研末，以生葱白7根同研煎汤，调五苓散服之，每日1剂。④**风火牙痛**：八角茴香适量（烧灰）。以乌头10克，熬水一茶杯送下。⑤**腹股沟疝**：八角茴香8个。炒焦，研末，红糖调和，黄酒冲服。

丁 香

别名 公丁香、丁子香、母丁香。

来源 桃金娘科植物丁香 *Eugenia caryophyllata* Thunb. 的干燥花蕾。

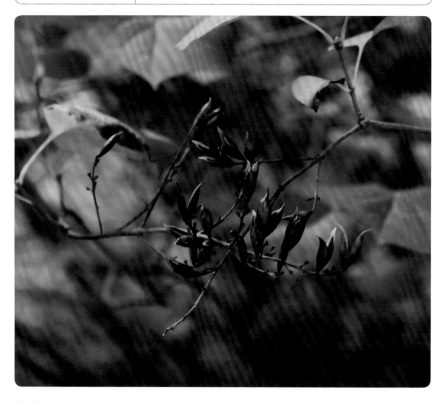

形态特征 常绿乔木，高达12米。单叶对生，革质，卵状长椭圆形至披针形，长5～12厘米，宽2.5～5厘米，先端尖，全缘，基部狭窄，侧脉平行状，具多数透明小油点。花顶生，复聚伞花序；萼筒先端4裂，齿状，肉质；花瓣紫红色，短管状，具4裂片；雄蕊多数，成4束与萼片互生，花丝丝状；雄蕊1，子房下位，2室，具多数胚珠，花柱锥状，细长；顶端有宿萼，稍似鼓槌状，长1～2厘米，上端蕾近似球形，下端萼部类圆柱形而略扁，向下渐狭，表面呈红棕色或暗棕色，有颗粒状突起，用指甲刻划时有油渗出。浆果椭圆形，长约2.5厘米，红棕色。花期3～6月，果期6～9月。

生境分布 生长于路边、草坪、向阳坡地，或与其他花木搭配栽植在林缘。主要分布于坦桑尼亚、马来西亚、印度尼西亚，我国海南省也有栽培。

采收加工 9月至次年3月，花蕾由绿转红时采收，晒干。

饮片特征

本品略呈研棒状。花冠近圆球形，花瓣
棕褐色或褐黄色。萼筒类圆柱状而略扁，有
的稍弯曲，向下渐狭，微具棱，红棕
色或棕褐色，表面有颗粒状突起，
用指甲刻划时有油渗出。质坚
实，富油性。

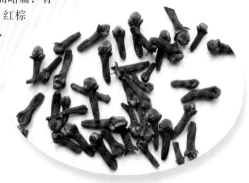

性味归经	辛，温。归脾、胃、肾经。
功效主治	温中降逆，散寒止痛，温肾助阳。本品辛散温通，归脾胃，温中焦降胃气，寒凝散而疼痛止；归肾经，温下焦而助肾阳，故有此效。
药理作用	本品内服能促进胃液分泌，增强消化力，减轻恶心呕吐，缓解腹部气胀，为芳香健胃剂。丁香油酚有局部麻醉止痛作用。其水或醇提取液对猪蛔虫有麻醉和杀灭作用。其煎剂对葡萄球菌属、链球菌属，以及白喉棒状杆菌、大肠埃希菌、志贺菌属、伤寒沙门菌均有抑制作用。丁香油及丁香油酚对致病性真菌有抑制作用。在体外，丁香对流感病毒PR6株有抑制作用。
用法用量	水煎服，1.5~6克；或入丸、散。
使用注意	畏郁金。

精选验方

①慢性胃炎呕吐：丁香、柿蒂各3克，党参12克，生姜6克。水煎服。②头痛：丁香3粒，细辛0.9克，瓜蒂7个，赤小豆7粒，冰片0.2克，麝香0.1克。共研细末，取黄豆大药末放入患侧鼻腔。③牙痛：丁香、厚朴各4克，薄荷2克。用开水浸泡15分钟，去渣后含漱。④幼儿腹泻：丁香30克，荜茇10克，胡椒、肉桂、吴茱萸各5克，车前子（炒）20克。共研极细末，每取100~300毫克置入脐窝内，脐突者以食指轻按使之陷下后再放药（并以胶布固定），1~2日换药1次。患脐炎或皮肤过敏者忌用。⑤足癣：丁香15克，苦参、大黄、白矾、地肤子各30克，黄柏、地榆各20克。水煎外洗，每日1剂，每剂煎2次；每剂可洗5~6次，每次洗15分钟。⑥口腔溃疡：丁香9~15克。打碎，放入杯或小瓶中，用冷开水浸过药面约4小时（变成棕色药液），取液涂于口腔溃疡表面，每日6~8次。

荜茇

别名 荜拨。
来源 胡椒科植物荜茇 *Piper longum* L. 的干燥近成熟或成熟果穗。

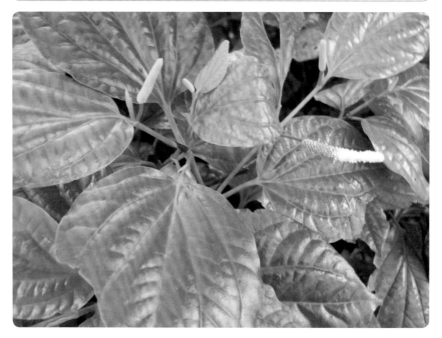

形态特征 多年生攀援藤本，茎下部匍匐，枝有粗纵棱，幼时密被粉状短柔毛。单叶互生，叶柄长短不等，下部叶柄最长，顶端近无柄，中部长1～2厘米，密被毛；叶片卵圆形或卵状长圆形，长5～10厘米，基部心形，全缘，脉5～7，两面脉上被短柔毛，下面密而显著。花单性异株，穗状花序与叶对生，无花被；雄花序长约5厘米，直径约3毫米，花小，苞片1，雄蕊2；雌花序长约2厘米，于果期延长，花的直径不及1毫米，子房上位，下部与花序轴合生，无花柱，柱头3。果穗圆柱状，有的略弯曲，长2～4.5厘米，直径5～8毫米；果穗柄长1～1.5厘米，多已脱落；果穗表面黄褐色，由多数细小浆果紧密交错排列聚集而成；小果部分陷于花序轴并与之结合，上端钝圆，顶部残存柱头呈脐状突起，小果略呈球形，被苞片，直径1～2毫米；质坚硬，破开后胚乳白色，有胡椒样香气，味辛辣。花期7～10月，果期7～10月。

生境分布 生长于海拔约600米的疏林中。分布于海南、云南、广东等省。

采收加工 9～10月果穗由绿变黑时采收，除去杂质，晒干。

饮片特征

本品呈圆柱状，稍弯曲，由多数小浆果集合而成。表面黑褐色或棕褐色，基部有果穗柄脱落的痕迹。质硬而脆，易折断。有特异香气，味辛辣。

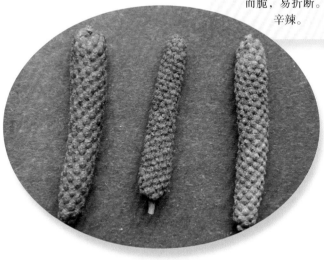

性味归经	辛，热。归胃、大肠经。
功效主治	温中散寒。本品辛热，专温散胃肠寒邪，故有温中散寒之效。
药理作用	本品所含胡椒碱有抗惊厥作用。本品提取的精油，对白色及金黄色葡萄球菌和枯草杆菌、志贺菌属有抑制作用。荜茇能引起皮肤血管扩张，故服药后可出现全身温热感。
用法用量	水煎汤，3～6克。外用：适量。
使用注意	阴虚火旺者忌内服。

精选验方

①头痛、鼻渊、流清涕：荜茇适量。研细末，吹鼻。②牙痛：荜茇10克，细辛6克。水煎漱口，每日1剂，每次10～20分钟（不宜内服），每日3～5次。③妇女血气不和，疼痛不止及下血无时、月经不调：荜茇（盐炒）、蒲黄（炒）各等份。共研为末，炼蜜为丸（如梧桐子大），每次30丸，空腹温酒吞下；如不能饮酒，米汤下。④痰饮恶心：荜茇适量。捣细罗为散，每次2克，食前清粥饮下。⑤偏头痛：荜茇适量。研末，令患者口中含温水，左边痛令左鼻吸0.4克，右边痛令右鼻吸0.4克。⑥牙痛：荜茇适量。研细末，外搽痛牙处，每日数次。

吴茱萸	**别名** 吴萸、川吴萸、吴萸子、炙吴萸、常吴萸、杜吴萸、淡吴萸。 **来源** 芸香科植物吴茱萸 *Euodia rutaecarpa* (Juss.) Benth.、石虎 *Euodia rutaecarpa* (Juss.) Benth. var. *officinalis* (Dode) Huang 或疏毛吴茱萸 *Euodia rutaecarpa* (Juss.) Benth. var. *bodinieri* (Dode) Huang 的干燥近成熟果实。

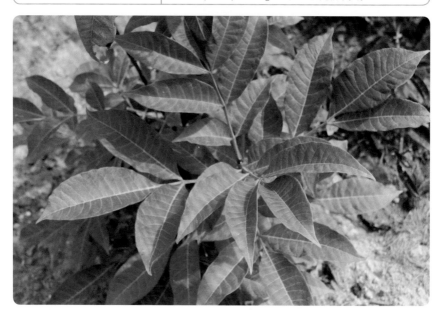

形态特征 灌木或小乔木，全株具臭气，幼枝、叶轴及花序轴均被锈色长柔毛。叶对生，单数羽状复叶，小叶5～9，椭圆形至卵形，全缘或有微小钝锯齿，两面均密被长柔毛，有粗大腺点。花单性，雌雄异株；聚伞状圆锥花序顶生，花白色，5朵。蓇葖果，果实略呈扁球形，直径2～5毫米；表面绿黑色或暗黄绿色，粗糙，有多数凹下细小油点，顶平，中间有凹窝及5条小裂缝，有的裂成5瓣，基部有花萼及短果柄，果柄密生茸毛；果实成熟时紫红色，表面有粗大的腺点；每心皮具种子1枚。花期6～8月，果期9～10月。

生境分布 生长于温暖地带路旁、山地或疏林下。多为栽培。分布于贵州、广西、湖南、云南、四川、陕西南部及浙江等地。贵州、广西产量较大，湖南常德产者质量佳。

采收加工 7～10月果实将近成熟呈茶绿色时采收，如过早则质嫩，过迟则果实开裂，均不适宜。将果实采摘后，摊开晒干或晾干，簸去枝梗、杂质即可。

饮片特征

本品呈球形或略呈五角状扁球形，顶端中凹。外表暗黄绿色或绿黑色，粗糙。气香浓烈，味辛辣、微苦。

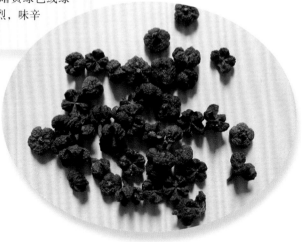

性味归经	辛、苦，热；有小毒。归肝、脾、胃、肾经。
功效主治	温中止痛，解郁止呕，燥湿。本品辛散苦降，性热燥烈，为厥阴肝经之主药。并且上可温脾胃，下可暖肾，故有温中止痛、疏肝下气、燥湿降逆之效。
药理作用	本品有兴奋子宫、镇痛、杀灭猪蛔虫，抑制金黄色葡萄球菌、结核分枝杆菌、铜绿假单胞菌的作用，对多种皮肤真菌也有不同程度的抑制作用。
用法用量	水煎服，1.5～6克。外用：适量。
使用注意	辛热燥烈之品，易损气动火，不宜多用久服，阴虚有热者忌用。

精选验方

①子宫无力和出血：吴茱萸2～5克。水煎（或制成散剂），每日1剂，分3次服。②黄水疮、湿疹及神经性皮炎：吴茱萸、硫黄各等份。同置一碗中，加乙醇适量，点燃（不时搅拌），待烧至焦黑研细末，用凡士林调成1：10软膏，搽患处。③蛲虫病：吴茱萸10克。水煎2次，连服3～5剂。④湿疹：吴茱萸适量。研粉，调成软膏涂患部。⑤口腔溃疡：吴茱萸适量。研末，醋调敷两足心涌泉穴。⑥鹅口疮：吴茱萸、附子各10克。共研细末，米醋调敷患儿涌泉穴（以塑料布裹之），连续2次即效。⑦高血压：吴茱萸适量。研末，每晚用醋调敷两足心，次日早晨去掉。

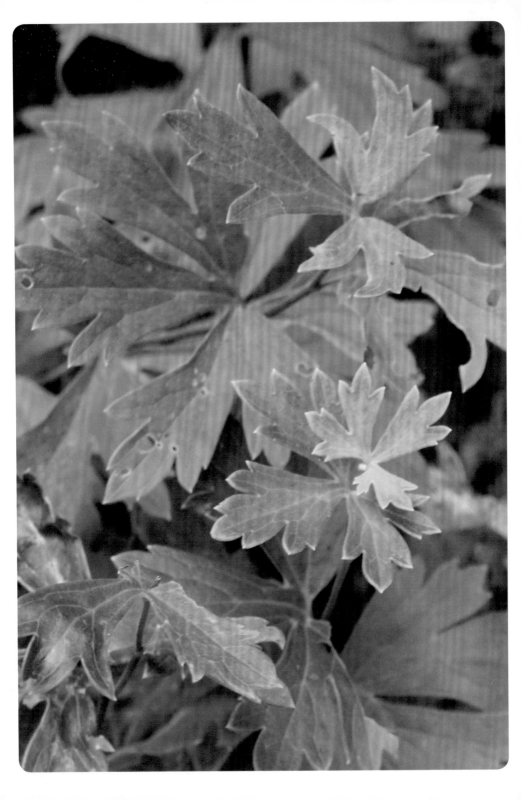

第八章
理气药

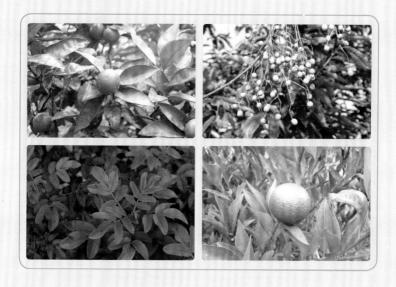

陈 皮

别名 橘皮、橘陈皮、新会皮。

来源 芸香科植物橘 *Citrus reticulata* Blanco 及其栽培变种的干燥成熟果皮。

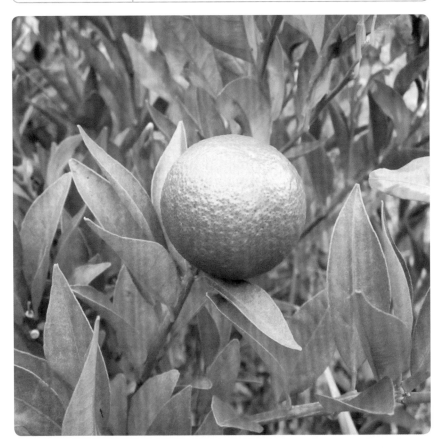

形态特征 有刺小乔木。叶互生，革质，卵状披针形，常为单数复叶，叶翼往往较小或不明显。花两性，黄白色，辐射对称；单生或簇生于叶腋，花萼5裂；花瓣5；雄蕊15或更多，花丝常相互连合；子房8～15室。果实为柑果，成熟时橙红色。花期3～4月，果期10～12月。

生境分布 生长于丘陵、低山地带、江河湖泊沿岸或平原。分布于广东、福建、四川、浙江、江西等省。以陈久者为佳，故称陈皮，产广东新会者称新会皮、广陈皮。

采收加工 秋末冬初果实成熟后，剥取果皮，晒干或低温干燥。按产地加工不同，商品以广东产者为广陈皮，其他地区产者为陈皮。

饮片特征

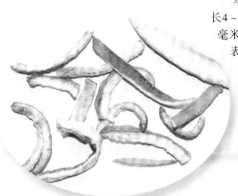

本品呈不规则的条状或弧丝状，长4～8厘米，宽2～3毫米，厚1～1.5毫米。切面类白色或淡黄白色，外表面橙红色或红棕色，久贮色较深，有细皱纹和凹下的点状油室。内表面浅黄白色，粗糙，附黄白色或黄棕色筋络状维管束。质稍硬而脆。气香，味辛、苦。

性味归经	苦、辛，温。归肺、脾经。
功效主治	理气健脾，燥湿化痰。本品辛行温通，味苦燥湿，有理气健脾、燥湿化痰之效。
药理作用	本品所含的挥发油对胃肠道有温和的刺激作用，能促进消化液分泌和排出肠内积气，助消化；能刺激呼吸道黏膜，使分泌增多，痰液稀释，有利于排出；略有升高血压、兴奋心肌的作用，但大剂量对心脏起抑制作用；能降低毛细血管的脆性，以防止微血管出血，且有降胆固醇的作用。
用法用量	水煎服，3～10克。
使用注意	气虚及阴虚燥咳者不宜服用，吐血症者慎服。

精选验方

①**慢性浅表性胃炎**：陈皮、黄芪、党参、白芍、生甘草、山药、生香附、乌药、白糖各适量。水煎服。②**顽固性呃逆**：陈皮12克，赭石、磁石、生龙骨、牡蛎各30克，人参、木香各10克。水煎服。③**新生儿幽门痉挛**：陈皮6克，蝉蜕9克，木香、砂仁、枳壳各4.5克，半夏、甘草各3克。水煎服。④**肠易激综合征**：陈皮、防风、炙甘草各10克，党参、白术、茯苓、白芍各15克。水煎服。⑤**肾病综合征**：陈皮、白术各6～9克，太子参、茯苓各9～12克，鸡内金6克。随症加减，水煎服。⑥**发作性嗜睡**：陈皮、半夏、茯苓、郁金、石菖蒲各15克，甘草10克。水煎服，每日1剂。⑦**小儿喘息性支气管炎**：陈皮12克，制白附子、制天南星、制半夏、地龙、僵蚕各10克。水煎服。⑧**水肿**：陈皮、姜皮、茯苓皮、大腹皮、冬瓜皮各15克。水煎服。

青皮

别名　小青皮、花青皮。
来源　芸香科植物橘 *Citrus reticulata* Blanco 及其变种的干燥幼果或未成熟果实的果皮。

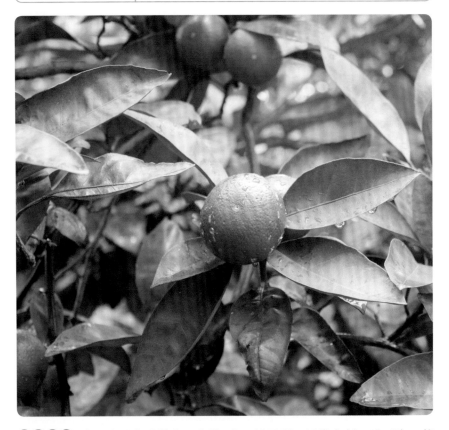

形态特征　常绿小乔木或灌木，高约3米；枝柔弱，通常有刺。叶互生，革质，披针形至卵状披针形，长5.5～8厘米，宽2.9～4厘米，顶端渐尖，基部楔形，全缘或具细钝齿；叶柄细长，翅不明显。花小，黄白色，单生或簇生于叶腋；萼片5；花瓣5；雄蕊18～24，花丝常3～5枚合生；子房9～15室。柑果扁球形，直径5～7厘米，橙黄色或淡红黄色，果皮疏松，肉瓤极易分离。花期3～4月，果期10～12月。

生境分布　栽培于丘陵、低山地带、江河湖泊沿岸或平原。分布于广东、福建、四川、浙江、江西等省。

采收加工　5～6月收集幼果，晒干，习称"个青皮"；7～8月采收未成熟的果实，在果皮上纵剖成四瓣至基部，除尽瓤瓣，晒干，习称"四花青皮"。

饮片特征

本品呈类圆形。外表皮灰绿色或墨绿色，切面果皮黄白色或淡黄棕色，外缘有油点1~2列。质硬。气清香，味酸、苦、辛。

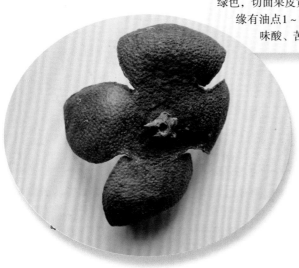

性味归经	苦、辛，温。归肝、胆、胃经。
功效主治	疏肝理气，消积化滞。本品辛散温通，苦泄下行，既能疏肝理气，又能和降胃气，故有此效。
药理作用	本品所含挥发油对胃肠道有温和的刺激作用，能促进消化液的分泌和排出肠内胀气。其煎剂能抑制肠管平滑肌，起到解痉作用，作用强于陈皮。本品对胆囊平滑肌有舒张作用，有利胆作用。其挥发油有祛痰、平喘作用。其注射液静脉注射有显著的升压作用，对心肌的兴奋性、收缩性、传导性和自律性均有明显的促进作用。
用法用量	水煎服，3~10克。醋炙疏肝止痛力强。
使用注意	本品性峻烈，易耗损正气，故气虚者慎用。

精选验方

①**急性乳腺炎**：青皮15克，牛蒡子30克。水煎服，每日1剂。②**疟疾寒热**：青皮（烧存性）30克。研末，病发前温酒服3克；发时再服。③**非胆总管胆石症**：青皮、茵陈、大黄、郁金、香附等各适量。水煎服。④**伤寒呃逆**：四花青皮（全者）适量。研末，每次6克，白汤下。⑤**唇紧燥裂生疮**：青皮适量。烧灰，猪油调敷。⑥**妇女产后逆气**：青皮适量。研末，以葱白、童子小便煎6克，温开水送服。

木香

别名　广木香、川木香、云木香、煨木香。
来源　菊科植物木香 *Aucklandia lappa* Decne. 的干燥根。

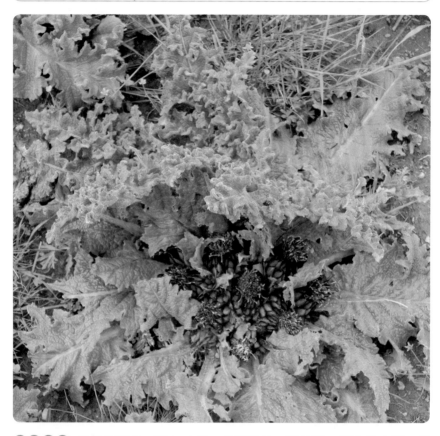

形态特征　多年生草本，高1～2米。主根粗壮，圆柱形。基生叶大型，具长柄，叶片三角状卵形或长三角形，基部心形，边缘具不规则的浅裂或呈波状，疏生短刺；基部下延成不规则分裂的翼，叶面被短柔毛；茎生叶较小，呈广椭圆形。头状花序2～3个丛生于茎顶，叶生者单一，总苞由10余层线状披针形的薄片组成，先端刺状；花全为管状花。瘦果线形，有棱，上端着生一轮黄色直立的羽状冠毛。花期夏、秋两季，果期9～10月。

生境分布　生长于高山草地和灌木丛中。木香分布于云南、广西者，称云木香；分布于印度、缅甸者，称广木香。川木香分布于四川、西藏等地。

采收加工　秋、冬两季采挖，除去泥土及须根，切段，大的再纵剖成瓣，干燥后撞去粗皮。

饮片特征

本品为类圆形或不规则形的厚片。外表皮黄棕色至灰褐色，有明显的皱纹、纵沟及侧根痕。质坚，不易折断。切面棕黄色至暗褐色，中部有明显的菊花心状的放射纹理，形成层环棕色，褐色油点（油室）散在。气香特异，味微苦。

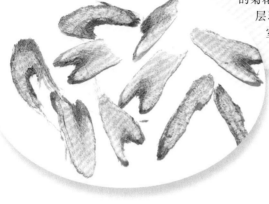

性味归经	辛、苦，温。归脾、胃、大肠、胆、三焦经。
功效主治	行气止痛。本品辛行苦降温通，芳香气烈而味厚，为脾胃大肠经之主药。又能通行三焦气分，故有行气止痛之效。
药理作用	木香对胃肠道有兴奋或抑制的双向作用。有促进消化液分泌、松弛气管平滑肌的作用，还有抑制伤寒沙门菌、志贺菌属、大肠埃希菌及多种真菌的作用。有利尿及促进纤维蛋白溶解等作用。
用法用量	水煎服，3~10克。生用行气力强，煨用行气力缓而多用于止泻。
使用注意	阴虚、津液不足者慎用。

精选验方

①一切气不和：木香适量。温水磨浓，热酒调下。②肝炎：木香适量。研末，每日9~18克，分3~4次服。③痢疾腹痛：木香6克，黄连12克。水煎服。④糖尿病：木香10克，川芎、当归各15克，黄芪、葛根、山药、丹参、益母草各30克，苍术、赤芍各12克。水煎服。⑤便秘：木香、厚朴、番泻叶各10克。开水冲泡，代茶饮。⑥胃气痛：木香0.9克，荔枝核（煅炭）2.1克。共研末，烧酒调服。⑦脾虚气滞久泻：木香9克，大枣10枚。将大枣水煎数沸，入木香再煎片刻，去渣温服。⑧胆绞痛：木香10克，生大黄10~20克。冲入开水300毫升，浸泡10分钟，频频饮服。

川楝子

别名 金铃子、炒川楝。
来源 楝科植物川楝 *Melia toosendan* Sieb. et Zucc. 的成熟果实。

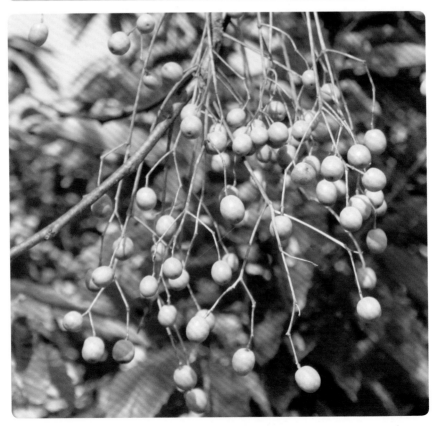

形态特征 落叶乔木，高可达10余米。树皮灰褐色，有纵沟纹，幼嫩部分密被星状鳞片。叶互生，2～3回单数羽状复叶，小叶3～11，长卵圆形，长4～7厘米，宽2～3.5厘米，先端渐尖，基部圆形，两侧常不对称，全缘或部分具稀疏锯齿。紫色花，腋生圆锥状排列的聚伞花序，花直径6～8毫米，萼片5～6；花瓣5～6；雄蕊为花瓣的2倍，花丝连合成一管；子房瓶状。核果大，椭圆形或近圆形，长约3厘米，黄色或栗棕色，有光泽，核坚硬木质，有棱，6～8室。种子3～5枚。花期夏季。

生境分布 生长于丘陵、田边；有栽培。我国南方各地均产，以四川产者为佳。

采收加工 冬季果实成熟时采收，除去杂质，干燥。

饮片特征

本品呈类圆形。表面黄白色，果核球形或卵圆形。质坚硬。外皮金黄色，革质。气特异，味酸、苦。

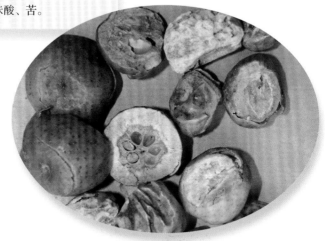

性味归经	苦，寒；有小毒。归肝、胃、小肠、膀胱经。
功效主治	行气止痛，杀虫疗癣。本品苦寒降泄，主归肝经以清肝火、泄郁热，又燥胃肠湿热，故有行气止痛、杀虫疗癣之效。
药理作用	本品所含川楝素对猪蛔虫、蚯蚓、水蛭等有明显的杀灭作用；能兴奋肠管平滑肌，使其张力和收缩力增加。川楝子对金黄色葡萄球菌有抑制作用。
用法用量	水煎服，3～10克。外用：适量。炒用寒性减低。
使用注意	本品有毒，不宜过量或持续服用。脾胃虚寒者慎用。

精选验方

①**胃病、肝区痛**：川楝子、延胡索各等份。研细粉，每次服5～15克，每日2～3次，黄酒为引；亦可水煎服。②**胆石症（气滞型）**：川楝子、木香、枳壳、黄芩各15克，金钱草50克，生大黄10克。水煎服。有梗阻与感染的肝胆管结石不在此列。③**胆道蛔虫病**：川楝子、乌梅各40克，花椒、黄连各20克，生大黄10克。烘干，混合，研末，装入胶囊，每粒0.5克，每次10～20粒，每日3次。④**鞘膜积液**：川楝子、陈皮各20克，橘核、车前子、萆薢、猪苓、泽泻、通草各15克。水煎服，每日1剂，6～9剂为1个疗程，服药前进行1次抽液。⑤**睾丸肿痛**：川楝子、橘核、海藻各15克，桃仁、木通各10克，木香20克。水煎服。

薤 白

别名 薤白头。
来源 百合科植物小根蒜 *Allium macrostemon* Bge. 或薤 *Allium chinense* G. Don 的干燥鳞茎。

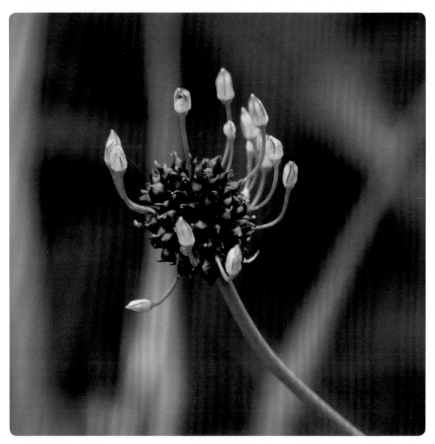

形态特征 多年生草本，高达70厘米。鳞茎近球形，外被白色膜质鳞片。叶基生；叶片线形，长20～40厘米，宽3～4毫米，先端渐尖，基部鞘状，抱茎。花茎由叶丛中抽出，单一，直立，平滑无毛；伞形花序密而多花，近球形，顶生；花梗细，长约2厘米；花被6，长圆状披针形，淡紫粉红色或淡紫色；雄蕊6，长于花被，花丝细长；雌蕊1，子房上位，3室，有2棱，花柱线形，细长。果为蒴果。花期6～8月，果期7～9月。

生境分布 生长于耕地杂草中及山地较干燥处、山地阴湿处。全国各地均有分布。主要分布于江苏、浙江等省。

采收加工 夏、秋两季采挖，洗净，除去须根，蒸透或置沸水中烫透，晒干。

饮片特征

本品呈不规则卵圆形。表面黄白色或淡黄棕色，皱缩，半透明，有类白色膜质鳞片包被，底部有突起的鳞茎盘。质硬，角质样。断面黄白色。有蒜臭，味微辣。

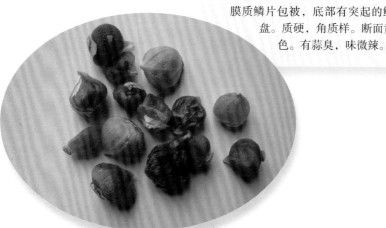

性味归经	辛、苦，温。归肺、胃、大肠经。
功效主治	通阳散结，行气导滞。本品味辛行散、味苦降泄，性温质润温通滑利，既通肺阳以散壅结，又行胃肠气滞，故有通阳散结、行气导滞之效。
药理作用	薤白能促进纤维蛋白溶解，降低动脉脂质斑块、血脂、血清过氧化脂质，抑制血小板聚集和释放反应，抑制动脉平滑肌细胞增生。其水浸液对多种瘤细胞有抑制作用，延长荷瘤实验动物的生存期；抑制志贺菌属、大肠埃希菌、肺炎克雷伯菌肺炎亚种（肺炎杆菌）、葡萄球菌属等致病菌。
用法用量	水煎服，5～10克。
使用注意	气虚者慎服。

精选验方

①**痢疾**：薤白、苦参、山楂各15克，当归、木香、甘草各10克，白芍30克。随证加减，水煎服。②**室性早搏**：薤白12克，丹参30克，苦参20克，红参5克，桂枝9克。随症加减，水煎服。③**慢性支气管炎**：薤白12克，全瓜蒌15克，半夏、苦杏仁、射干、紫菀各10克，菖蒲6克。水煎服。④**原发性高脂血症**：薤白胶丸1～2丸。每日3次，4周为1个疗程。⑤**胸膈满闷作痛**：薤白、半夏各15克，瓜蒌25克，白酒适量。水煎服。

刀豆

别名 刀豆子。

来源 豆科植物刀豆 *Canavalia gladiata* (Jacq.) DC. 的干燥成熟种子。

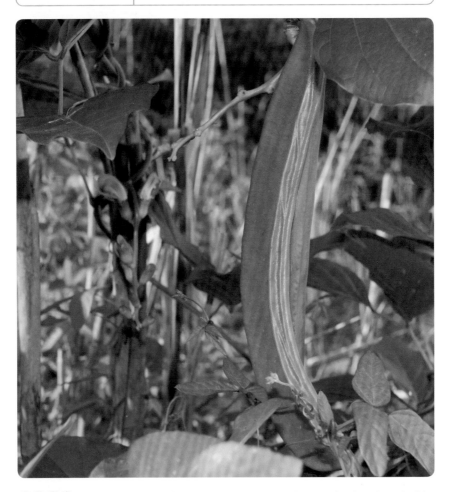

形态特征 一年生半直立缠绕草本，高60～100厘米。3出复叶互生，小叶阔卵形或卵状长椭圆形。总状花序腋生，花萼唇形，花冠蝶形，淡红紫色，旗瓣圆形，翼瓣狭窄而分离，龙骨瓣弯曲。荚果带形而扁，略弯曲，长可达30厘米，边缘有隆脊。种子椭圆形，红色或褐色。花期6月，果期8月。

生境分布 生长于排水良好、肥沃疏松的土壤中。分布于江苏、安徽、湖北、四川等省。

采收加工 秋季种子成熟时采收果实，剥取种子，晒干。

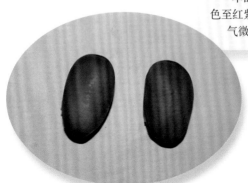

饮片特征

本品为不规则形的碎块，表面淡红色至红紫色，碎断面呈黄白色，油润。气微，味淡，嚼之有豆腥味。

性味归经	甘，温。归胃、肾经。
功效主治	降气止呃，温肾助阳。本品甘温助阳，归胃则温中和胃除虚寒以降气止呃，归肾则温肾助阳，故有降气止呃、温肾助阳之效。
药理作用	对免疫功能的影响：刀豆素A能诱导脾抑制性白细胞生成。有报道研究了刀豆素A在体外诱导小鼠脾脏抑制性细胞的最适剂量，发现约0.78微克/毫升的浓度对大多数小鼠能诱导出以抑制性功能为主的白细胞，这些细胞能抑制正常淋巴细胞对促有丝分裂原的增生反应。 从刀豆中提取一种有毒蛋白（CNTX），给大鼠腹腔注射，显示其可能诱导中性及单核细胞的游走，作用强度呈剂量依赖关系。进一步研究发现，CNTX能诱导中性粒细胞进入胸膜腔和咽鼓管囊腔。此作用可被地塞米松所抑制，但不被Arachidonic酸代谢产物和PAF所拮抗。
用法用量	水煎服，10~15克；或烧存性，研末服。
使用注意	胃热盛者慎服。

精选验方

①**遗尿、尿频**：新鲜猪肾1对。洗净去膜，每肾塞入1粒刀豆，微火炖熟，放盐少许，早、晚空腹连汤各服食1只；轻者2~4日，重者4~8日。②**落枕**：刀豆壳15克，羌活、防风各9克。水煎服，每日1剂。③**气滞呃逆、膈闷不舒**：刀豆（取老而绽者）适量。每次6~9克，开水送服。④**百日咳**：刀豆子（打碎）10粒，甘草5克。加冰糖适量及水1杯半煎至1杯，去渣，频服。⑤**肾虚腰痛**：刀豆子2粒。包于猪肾内，外裹叶，烧熟食。⑥**鼻渊**：老刀豆适量。文火焙干，研末，酒服15克。⑦**小儿疝气**：刀豆子适量。研粉，每次7.5克，开水冲服。

玫瑰花

别名 徘徊花、刺客、穿心玫瑰。
来源 蔷薇科植物玫瑰 *Rosa rugosa* Thunb. 的干燥花蕾。

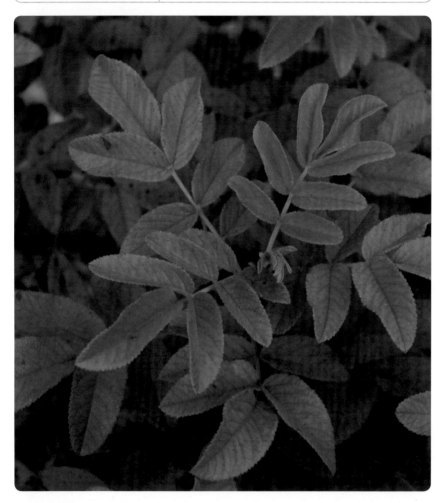

形态特征 直立灌木。茎丛生，有茎刺。单数羽状复叶互生，椭圆形或椭圆状倒卵形，先端急尖或圆钝，叶柄和叶轴有茸毛，疏生小茎刺和刺毛。花单生于叶腋或数朵聚生，苞片卵形，边缘有腺毛，花冠鲜艳，紫红色，芳香。花期5～6月，果期8～9月。

生境分布 均为栽培。分布于江苏、浙江、福建、山东、四川等省。

采收加工 春末夏初花将要开放时分批采摘，及时低温干燥。

饮片特征

本品略呈半球形或不规则形的团状，直径1~2.5厘米。花托半球形，与花萼基部合生；萼片5，披针形，黄绿色或棕绿色；花瓣多皱缩，展平后宽卵形，紫红色，有的为黄棕色。体轻，质脆。气芳香浓郁，味微苦涩。

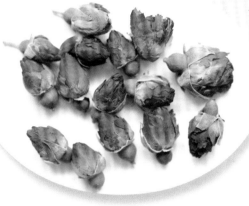

性味归经	甘、微苦，温。归肝、脾经。
功效主治	行气解郁，活血止痛。本品甘缓苦泄温通，芳香走散，能疏解肝郁，缓和肝气，醒脾和胃，活血散瘀以止痛，故有行气解郁、活血止痛之功。
药理作用	玫瑰油对大鼠有促进胆汁分泌的作用。
用法用量	水煎服，3~6克。
使用注意	阴虚火旺者慎服。

精选验方

①**消化不良**：玫瑰花3~6克，红糖适量。水煎，每日1剂，分2次服。②**乳腺炎**：玫瑰花（初开放者）30朵。阴干，去蒂，陈酒煎，饭后服。③**慢性胃炎**：玫瑰花适量。阴干，冲泡代茶服。④**慢性肠炎**：玫瑰花（干花）6克，大黄3克。水煎，每日1剂，分3次服。⑤**胃癌**：玫瑰花10克，茉莉花、绞股蓝、绿茶各5克。沸水冲泡，每日频饮。⑥**肥胖症**：玫瑰花、茉莉花、荷叶、川芎各5克。沸水冲泡15分钟，代茶饮，晚上服用。⑦**气滞血瘀型急性宫颈炎**：玫瑰花、佛手各10克，败酱草40克。洗净，加水300毫升煎取汁，每日2次，代茶饮。⑧**气滞血瘀型子宫肌瘤**：干玫瑰花、干茉莉花各5克，绿茶9克。加500毫升开水徐徐冲入，等茶叶沉底后，先把茶汁倒出冷却，再续泡2次，待冷后一并装入玻璃瓶，放入冰箱冷冻，成为冰茶，经常饮用。

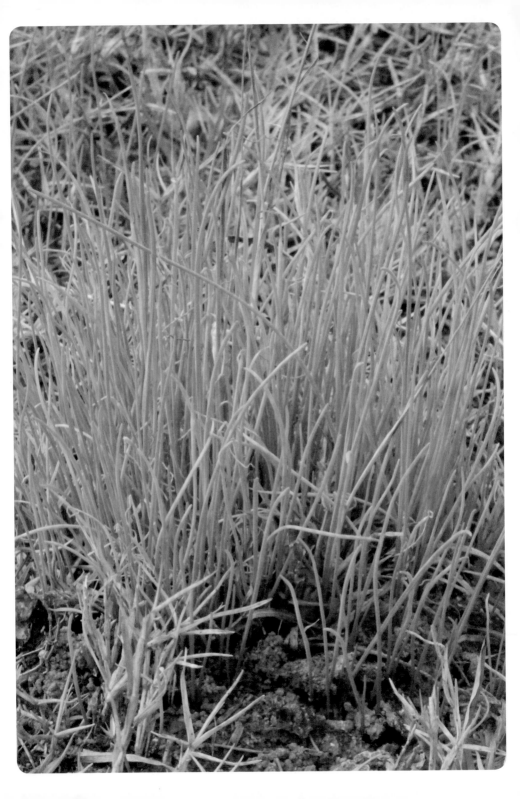

第九章

消食药

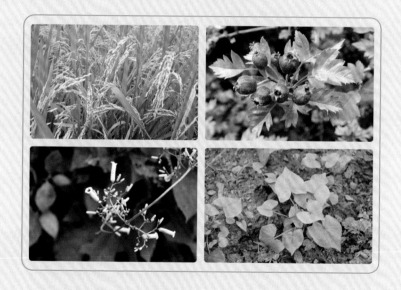

山楂

别名 焦楂、山楂肉、炒山楂、山楂炭。
来源 蔷薇科植物山里红 *Crataegus pinnatifida* Bge. var. *major* N. E. Br. 或山楂 *Crataegus pinnatifida* Bge. 的干燥成熟果实。

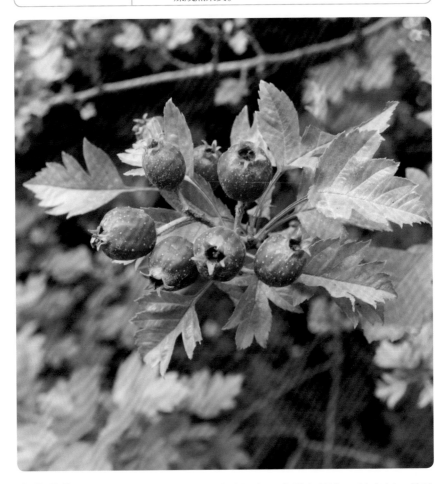

形态特征 落叶乔木，高达7米。小枝紫褐色，老枝灰褐色，枝有刺。单叶互生或多数簇生于短枝先端；叶片宽卵形或三角状卵形，叶片小，分裂较深；叶柄无毛。伞房花序，花白色，萼筒扩钟状。梨果近球形，深红色。花期5～6月，果期9～10月。

生境分布 生长于山谷或山地灌木丛中。全国大部分地区均产。

采收加工 秋末冬初果实成熟后采收。北山楂采摘后，横切成厚1.5～3毫米的薄片，立即晒干。南山楂采得后晒干即可，或压成饼状后再晒干。

饮片特征

本品为圆形横切片，或完整的果实或剖成两瓣的果实，皱缩不平，多卷边。外皮红色，具细皱纹和灰白色小斑点。果肉深黄色或浅棕色。中部横切片具5枚浅黄色果核，但核多脱落而中空。气微清香，味酸、微甜。

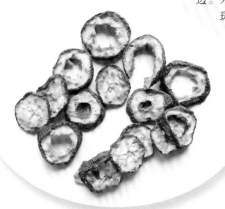

性味归经	酸、甘，微温。归脾、胃、肝经。
功效主治	消食化积，活血化瘀。本品酸甘微温，归脾、胃经能健脾开胃、消食化积，擅消油腻肉食之积滞，为消食积之要药。归肝经血分能活血化瘀、行气止痛，治疗妇科经、产瘀滞不行引起的疼痛。
药理作用	本品能增加胃中消化酶的分泌，促进消化。还能促进脂肪分解；提高蛋白酶的活性，使肉食易被消化。山楂有收缩子宫、强心、抗心律失常、增加冠状动脉血流量、降压、降血脂等作用，对志贺菌属及大肠埃希菌有较强的抑制作用。
用法用量	水煎服（生用消食散瘀，炒山楂收敛止泻），10～15克，大剂量30克；或入丸、散。
使用注意	胃酸过多、胃溃疡患者慎用；脾胃虚弱无积滞者慎用。

精选验方

①**冠心病心绞痛**：山楂酮（由山楂叶提取之总黄酮）适量。每次4片（每片含25毫克），每日3次，4周为1个疗程。②**高血压**：山楂糖浆（每毫升相当于原生药0.65克）。每次服20毫升，每日3次，30日为1个疗程。③**消化不良**：生山楂、炒麦芽各10克。水煎服，每日2次。④**小儿厌食症**：复方山楂口服液或丸（含山楂、麦芽、神曲）。山楂液每次1支（10毫升），每日2次；或用山楂丸每次1丸（9克），每日2次。⑤**呃逆（膈肌痉挛）**：生山楂汁适量。口服，成人每次15毫升，每日3次。

谷芽

别名 粟芽、蘖米、谷蘖。
来源 禾本科植物粟 *Setaria italica* (L.) Beauv. 的成熟果实经发芽晒干而成。

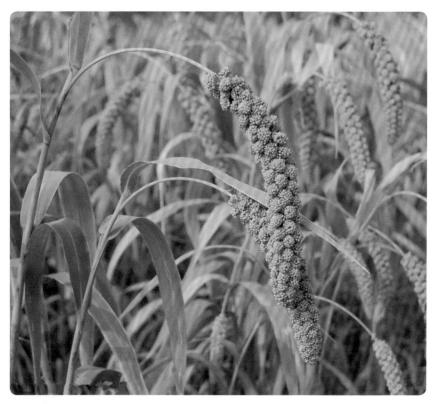

形态特征 一年生栽培植物。秆直立，丛生，高1米左右。叶鞘无毛，下部者长于节间；叶舌膜质而较硬，基部两侧下延与叶鞘边缘相结合；叶片扁平，披针形至条状披针形，长30～60厘米，宽6～15厘米。圆锥花序疏松，成熟时向下弯曲，分枝具角棱，常粗糙；小穗长圆形，两侧压扁，含3小花，下方两小花退化仅存极小的外稃而位于一两性小花之下；颖极退化，在小穗柄之顶端呈半月形的痕迹；退化外稃长3～4毫米，两性小花外稃，有5脉；鳞被2，卵圆形，长1毫米；雄蕊6；花柱2枚，筒短，柱头帚刷状，自小花两侧伸出。颖果平滑。花、果期6～10月。

生境分布 栽培于水田中。我国各地均产。

采收加工 将成熟稻谷用水浸泡后，捞起篓装或布包，经常洒水至发短芽，晒干。生用或炒用。

饮片特征

本品呈类圆球形。顶端钝圆，基部略尖。外壳为淡黄色的稃片，革质，具点状皱纹，下端有初生的细须根。无臭，味微甘。

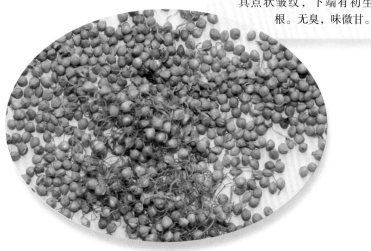

性味归经	甘，平。归脾、胃经。
功效主治	健脾开胃，消食和中。谷芽甘平，功效和麦芽相似，善消谷物面食之积，但无回乳作用，消食之力较弱，与麦芽配伍应用治疗食滞不消之证。
药理作用	本品有促进消化、增强食欲的作用。其酶含量较麦芽低，消化淀粉之力不及麦芽。
用法用量	水煎服，9～15克，大剂量30克。生用长于和中，炒用长于消食。
使用注意	胃下垂者忌用。

精选验方

①**食滞胀满、食欲不振**：谷芽适量。水煎服。②**小儿外感风滞有呕吐、发热**：谷芽、紫苏梗各15克，广藿香6克，蝉蜕4.5克，防风0.5克，茯苓7克，薄荷（后下）3克，黄连2.1克。水煎服。③**食积气滞**：炒谷芽、炒山楂、炒六神曲、炒麦芽、莱菔子各15克。水煎服。④**急性胃炎之食滞胃肠证**：谷芽、麦芽各30克，山楂20克，六神曲、茯苓、连翘、枳实、莱菔子各15克，鸡内金、半夏各10克。水煎，每日1剂，分2次服。⑤**婴儿湿疹**：炒谷芽、炒麦芽、炒六神曲各10克，薏苡仁、山药、土茯苓、苍术、防风各5克。水煎，每日1剂，分2次服。

鸡屎藤

别名 鸡矢藤。
来源 茜草科植物鸡矢藤 *Paederia scandens* (Lour.) Merr. 的全草及根。

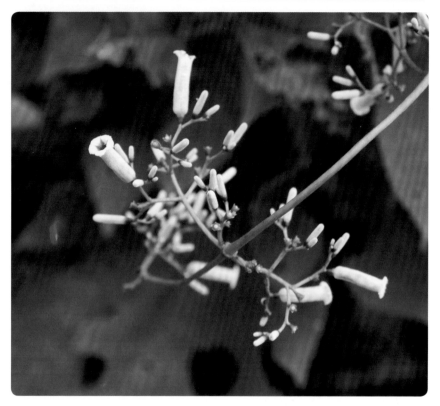

形态特征 蔓生草本，基部木质，高2~3米，秃净或稍被微毛。叶对生，有柄；叶片近膜质，卵形、椭圆形、矩圆形至披针形，先端短尖或渐尖，基部浑圆或楔尖，两面均秃净或近秃净；叶间托叶三角形，长2~5毫米，脱落。圆锥花序腋生及顶生，扩展，分枝为蝎尾状的聚伞花序；花白紫色，无柄；花萼狭钟状，长约3毫米；花冠钟状，花筒长7~10毫米，上端5裂，镊合状排列，内面红紫色，被粉状柔毛；雄蕊5，花丝极短，着生于花冠筒内；子房下位，2室，花柱丝状，2枚，基部愈合。浆果球形，直径5~7毫米，成熟时光亮，草黄色。花期7~8月，果期9~10月。

生境分布 生长于溪边、河边、林中，常攀援于其他植物或岩石上。分布于安徽、江苏、江西、广东等省。

采收加工 9~10月采收，晒干。

饮片特征

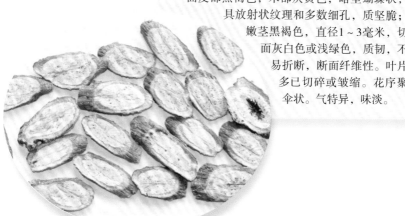

本品呈厚片状，茎呈扁圆柱形，两面有槽。老茎外皮为灰棕色，直径3~12毫米，有纵皱纹，有时可见对生的叶柄断痕，栓皮常脱落，切面皮部黑褐色，木部灰黄色，略呈蝴蝶状，具放射状纹理和多数细孔，质坚脆；嫩茎黑褐色，直径1~3毫米，切面灰白色或浅绿色，质韧，不易折断，断面纤维性。叶片多已切碎或皱缩。花序聚伞状。气特异，味淡。

性味归经	甘、酸，平。归心、肝、脾、肾经。
功效主治	健脾消食，祛风活血，除湿消肿，解毒止痛。本品味甘，性平，归脾经，可健脾消食、除湿消肿。归肝经血分，能祛风活血、解毒止痛。
药理作用	鸡屎藤生物碱能抑制离体肠肌收缩，并可拮抗乙酰胆碱所致的肠肌痉挛；鸡屎藤注射液能拮抗组胺所致的肠肌收缩，并有镇痛镇静的作用。本品有止痛作用，适用于胃肠疼痛，胆、肾绞痛，各种外伤骨折，术后疼痛，并可降低炎性反应。
用法用量	水煎服，9~30克。
使用注意	有实验表明，鸡屎藤有促进微循环障碍发展的作用。

精选验方

①**神经性皮炎**：鲜鸡屎藤嫩叶适量。揉擦患处，每次5分钟，每日2~3次，1周为1个疗程。②**白细胞减少症**（针对放射性白细胞减少症）：可用鸡屎藤配制成糖浆口服，有良好疗效。也可用本品配虎杖、黄精各30克，水煎服。③**神经痛**（用于坐骨神经痛、多发性神经炎、麻风后神经痛等）：鸡屎藤45克，宽筋藤15克，谷芽30克。水煎服。④**血小板减少症**：鸡屎藤、土大黄、仙鹤草各30克。水煎服。气虚者，加人参、黄芪；血虚者，加当归、阿胶；食欲不振者，加焦三仙。

荞麦

别名　甜荞、乌麦、三角麦、花荞、荞子。
来源　蓼科植物荞麦 *Fagopyrum esculentum* Moench. 的
　　　种子。

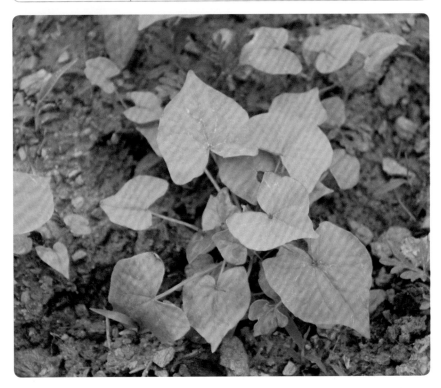

形态特征 双子叶植物，大部分种类的茎直立，有些多年生野生种的基部
分枝呈匍匐状。茎光滑，无毛或具细茸毛，圆形，稍有棱角，幼嫩时实心，
成熟时呈空腔；茎粗一般0.4～0.6厘米，茎高60～150厘米，最高可达300厘
米，有膨大的节，节数因种或品种而不同，为10～30个不等；茎色有绿色、
紫红色或红色；多年生种有肥大的球块状或根茎状的茎。叶包括叶片和叶
柄，叶片呈圆肾形，基部微凹，具掌状网脉；叶柄细长；真叶分叶片、叶柄
和托叶鞘三个部分；单叶互生，三角形、卵状三角形、戟形或线形，稍有角
裂，全缘，掌状网脉。混生花序，顶生和腋生；簇状的螺形聚伞花序，呈总
状、圆锥状或伞房状，着生于花序轴或分枝的花序轴上；多为两性花。瘦果
中有种子1枚，胚藏于胚乳内，具对生子叶。花期5～9月，果期6～10月。

生境分布 生长于荒地或路旁。全国各地均产。

采收加工 霜降前后，种子成熟后收割，打下种子，晒干。

饮片特征

本品呈三角状卵形或三角形，先端
渐尖，具3棱，棕褐色，光滑。

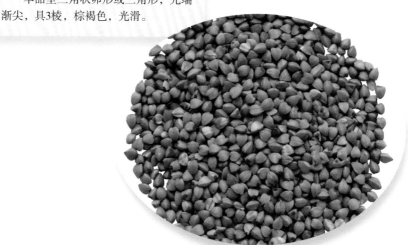

性味归经	甘、酸、寒。归脾、胃、大肠经。
功效主治	开胃宽肠消积，清热利湿解毒。本品酸、甘，归脾、胃经，能健脾开胃宽肠，消食化积行滞。其性寒凉能清利湿热，治疗湿热之邪蕴积而致的各种病症。
药理作用	荞麦粉剂对鼠离体肠管有直接松弛作用，并有降低胃酸作用。
用法用量	内服，9～15克。外用：研末，调敷。
使用注意	脾胃虚寒者禁用，不宜多食。

精选验方

①**饮食积滞、脾胃运化无力、腹胀腹痛**：荞麦15克，隔山撬30克，莱菔子10克。共研细末，每次10克，温开水送服。②**脾虚而湿热下注、小便混浊色白，或轻度的腹泻、妇女白带病**：荞麦适量。炒至微焦，研细末，水泛为丸，每次6克，温开水送服，或以荠菜煎汤送服。③**夏季肠胃不和、腹痛腹泻**：荞麦细末（荞麦面）10克。炒香，加水煮成稀糊服食。④**高血压、眼底出血、毛细血管脆性出血、紫癜**：鲜荞麦叶50～100克，藕节3～4个。水煎服。⑤**疮毒、疖毒、丹毒、无名肿毒**：荞麦面适量。炒黄，用米醋调如糊状，涂于患部，早、晚更换。⑥**出黄汗**：荞麦子500克。磨粉后筛去壳，加红糖烙饼或煮食。⑦**偏、正头痛**：荞麦子、蔓荆子各等份。研末，以烧酒调敷患部。

鸢尾

别名　土知母、鸢尾根、扁竹根。
来源　鸢尾科植物鸢尾 *Iris tectorum* Maxim. 的根状茎。

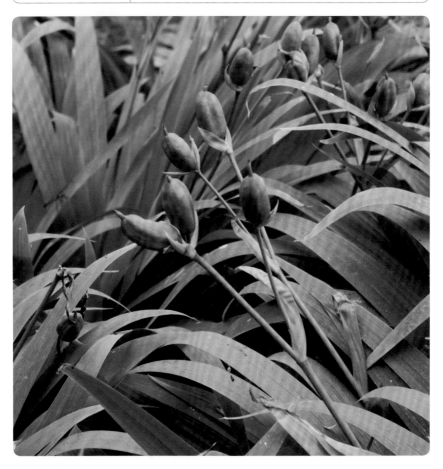

形态特征 多年生宿根性直立草本，高30～50厘米。根状茎匍匐多节，粗而节间短，浅黄色。叶为渐尖状剑形，长30～45厘米，宽2～4厘米，质薄，淡绿色，呈2纵列交互排列，基部互相包叠。春至初夏开花，总状花序1～2枝，每枝有花2～3；花蝶形，花冠蓝紫色或紫白色，径约10厘米，外3枚较大，圆形下垂；内3枚较小，倒圆形；外列花被有深紫色斑点，中央面有一行鸡冠状白色带紫纹突起。花期4～6月，果期6～8月。

生境分布 生长于沼泽土壤或浅水层中。全国各地均产。

采收加工 全年可采，挖出根状茎，除去茎及须根，洗净晒干。

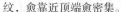

饮片特征

本品呈段状。根茎表面灰棕色，有节。上常有分歧，节间部分一端缩小，另一端膨大，膨大部分密生同心环纹，愈靠近顶端愈密集。

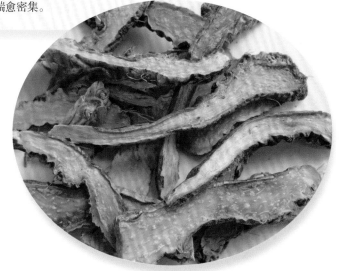

性味归经	辛、苦，寒；有毒。归肺、肝、脾经。
功效主治	消食化积，活血化瘀，行水消肿，清热解毒。本品辛、苦，性寒，辛能行散，归脾经能消积行滞，行水消肿，归肝经血分能活血化瘀。其苦寒之性可清热解毒泻火。
药理作用	本品有促进胃液分泌作用。有消炎作用，对腹水有抑制作用。
用法用量	水煎服，0.9～3克。
使用注意	体虚者慎服。

精选验方

①**食积饱胀**：鸢尾3克。研细末，用白开水或兑酒吞服。②**喉症、食积、血积**：鸢尾根3～10克。水煎服。③**水道不通**：鸢尾适量。研白然汁10毫升服，通即止药。④**跌打损伤**：鸢尾根3～10克。研末或磨汁，冷水送服。⑤**痈疖肿毒、外伤出血**：鲜鸢尾根状茎适量。捣烂外敷；或干品研末，敷患处。

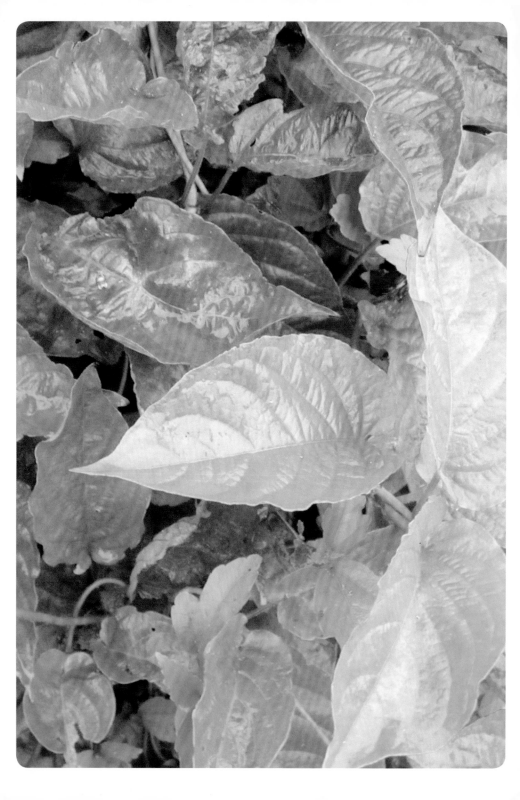

第十章
止血药

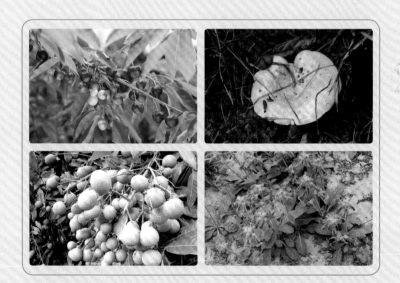

大 蓟

别名 大蓟草、大蓟根、大蓟炭。
来源 菊科植物蓟 *Cirsium japonicum* Fisch.ex DC. 的干燥地
上部分。

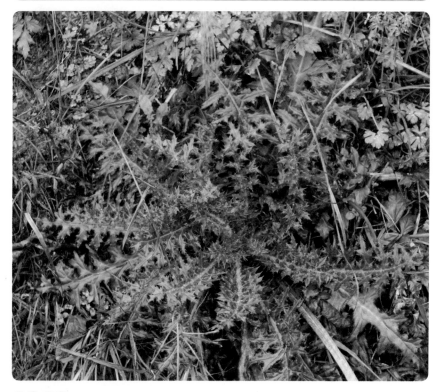

形态特征 多年生草本，高50～100厘米。根长圆锥形，丛生，肉质，鲜时折断可见橙红色油滴渗出。茎直立，基部被白色丝状毛。基生叶有柄，倒卵状披针形或披针状长椭圆形，长10～30厘米，宽5～8厘米，羽状深裂，边缘不整齐，浅裂，齿端具针刺，上面疏生丝状毛，背面脉上有毛；茎生叶无柄，基部抱茎。头状花序，顶生或腋生；总苞钟状，有蛛丝状毛，总苞片多层，条状披针形。外层顶端有刺；花两性，全部为管状花，花冠紫红色。瘦果椭圆形，略扁，冠毛暗灰色，羽毛状，顶端扩展。花期5～8月，果期6～8月。

生境分布 生长于山野、路旁、荒地。全国大部分地区均产。

采收加工 夏、秋两季花开时割取地上部分，或秋末挖根，除去杂质，晒干。

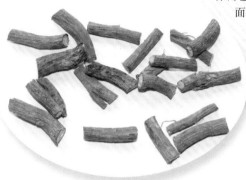

本品为不规则形的段，茎、叶、花混合。茎短圆柱形，表面绿褐色或棕褐色，有数条纵棱，被丝状毛；切面灰白色，髓部疏松或中空。叶皱缩，多破碎，边缘具不等长的针刺；两面均具灰白色丝状毛。头状花序多破碎。气微，味淡。

性味归经	苦、甘、凉。归心、肝经。
功效主治	凉血止血，散瘀，解毒消痈。本品苦凉清泻，归心、肝走血分，故有凉血止血、散热瘀、解热毒、消疮痈之效。
药理作用	本品有抗纤维蛋白溶解作用，故有助于止血；炒炭能缩短出血时间。有降压作用，其根水煎液和根碱液降压作用更显著。对人型结核分枝杆菌有抑制作用。还有利胆、利尿作用。
用法用量	水煎服，10～15克，鲜品可用30～60克。外用：适量，捣敷患处。
使用注意	虚寒性出血者不宜用。

精选验方

①**尿血、鼻出血、咯血和功能失调性子宫出血等**：大蓟30克。水煎，每日1剂，分3次服；鲜品可捣汁服。②**外伤出血**：大蓟适量。捣烂，外敷。③**体表脓肿未溃**：鲜大蓟适量。捣烂，敷患处，每日3次。④**阑尾炎**：大蓟适量。捣烂，外敷或煎服。⑤**鼻旁窦炎**：大蓟适量。捣烂，外敷或煎服。⑥**肺结核**：大蓟根100克。水煎，每日1剂，分2次服，连服3个月。如与瘦肉或猪肺同煎更好。⑦**高血压**：大蓟根或叶制成的浸膏片适量。口服。对1～2级高血压有较好的降压作用。⑧**肝癌**：大蓟根、三白草根各90～120克。分别水煎，去渣后加适量白糖，上午服三白草根水煎液，下午服大蓟根水煎液。⑨**乳腺炎**：鲜大蓟根、蒲公英各30克。水煎服，每日1剂；同时用鲜根捣烂，敷患处（不可敷乳头）。⑩**烫伤**：鲜大蓟根适量。捣细，绞汁搽敷患处，药干后另换，每日4～5次，2～3日后肿退痛止，结痂，1周后痊愈。

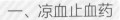

小 蓟

别名 刺蓟、小蓟草、小蓟炭。
来源 菊科植物刺儿菜 *Cirsium setosum* (Willd.) MB. 的干燥地上部分。

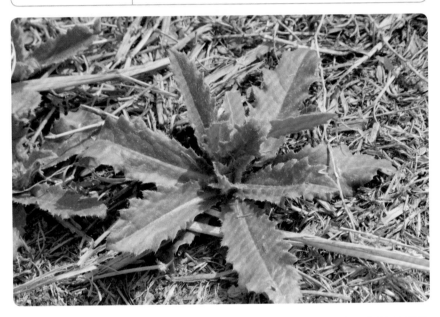

形态特征 多年生草本，具长匍匐根。茎直立，高约50厘米，稍被蛛丝状绵毛。基生叶花期枯萎；茎生叶互生，长椭圆形或长圆状披针形，长5～10厘米，宽1～2.5厘米，两面均被蛛丝状绵毛，全缘或有波状疏锯齿，齿端钝而有刺，边缘具黄褐色伏生倒刺状牙齿，先端尖或钝，基部狭窄或钝圆，无柄。雌雄异株，头状花序单生于茎顶或枝端；总苞钟状，苞片5裂，疏被绵毛，外列苞片极短，卵圆形或长圆状披针形，顶端有刺，内列的呈披针状线形，较长，先端稍宽大，干膜质；花冠紫红色；雄花冠细管状，长达2.5厘米，5裂，花冠管部较上部管檐长约2倍，雄蕊5，聚药，雌蕊不育，花柱不伸出花冠外；雌花花冠细管状，长达2.8厘米，花冠管部较上部管檐长约4倍，子房下位，花柱细长，伸出花冠管之外。瘦果长椭圆形，无毛，冠毛羽毛状，淡褐色，在果熟时稍较花冠长或与之等长。花期5～7月，果期8～9月。

生境分布 生长于山坡、河旁或荒地、田间。全国大部分地区均产。

采收加工 夏、秋两季花开时采割，除去杂质，晒干。

饮片特征

本品为茎叶混合小段。绿褐色或带紫色，味微苦。

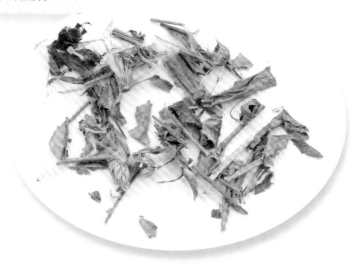

性味归经	苦、甘，凉。归心、肝经。
功效主治	凉血止血，散瘀解毒消痈。本品味苦性凉，归心、肝走血分，善清泻血热，故有凉血止血之效，兼能散瘀解毒消痈。
药理作用	本品小量可使出血时间明显缩短，止血成分为绿原酸和咖啡酸；能降低血胆固醇并有利胆作用；有利尿、强心、抗炎、兴奋子宫作用；对溶血性链球菌、肺炎链球菌、白喉棒状杆菌及结核分枝杆菌均有一定的抑制作用。
用法用量	水煎服，10~15克；鲜品可用30~60克。外用：适量，捣敷患处。
使用注意	脾胃虚寒而无瘀滞者忌服。

精选验方

①**传染性肝炎**：鲜小蓟根状茎60克。水煎服。②**吐血、衄血、尿血**：鲜小蓟60克。捣烂，绞汁，冲蜂蜜（或冰糖）炖服。③**高血压**：鲜小蓟60克。榨汁，加冰糖炖服。④**肠炎、腹泻**：小蓟、番石榴叶各12克。水煎服。⑤**吐血、便血**：小蓟20克，生地黄、赭石各25克，白茅根50克。水煎服。⑥**肺结核**：小蓟、地蚕各50克。水煎服，3日1剂。⑦**传染性肝炎**：鲜小蓟根状茎100克。水煎服。⑧**功能失调性子宫出血**：鲜小蓟100克。水煎，分2次服。

地 榆

别名 地榆根、生地榆、地榆炭。
来源 蔷薇科植物地榆 *Sanguisorba officinalis* L. 或长叶地榆 *Sanguisorba officinalis* L. var. *longifolia* (Bert.) Yü et Li 的干燥根。

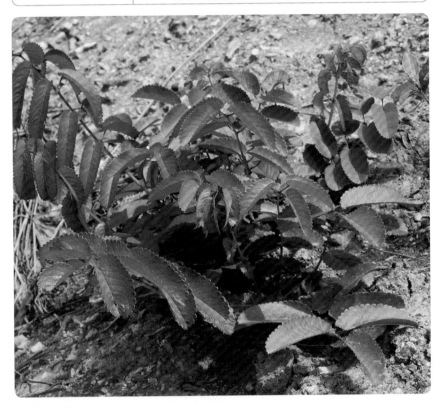

形态特征 多年生草本，高50～100厘米。茎直立，有细棱。奇数羽状复叶，基生叶丛生，具长柄，小叶通常4～9对，小叶片卵圆形或长卵圆形，边缘具尖锐的粗锯齿，小叶柄基部常有小托叶；茎生叶有短柄，托叶抱茎，镰刀状，有齿。花小，暗紫红色，密集成长椭圆形穗状花序。瘦果暗棕色，被细毛。花、果期7～10月。

生境分布 生长于山地的灌木丛、山坡、草原或田岸边。全国均产，以浙江、江苏、山东、安徽、河北等地产量多。

采收加工 春季将发芽时或秋季植株枯萎后采挖，除去须根，洗净，干燥或趁鲜切片，干燥。

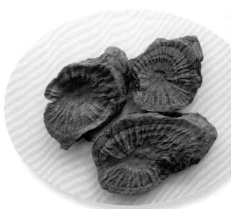

本品呈不规则的类圆形片或斜切片。外表皮灰褐色至深褐色。切面较平坦，呈粉红色、淡黄色或黄棕色，木部略呈放射状排列；或皮部有多数黄棕色绵状纤维。气微，味微苦涩。

性味归经	苦、酸，微寒。归肝、胃、大肠经。
功效主治	凉血止血，解毒敛疮。本品苦寒酸涩，寒能清热，入血分，故有凉血止血、解毒敛疮之功。
药理作用	本品可缩短出血凝血时间，并能收缩血管，故有止血作用；对实验性烫伤有治疗作用；体外抑菌试验对金黄色葡萄球菌、铜绿假单胞菌、痢疾志贺菌、伤寒沙门菌、副伤寒沙门菌、人型结核分枝杆菌及某些致病真菌均有作用；能抑制炎性肿胀，降低毛细血管通透性，促进皮肤伤口愈合，减少烧伤创面渗出和感染等。
用法用量	水煎服，10~15克。外用：适量。
使用注意	本品酸涩性凉，虚寒性出血及出血夹瘀者慎服。大面积烧、烫伤，不宜大量以地榆外涂，以免引起药物性肝炎。

精选验方

①**溃疡性结肠炎**：地榆、白头翁、黄柏、儿茶（另包）各16克。加水500毫升煎，取药汁150毫升，药温保持在35℃，灌肠。重者早、晚各灌1次，轻者每晚1次。每日1剂，15日为1个疗程。②**功能失调性子宫出血、月经过多**：地榆45克。醋、水各半煎服，每日1剂；或用本品配大、小蓟各15克，荆芥炭9克；或用地榆配白头翁各等份，水煎服。③**结核性脓肿、慢性骨髓炎**：用地榆制成注射液（每2毫升含生药2克），每次4毫升，每日1次，肌内注射。或地榆15克，水浓煎服，每日1剂，小儿酌减；也可肌内注射与口服交替进行，一般1个月为1个疗程。④**胃和十二指肠球部溃疡出血**：地榆75克。制成煎剂200毫升，每次10毫升，每日3次。⑤**牙龈出血**：地榆、大黄各10克。炒炭，研粉，搽牙龈出血处，每日数次。

一、凉血止血药

白茅根

别名 茅根、鲜茅根、茅根炭。
来源 禾本科植物白茅 *Imperata cylindrica* Beauv. var. *major* (Nees) C. E. Hubb. 的干燥根茎。

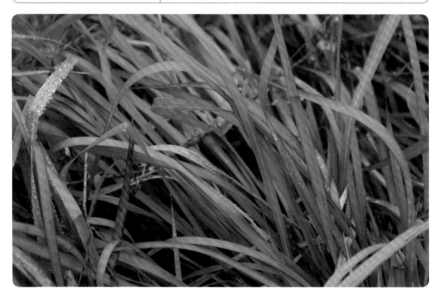

形态特征 多年生草本。根茎密生鳞片。秆丛生，直立，高30～90厘米，具2～3节，节上有长4～10毫米的柔毛。叶多丛集基部；叶鞘无毛，或上部、边缘和鞘口具纤毛，老时基部或破碎，呈纤维状；叶舌干膜质，钝头，长约1毫米；叶片线形或线状披针形，先端渐尖，基部渐狭；根生叶较长，几与植株相等，茎生叶较短。圆锥花序柱状，长5～20厘米，宽1.5～3厘米，分枝短缩密集；小穗披针形或长圆形，长3～4毫米，基部密生10～15毫米的丝状柔毛，具长短不等的小穗柄；两颖相等或第一颖稍短，除背面下部略呈革质外，余均膜质，边缘具纤毛，背面疏生丝状柔毛，第一颖较狭，具3～4脉，第二颖较宽，具4～6脉；第一外稃卵状长圆形，长约1.5毫米，先端钝，内稃缺如；第二外稃披针形，长约1.2毫米，先端尖，两侧略呈细齿状；内稃长约1.2毫米，宽约1.5毫米，先端截平；雄蕊2，花药黄色，长约3毫米；柱头2，深紫色。颖果。花期夏、秋两季。

生境分布 生长于低山带沙质草甸、平原河岸草地、荒漠与海滨。全国大部分地区均产。

采收加工 春、秋两季采挖，洗净，晒干，除去须根及膜质叶鞘，捆成小把。

饮片特征

本品呈圆柱形短段。外表皮黄白色或淡黄色，微有光泽，具纵皱纹，节明显，稍隆起，节间长短不等。体轻，质略脆，切面皮部白色，多有裂隙，放射状排列，中柱淡黄色或中空，易与皮部脱落。气微，味微甜。

性味归经	甘，寒。归肺、胃、膀胱经。
功效主治	凉血止血，清热利尿。本品性寒清热，能清肺胃膀胱之热，故有凉血止血、清热利尿之功。
药理作用	煎剂有利尿作用，并有促凝血作用。煎液对宋内志贺菌、弗氏志贺菌有轻度抑制作用，并有解热作用。
用法用量	水煎服，15～30克；鲜品加倍，以鲜品为佳，可捣汁服。多生用，止血也可炒炭用。
使用注意	脾胃虚寒、溲多不渴者忌服。

精选验方

①**急性肾炎**：干白茅根250～500克。水煎，早、晚分服。②**小儿急性肾炎**：白茅根30克，石韦12～20克，生地黄12～24克，通草、淡竹叶、甘草各6克，车前子、泽泻各10～20克，黄芩9克。煎煮2次，共取汁200毫升，每日1剂，早、晚分服，连用3～10日。③**无症状慢性肾炎蛋白尿**：白茅根、益母草各30克，黄芪30～60克，当归15～20克，茯苓100～120克，益智10克。水煎服，每日1剂，1～2个月为1个疗程。④**慢性肾炎**：白茅根、黄芪各50克，茯苓40克，山茱萸30克，阿胶20克，三七10克。水煎服，每日1剂。⑤**夏季感冒发热**：鲜白茅根50克，石膏30克，连须大葱白7棵，紫苏叶6克。水煎服。⑥**胃虚呃逆**：白茅根15克，半夏6～9克。水煎，每日1剂，分2次服。⑦**鼻衄、咯血、尿血、月经过多、上消化道出血**：白茅根20克。水煎服。

本草纲目常用中草药彩色图鉴

一、凉血止血药

万年青根

别名 白河车。

来源 百合科植物万年青 *Rohdea japonica* Roth 的根及根茎。

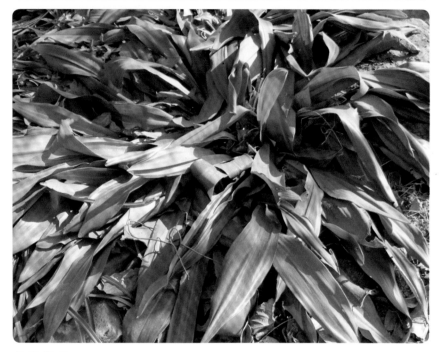

形态特征 多年生常绿草本。根茎倾斜，肥厚而短，须根细长，密被白色毛茸。叶丛生，披针形或带状，长10～30厘米，宽2.5～7.5厘米，先端尖，基部渐狭而近叶柄状，全缘，革质而光滑，叶面深绿色，下面淡绿色，具平行脉，中脉在叶背面隆起。花多数，成椭圆形穗状花序，长约3厘米；花茎长7.5～20厘米；花被淡绿色，裂片6，下部愈合呈盘状；雄蕊6，无柄，着生花被筒上，花药长椭圆形，内向，纵裂；子房球形，花柱甚短，柱头3裂，外展。浆果球形，肉质，熟时橘红色或黄色，内含种子1枚。花期6～7月，果期8～10月。

生境分布 栽培于庭园，或野生于阴湿的林下、山谷中。分布于浙江、江苏、四川等省。

采收加工 全年可采。挖取根及根茎，除去茎叶及须根后，洗净，晒干或烘干。

饮片特征

本品呈片状。外表皮新鲜时黄白色，有明显的节，节处红棕色，呈圆环状或三角状；干燥后表面灰褐色，具有环状的皱纹。质脆，折断面近于白色或浅棕色，带海绵性，有无数黄色维管束斑点。味苦、辛。

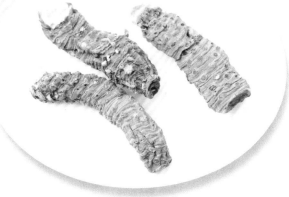

性味归经	苦、微甘，寒；有小毒。归肺、肝、心经。
功效主治	凉血止血，清热解毒，利尿。本品味苦降泄，性寒清热，故有凉血止血、清热解毒、利尿之功。
药理作用	本品有强心作用；在较低浓度时，使肠血管收缩，肾、脑及四肢血管等扩张，高浓度时可使各血管收缩；有利尿作用；对胃肠及子宫平滑肌有兴奋作用。
用法用量	水煎服；3~10克，鲜品30~60克。外用：适量。
使用注意	本品有小毒，不宜大量久服。

精选验方

①**咽喉肿痛**：万年青根鲜品3~9克。加冷开水半碗，擂汁，频频含咽。②**跌打损伤**：万年青根6~10克。水煎，酒兑服。③**流行性腮腺炎**：鲜万年青根20~30克。切碎，捣烂，敷患处，早、晚各换药1次。④**血尿**：万年青根适量。捣烂，取汁服，每次20毫升，轻者每日1次，重者每日2次（服至不尿血为止）。⑤**急性细菌性痢疾**：20%万年青醋浸液适量。口服，首次剂量5毫升，以后每次3~4毫升，每日3~4次，5~7日为1个疗程。⑥**喘悸水肿**：万年青根12~15克，大枣5枚。水煎服。

二、收敛止血药

白及

别名 白及。

来源 兰科植物白及 *Bletilla striata* (Thunb.) Reichb. f. 的干燥块茎。

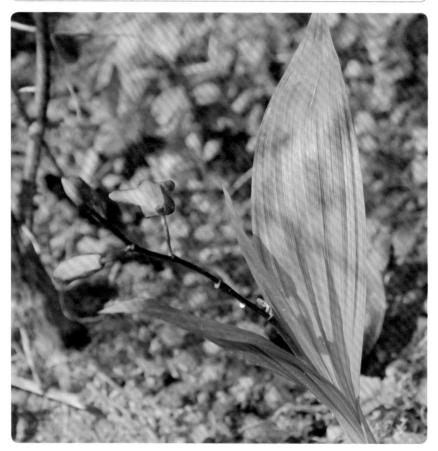

形态特征 多年生草本，高15～70厘米。根茎肥厚，常数个连生。叶3～5，叶片宽披针形，长8～30厘米，宽1.5～4厘米，基部下延呈长鞘状。总状花序，花紫色或淡红色。蒴果圆柱形，具6纵肋。花期4～5月，果期7～9月。

生境分布 生长于林下阴湿处或山坡草丛中。分布于四川、贵州、湖南、湖北、浙江等省。

采收加工 夏、秋两季采挖，除去残茎及须根，洗净，置沸水中煮至无白心，除去外皮，晒干。

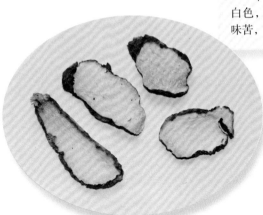

本品为不规则的薄片。表面类白色，角质样。质硬而脆。无臭，味苦，嚼之有黏性。

性味归经	苦、甘、涩，寒。归肺、胃、肝经。
功效主治	收敛止血，消肿生肌。本品味涩而质黏，又苦泄散结，性寒清热，故有收敛止血、消痈肿、生肌敛疮之效。
药理作用	本品有良好的止血作用，有缩短凝血时间及抑制纤溶作用，能形成人工血栓而止血；体外试验对结核分枝杆菌、葡萄球菌属、链球菌属有抑制作用。白及粉内服对实验性胃、十二指肠穿孔有较好的堵塞作用。
用法用量	水煎服，3~10克；散剂，每次2~5克。外用：适量。
使用注意	外感咯血、肺痈初起及肺部有实热者忌服。

精选验方

①**黄褐斑**：白及、浙贝母、白附子为主药。制成三白退斑膏，每日早、晚各擦1次。②**支气管扩张**：成人每次服白及粉2~4克，每日3次，3个月为1个疗程。③**上消化道出血**：白及粉5克。每日3次，冷开水冲服，并给予一般支持治疗。④**结核性瘘管**：白及粉适量。局部外用，每日敷1次或隔日1次，分泌物减少后改为每周1~2次，通常用药15次左右渐趋愈合。⑤**胸内食管胃吻合口瘘**：白及粉适量。粉碎过筛，每次3~10克，加开水调糊，搅拌至黏稠，饭前小口频服，每日3~4次。⑥**鼻衄**：白及粉适量。撒在凡士林纱条或纱球表面后再行填塞，每次4~5克。⑦**口腔黏膜病**：按白及粉40%、白糖60%混合。搽涂患处。⑧**肛裂**：白及末、凡士林调成40%~50%的软膏，每日1次，涂患处。⑨**乳糜尿**：白及30克。研末，配糯米粥服用，每日早、晚各1次，10日为1个疗程。

仙鹤草

别名 龙牙草、狼牙草、脱力草。
来源 蔷薇科植物龙牙草 *Agrimonia pilosa* Ledeb. 的干燥地上部分。

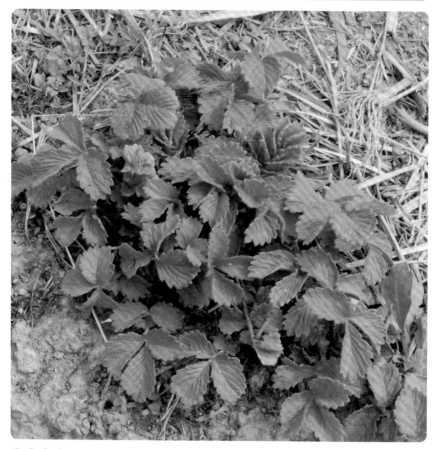

形态特征 多年生草本，高30～90厘米，全株具白色长毛。根茎横走，圆柱形，秋末自先端生一圆锥形向上弯曲的白色冬芽；茎直立。单数羽状复叶互生，小叶大小不等，间隔排列，卵圆形至倒卵形，托叶卵形，叶缘齿裂。穗状花序顶生或腋生，花小，黄色，萼筒外面有槽并有毛，顶端生一圈钩状刺毛。刺瘦果倒圆锥形，萼裂片宿存。花、果期5～12月。

生境分布 生长于路旁、山坡或水边。有栽培。全国大部分地区均有。

采收加工 夏、秋两季茎叶茂盛时采割，除去杂质，干燥。

饮片特征

本品为不规则的段,茎多数圆柱形,木质化,淡棕褐色,上部茎方形,四边略凹陷,绿褐色,有纵沟和棱线,茎节明显。体轻,质硬,易折断,切面中空。叶多破碎,暗绿色或灰绿色,边缘有锯齿,大小相间生于叶轴上;托叶抱茎。总状花序细长,有时可见花及果。

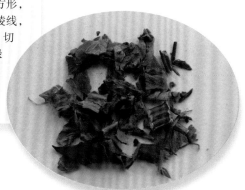

性味归经	苦、涩,平。归肺、肝、脾经。
功效主治	收敛止血,止痢,消积,杀虫。本品味涩收敛,味苦燥泄,故既能收敛止血止痢,又有消积、杀虫之功。
药理作用	仙鹤草粗制品可促进血液凝固,收缩周围血管,缩短出血时间,增加血小板,抑制纤溶酶等作用,但也有相反报告;有抗菌及抗阴道毛滴虫作用,对绦虫、蛔虫、血吸虫有杀灭作用,并有抗疟作用;对癌细胞有抑制作用;有调整心率、降低血糖等作用。
用法用量	水煎服,10~15克,大剂量30~60克。
使用注意	仙鹤草可引起心悸、颜面充血与潮红等现象。

精选验方

①呕血、咯血:仙鹤草、藕节、侧柏炭各9克。水煎服。②吐血、咯血、衄血:仙鹤草、白茅根各30克,藕节15克。水煎服。③滴虫性肠炎、胃肠炎、痢疾:仙鹤草30克。水煎服。或以仙鹤草、槐花、地榆各9克,荆芥炭6克,水煎服。④滴虫性阴道炎:以仙鹤草嫩茎叶煎浓汁冲洗阴道,再用带线棉球浸入浓汁,塞入阴道,3~4小时后取出,每日1次,一般连用1周;或用本品制成200%的浓缩液,外涂阴道,每日1次,1周为1个疗程。⑤疮疖痈肿、乳腺炎:仙鹤草适量。熬膏调蜜外涂,每日1次;或同时内服。⑥嗜盐菌感染性食物中毒:仙鹤草30克。水煎至100毫升,每日顿服(小儿酌减),并配合输液对症治疗;服药后呕吐者,可少量分次服。⑦梅尼埃病:仙鹤草60克。水煎服,每日1剂,连用1~4日。⑧劳伤脱力、体虚身乏:仙鹤草、大枣各30克。水煎服。⑨细菌性痢疾:仙鹤草40克,地锦草30克。水煎(脓多加红糖,血多加白糖),分3次服。

三七

别名 田七、出漆、参三七、三七粉。
来源 五加科植物三七 *Panax notoginseng* (Burk.) F. H. Chen 的干燥根及根茎。

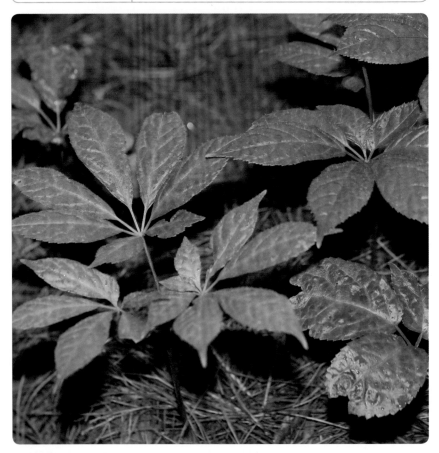

形态特征 多年生草本，高达60厘米。根茎短；茎直立，光滑无毛。掌状复叶，具长柄，3～4枚轮生于茎顶；小叶3～7，椭圆形或长圆状倒卵形，边缘有细锯齿。伞形花序顶生，花序梗从茎顶中央抽出，花小，黄绿色。核果浆果状，近肾形，熟时红色。花期6～8月，果期8～10月。

生境分布 生长于山坡丛林下。分布于云南、广西。

采收加工 秋季开花前采挖，洗净，分开主根、支根及茎基，干燥。支根习称"筋条"，茎基习称"剪口"。

饮片特征

本品为类圆形或具多角状的薄片，直径1~4厘米。外表皮灰黄色至灰褐色，具纵皱纹，有的可见突出的支根或支根痕。切面灰黄色至灰褐色或灰绿色，粉性或呈角质状，可见一深色环纹和放射状纹理，环纹处常开裂而皮木分离。质硬。气微，味苦回甜。

性味归经	甘、微苦，温。归肝、胃经。
功效主治	化瘀止血，活血定痛。本品苦泄温通，归肝经走血分，故有化瘀止血、活血定痛之效。
药理作用	本品有止血作用，能缩短家兔凝血时间；有显著抗凝作用，能抑制血小板聚集，促进纤溶，使全血黏度下降；能增加麻醉动物冠状动脉流量，降低心肌耗氧量，促进冠状动脉梗死区侧支循环的形成，增加心输出量并有抗心律失常作用；有抗炎及镇痛、镇静作用。此外，还能增强肾上腺皮质功能、调节糖代谢、保肝、抗衰老及抗肿瘤作用等。
用法用量	水煎服，3~10克；研末服，1~1.5克。外用：适量，研末外掺或调敷。
使用注意	孕妇慎用。

精选验方

①**咯血**：三七粉0.5~1克。每日服2~3次。②**外伤出血**：三七适量。研极细末，外敷，加压包扎。③**胃寒胃痛**：三七10克，延胡索5克，干姜3克。水煎，代茶饮。④**慢性前列腺炎、阴部刺痛**：三七粉3克。水煎服，每日2次。⑤**肺、胃出血**：三七3克。研细末，淡盐汤或温开水送服。⑥**支气管扩张症、肺结核及肺脓肿等病引起的咯血**：三七粉0.6~1克。每日2~3次。⑦**大肠下血**：三七适量。研末，同淡白酒调3~6克服。⑧**心绞痛**：三七粉适量。每次服0.45克，每日3次（重症加倍）。⑨**赤痢血痢**：三七9克。研末，米泔水调服。⑩**跌打损伤**：三七末（吞服）9克，热黄酒90毫升。睡时用温开水热黄酒送服。重则每日2次，轻则1次。⑪**无名肿毒、疼痛不止**：三七适量。磨米醋调涂，已破者研末干涂。

茜草

别名 茜根、茜草根、茜草炭。
来源 茜草科植物茜草 *Rubia cordifolia* L. 的干燥根及根茎。

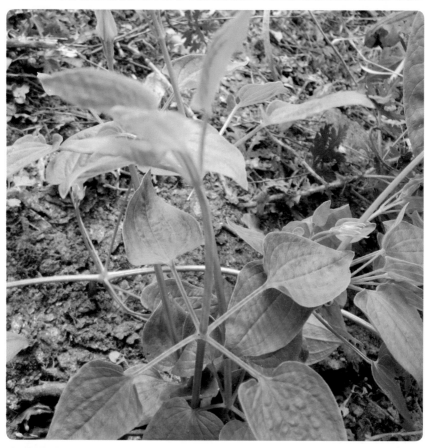

形态特征 多年生攀援草本。根细长，丛生于根茎上；茎四棱形，棱及叶柄上有倒刺。叶4片轮生，叶片卵形或卵状披针形。聚伞花序顶生或腋生，排成圆锥状，花冠辐射状。浆果球形，熟时紫黑色。花期8~9月，果期10~11月。

生境分布 生长于山坡岩石旁或沟边草丛中。分布于安徽、江苏、山东、河南、陕西等省。

采收加工 春、秋两季采挖，除去茎叶，洗净，晒干。

饮片特征

本品为不规则的短段。外皮红棕色或暗棕色，外皮脱落处呈黄红色。切面皮部紫红色，木部粉红色，有多数散在的小孔。无臭，味微苦，久嚼刺舌。

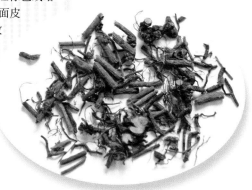

性味归经	苦，寒。归肝经。
功效主治	凉血化瘀，止血，通经。本品苦寒清泻，归肝经血分，故有凉血化瘀、止血、通经之功。
药理作用	本品能缩短凝血时间，有一定的止血作用；茜草素同血液内钙离子结合，有轻度抗凝血效应。水提取物有兴奋子宫作用。茜草提取物及人工合成的茜草双酯，均有升白细胞作用。茜草中的环己肽有抗肿瘤作用。此外，对多种细菌及皮肤真菌有抑制作用，还有明显的止咳和祛痰作用。
用法用量	水煎服，10～15克。止血炒炭用；活血通经生用或酒炒用。
使用注意	脾胃虚寒、无瘀滞者禁用。

精选验方

①荨麻疹：茜草25克，阴地蕨15克。水煎，加黄酒100毫升冲服。②经痛、经期不准：茜草15克，益母草、大枣各适量。水煎服。③软组织损伤：茜草200克，虎杖120克。用白布包煮20分钟，取药液，先浸洗，温后敷局部，冷后再加热使用，连续用药5～7日。④外伤出血：茜草适量。研细末，外敷伤处。⑤跌打损伤：茜草120克，白酒750毫升。将茜草置白酒中浸泡7日，滤取上清液，每次服30毫升，每日2次。⑥关节痛：茜草60克，猪脚1只。水、黄酒各半，炖2小时，吃猪脚喝汤。⑦阴虚之经期延长：茜草、墨旱莲各30克，大枣10枚。水煎，代茶饮。⑧吐血：茜根50克。捣成末，水煎，每次10克，冷服（用水调服亦可）。⑨妇女经闭：茜草50克。煎酒服。⑩月经失调：茜草30克，猪肉100克。炖服，每日早、晚各1次。⑪脱肛：茜根、石榴皮各1把。加酒1碗，煎至七成，温服。

三、化瘀止血药

蒲黄

别名 生蒲黄、炒蒲黄、蒲黄炭。
来源 香蒲科植物水烛香蒲 *Typha angustifolia* L.、东方香蒲 *Typha orientalis Presl* 或同属植物的干燥花粉。

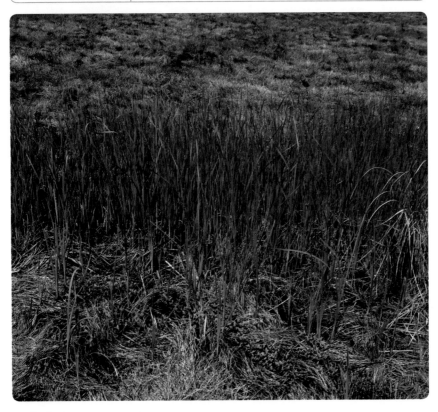

形态特征 多年沼生草本。根茎匍匐，有多数须根。叶扁平，线形，宽4～10毫米，质稍厚而柔，下部鞘状。穗状花序圆柱形，雌雄花序间有间隔1～15厘米；雄花序在上，长20～30厘米，雄花有早落的佛焰状苞片，花被鳞片状或茸毛状，雄蕊2～3；雌花序长10～30厘米，雌花小苞片较柱头短，匙形，花被茸毛状，与小苞片几等长，柱头线状圆柱形。小坚果无沟。花期6～7月，果期7～8月。

生境分布 生长于池、沼、浅水中。全国大部分地区有产。主要分布于江苏、浙江、安徽、山东等省。

采收加工 夏季采收蒲棒上部黄色雄花序，晒干碾轧，筛出花粉。

饮片特征

本品呈粉末状，鲜黄色。体轻，极易飞扬。扁圆形小颗粒，手捻有滑腻感，易附着于手指上。气微，味淡。

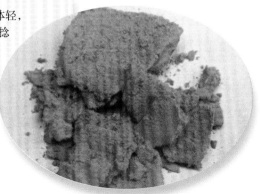

性味归经	甘，平。归肝、心经。
功效主治	化瘀止血，利尿。本品味甘性平，作用缓和，归肝、心经血分，既能化瘀止血，又有利尿通淋之功。
药理作用	本品有促进血凝作用，能使家兔凝血时间明显缩短；有机酸粗品在酸性环境中有抗凝血作用，能促纤溶和溶血，明显抑制黏附和聚集并抗凝血酶Ⅲ活力。生蒲黄有防止家兔食饵性动脉粥样硬化的作用，能抑制肠道吸收胆固醇，改变血脂成分；对离体及在体子宫有兴奋作用。注射液对豚鼠、小白鼠中期引产有明显作用。有降压、减慢心率的作用，对急性心肌损害有保护作用，有抗心肌梗死、提高耐低气压缺氧能力，改善心肌营养血流量，改善微循环；可增强肠蠕动，升高十二指肠紧张性，加强节律性收缩，具解痉作用。
用法用量	水煎服，3~10克，布包。外用：适量。止血多炒炭用，散瘀多生用。
使用注意	孕妇忌服。

精选验方

①**产后胸闷昏厥、恶露不下**：蒲黄100克，红茶6克。水煎，去渣服，每日1剂。②**婴儿湿疹**：蒲黄适量。研末，鸡蛋黄油调敷。③**尿血（非器质性疾病引起的）**：炒蒲黄15克，墨旱莲、白茅根各30克。水煎服。④**经期腰痛**：生蒲黄、桃仁、五灵脂、赤芍、红花各9克，当归12克，炮姜炭1.5克，炙甘草3克。水煎服，每日1剂。⑤**功能失调性子宫出血、月经过多**：炒蒲黄、大蓟、小蓟、茜草各15克，女贞子、墨旱莲各20克。水煎服。⑥**尿路感染**：生蒲黄、木通、车前子、萹蓄各15克。水煎服。⑦**产后瘀血腹痛**：蒲黄、泽兰、赤芍、延胡索各15克，丹参20克。水煎服。⑧**血小板减少性紫癜（阳虚气弱）**：蒲黄、党参、黄芪、白术、白芍、当归、何首乌、酸枣仁、茜草各15克。水煎服。

三、化瘀止血药

卷 柏

别名 生卷柏、卷柏炭。
来源 卷柏科植物卷柏 *Selaginella tamariscina* (Beauv.) Spring的全草。

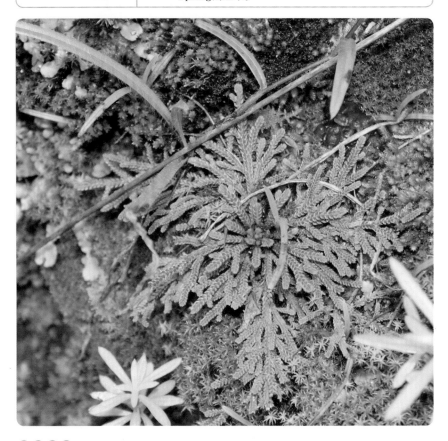

形态特征 多年生隐花植物，常绿不凋谢。茎高数寸至尺许，枝多，叶如鳞状，略如扁柏之叶。此物遇干燥，则枝卷如拳状，遇湿润则开展。卷柏生活力甚耐久，拔取置日光下，晒至干萎后，移至阴湿处，洒以水即活，故有"九死还魂草"之名。

生境分布 生长于山地岩壁上，分布于广东、广西、福建、江西、浙江、湖南、河北、辽宁等省（区）。

采收加工 春、秋两季均可采收，但以春季采者为佳。采后剪去须根，酌留少许根茎，去净泥土，晒干。

饮片特征

本品卷缩似拳状。黄绿色或绿色，向内卷曲。枝丛生，形扁而有分支。枝上密生鳞片状小叶。叶片近卵形。无叶柄。全草基部丛生很多须根，浅黄棕色至棕黑色。质脆易折。无臭，味淡。

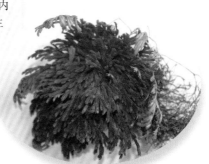

性味归经	辛，平。归肝、心经。
功效主治	化瘀止血。本品味辛行散，炒炭涩止，故生用偏于活血化瘀，炒炭后止血作用佳，有化瘀止血之效。
药理作用	①降低血糖作用：给四氧嘧啶糖尿病大鼠腹腔注射12.5克/千克体重的卷柏制剂，其3、6、9日的血糖值明显低于对照组（$P<0.01$）。②止血作用：200%卷柏制剂给小鼠腹腔注射0.2毫升/10克，或卷柏炭喂饲小鼠8日，均可使凝血时间明显缩短。另有实验发现，卷柏有缩短凝血时间和凝血酶原时间的作用。③抑菌作用：100%卷柏煎剂体外对金黄色葡萄球菌有抑制作用；卷柏烟熏法体外对感冒病毒、奈瑟菌属有抑制作用，时间越长，效果越佳。
用法用量	水煎服，3～10克。外用：适量，捣敷或研末撒。
使用注意	孕妇忌服。

精选验方

①**消化性溃疡**：卷柏60克，猪肚1个。将卷柏切碎，与猪肚同煮熟备用；1个猪肚分3次吃，每日1个，连用2～3日。②**慢性支气管炎**：卷柏合剂（1:2）口服。③**婴儿断脐止血**：卷柏叶适量。洗净，烘干，研末，高压消毒后，贮瓶固封，在血管钳的帮助下断脐，断端撒上药粉0.5～1.0克，1～3分钟后松开血管钳，即能达到止血的目的。④**宫缩无力、产后流血**：卷柏15克。开水浸泡后，去渣顿服。⑤**哮喘**：垫状卷柏、马鞭草各25克。水煎服，冰糖为引。⑥**癫痫**：卷柏100克，淡竹叶卷心50克，冰糖100克。水煎服。⑦**吐血、便血、尿血**：卷柏（炒焦）、仙鹤草各50克。水煎服。⑧**大肠下血**：卷柏、侧柏、棕榈各等份。烧（存性），研末，每次15克，酒送服。⑨**肠毒下血**：卷柏、嫩黄芪各等份。研末，每次15克，米饮调服。⑩**血崩、白带**：卷柏25克。水煎服。⑪**汤火伤**：鲜卷柏适量。捣烂敷。⑫**跌打损伤、局部疼痛**：鲜卷柏50克（干品25克）。水煎服，每日1次。

四、温经止血药

炮 姜

别名 姜皮、鲜姜、老姜、姜根。
来源 姜科植物姜 *Zingiber officinale* Rosc. 的干燥老根炮制品。

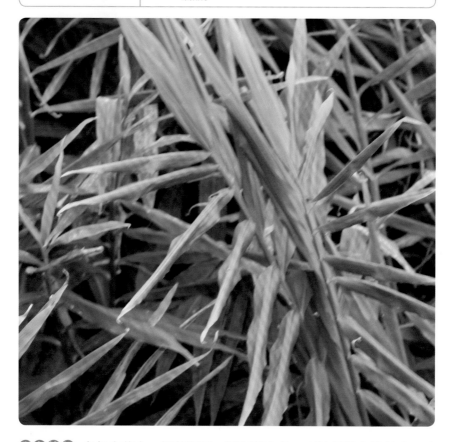

形态特征 多年生草本。根茎肥厚，断面黄白色，有浓厚的辛辣气味。叶2~3回单数羽状复叶，小叶3~5对，边缘又作不等齐的羽状全裂或深裂，叶柄基部成鞘状抱茎。复伞形花序生于分枝顶端，伞幅细，有短柔毛；总苞和小总苞片线形；花白色。双悬果卵形，5棱。花期8月。

生境分布 生长于向阳山坡或半阳山的荒地或水地，以及土质肥沃、排水良好的沙壤土。我国各地均产。

采收加工 取干姜，照烫法（指药物与热砂同炒的一种炮制方法，称为砂烫，又称烫法）烫至鼓起，表面棕褐色。

饮片特征

本品呈不规则膨胀的块状。表面棕黑色或棕褐色，内部棕黄色。质轻。味微辛、辣。

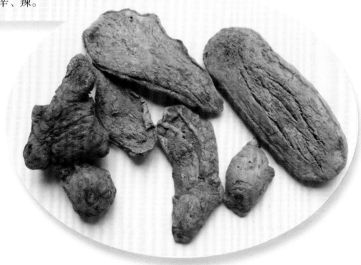

性味归经	辛、热。归脾、胃、肾经。
功效主治	温经止血，温中止痛。主治脾胃虚寒、腹痛吐泻、吐衄崩漏、阳虚失血。
药理作用	本品能显著缩短出血和凝血时间，对应激性及幽门结扎型胃溃疡、醋酸诱发的胃溃疡均有抑制作用。
用法用量	水煎服，3～6克。炮姜末成炭者偏于温中止痛；炮姜炭则专于温经止血。
使用注意	阴虚火旺、多汗、热盛及无瘀之出血者和孕妇慎用。

精选验方

①**产后腹痛**：炮姜、红花、川芎、炙甘草各10克，桃仁、蒲黄（包煎）各15克，五灵脂（包煎）20克。水煎服。②**肠胃虚寒、心腹冷痛、泄泻不止**：炮姜、炮附子（去皮、脐）、肉豆蔻（面裹、煨）各等份。研细末，米糊为丸（如梧桐子大），每服50丸，空腹米饮下。③**脾胀善呃逆、肢体疲重、夜卧不安**：炮姜、木香各1.5克，当归、白术各6克，茯苓9克，半夏、厚朴、砂仁、陈皮各3克，炒薏苡仁24克，生谷芽、熟谷芽（先煎）各12克。水煎服。

艾叶

别名 蕲艾、陈艾叶、生艾叶、艾蒿。

来源 菊科植物艾 *Artemisia argyi* Lévl. et Vant. 的干燥叶。

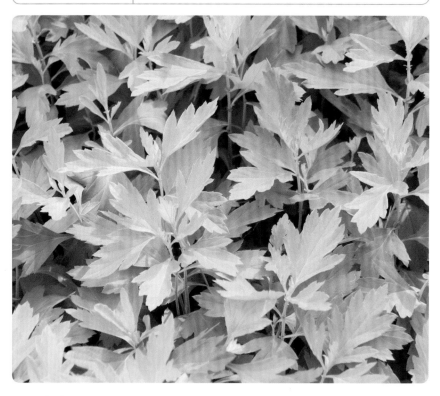

形态特征 多年生草本，高45～120厘米；茎具明显棱条，上部分枝，被白色短绵毛。单叶，互生，茎中部叶卵状三角形或椭圆形，有柄，羽状深裂，两侧2对裂片椭圆形至椭圆状披针形，中间又常3裂，裂片边缘均具锯齿，上面暗绿色，密布小腺点，稀被白色柔毛，下面灰绿色，密被白色茸毛；茎顶部叶全缘或3裂。头状花序排列成复总状，总苞卵形，密被灰白色丝状茸毛；筒状小花带红色，外层雌性花，内层两性花。瘦果长圆形，无冠毛。花期7～10月。

生境分布 生长于荒地、林缘，有栽培。全国大部分地区均产，以湖北蕲州产者为佳。

采收加工 夏季花未开时采摘，除去杂质，晒干。

饮片特征

本品多皱缩破碎，有短柄。完整者呈卵状椭圆形；上表面深黄绿色或灰绿色，有稀疏的腺点和茸毛；下表面密生灰白色茸毛。质柔软。气清香，味苦。

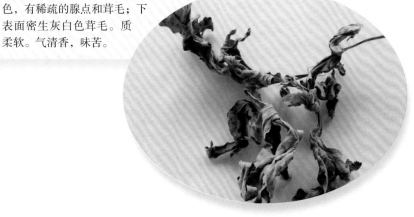

性味归经	苦、辛，温。归肝、脾、肾经。
功效主治	温经止血，散寒调经，安胎。本品辛散苦泄，性温祛寒，归肝经走血分，归脾经益脾阳，归肾经温肾固冲任，故有温经止血、散寒调经、安胎之效。
药理作用	本品有抗纤维蛋白溶解作用，能降低毛细血管通透性故而止血。艾叶油吸入有与异丙肾上腺素相近的平喘作用，且有明显的镇咳及祛痰作用。艾叶油有抗过敏作用；煎剂对家兔离体子宫有兴奋作用。
用法用量	水煎服，3～10克。外用：适量。温经止血宜炒炭用；余则生用。
使用注意	阴虚血热者慎用。

精选验方

①**脾胃冷痛**：艾叶10克。研末，水煎服。②**鼻血不止**：艾叶适量。水煎服。③**风寒感冒咳嗽（轻症）**：艾叶、葱白、生姜各10克。水煎温服。④**皮肤湿疹瘙痒**：艾叶30克。煎水洗患处。⑤**皮肤溃疡**：艾叶、茶叶、女贞子叶、皂角各15克。水煎外洗或湿敷患部，每日3次。⑥**荨麻疹**：生艾叶10克，白酒100毫升。同煎至50毫升左右，顿服，每日1次，连用3日。⑦**鹅掌风**：艾叶120～150克。水浓煎，熏洗患处。⑧**慢性肝炎**：艾叶注射液（每毫升相当于生药0.5克），每日肌内注射4毫升，总疗程1～2个月。⑨**风热牙痛**：艾叶（焙枯，捣碎）9克，鸭蛋1个，桐油1杯。调匀，敷患处。⑩**寻常疣**：用鲜艾叶局部擦拭，每日数次，连用3～10日。

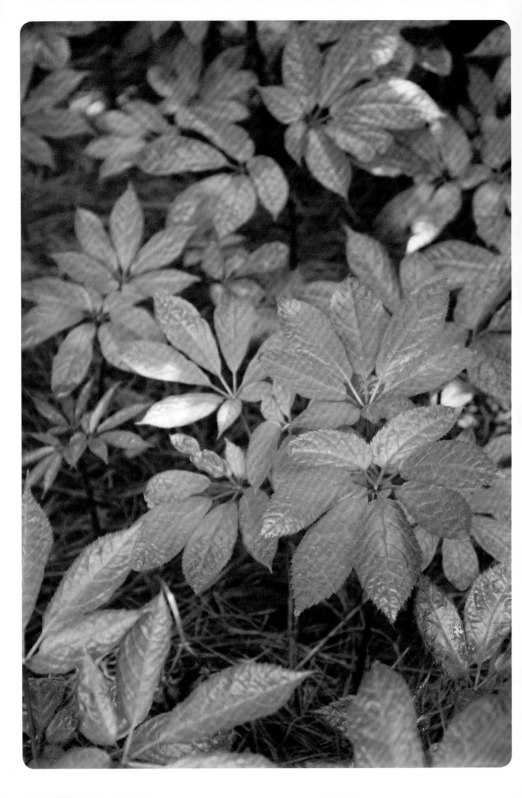

第十一章
活血化瘀药

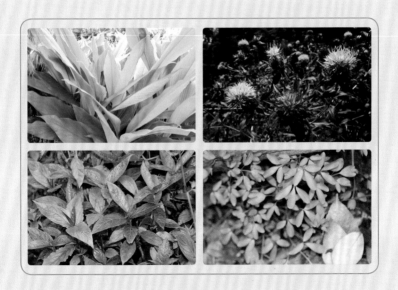

川芎

别名 抚芎、大芎、茶芎、炒川芎、生川芎、酒川芎。

来源 伞形科植物川芎 *Ligusticum chuanxiong* Hort. 的干燥根茎。

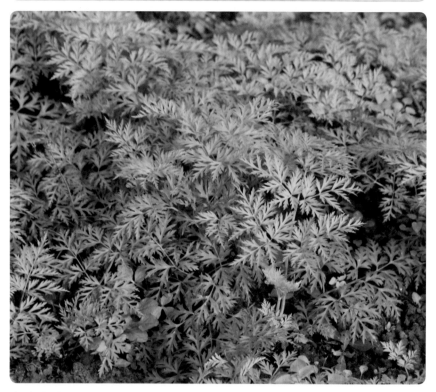

形态特征 多年生草本。根茎呈不整齐的结节状拳形团块，有明显结节，节盘突出；茎下部的节明显膨大呈盘状。叶2~3回单数羽状复叶，小叶3~5对，边缘又作不等齐的羽状全裂或深裂，叶柄基部成鞘状抱茎。复伞形花序生于分枝顶端，伞幅细，有短柔毛；总苞和小总苞片线形；花白色。双悬果，卵形，5棱。花期7~8月，果期9~10月。

生境分布 生长于向阳山坡或半阳山的荒地或水地，以及土质肥沃、排水良好的沙壤土。分布于四川省的灌县、崇庆、温江，栽培历史悠久，野生者较少，为道地药材。西南及北方大部分地区也有栽培。

采收加工 5月下旬当茎上的节盘显著突出，并略带紫色时采挖根茎，除去泥沙及茎叶，晒干或烘干，再去粗皮与须根。

饮片特征

本品为不规则蝴蝶形薄片，长2.5～5厘米，厚0.15～0.2厘米，外表黄褐色；切面黄白色或灰黄色，可见波状环纹或不规则纹理，并散有多数黄棕色小油点，切面光滑，周边粗糙不整齐。质坚而脆。香气浓而特异，味苦辛，稍有麻舌感，微甜。

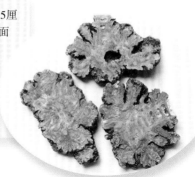

性味归经	辛，温。归肝、胆、心包经。
功效主治	活血行气，祛风止痛。本品味辛行散，香温宣通，"上行头目，下行血海"，能散风邪，行气血，开郁结，通血脉，故有活血行气、祛风止痛之功。
药理作用	本品所含川芎嗪成分能抑制血管平滑肌收缩，扩张冠状动脉，增加冠状动脉血流量，改善心肌缺氧状况及肠系膜微循环，并降低心肌耗氧量，增加脑及肢体血流量，降低外周血管阻力；降低血小板表面活性，抑制血小板聚集，预防血栓形成；使孕兔离体子宫收缩加强，大剂量转为抑制，可抑制小肠的收缩。
用法用量	水煎服，3～10克；研末，吞服，每次1～1.5克。
使用注意	性偏温燥，且有升散作用，阴虚火旺、舌红津少口干者不宜应用，月经过多者慎用。

精选验方

①**偏头痛**：川芎20～30克，牛膝30～45克，琥珀（冲服）、僵蚕各5～10克，蔓荆子10～15克，石决明10～50克。水煎服，每日1剂，重者每日2剂。②**缺血性中风**：磷酸川芎嗪80～100毫克。加5%葡萄糖500毫升，静脉滴注，10次为1个疗程。③**内伤头痛**：采用川芎茶调散加蜈蚣或全蝎、僵蚕等。水煎，每日1剂，分3次服。④**脑震荡**：川芎、当归、赤芍、石菖蒲各12克，朱茯苓、丹参各15克，钩藤、白芷各10克，薄荷6克，牛膝、生龙骨、生牡蛎各20克。水煎服，每日1剂。⑤**三叉神经痛**：川芎30克，当归、丹参、白芍各12克，柴胡15克，黄芩、白芷、全蝎、地龙各9克。水煎服。⑥**再生障碍性贫血**：川芎、丹参、当归、鸡血藤各15～30克，红花10克。随症加减，水煎服。⑦**脑外伤后综合征**：川芎嗪40～80毫克。加入5%葡萄糖300～500毫升中，每日静脉滴注1次，10次为1个疗程，停药2日进行下一个疗程。

一、活血止痛药

延胡索

别名	元胡、玄胡、延胡、元胡索、玄胡索、炒元胡、醋元胡、酒元胡。
来源	罂粟科植物延胡索 *Corydalis yanhusuo* W. T. Wang的干燥块茎。

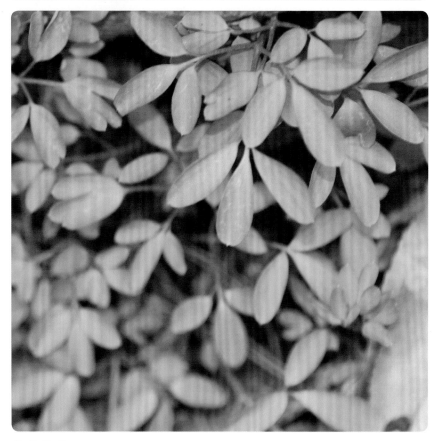

形态特征 多年生草本；茎纤弱，高约20厘米。叶互生，有长柄，小叶片长椭圆形至线形，全缘。总状花序顶生，花红紫色，横生于小花梗上。蒴果长圆形。花期3～4月，果期4～5月。

生境分布 生长于稀疏林、山地、树林边缘的草丛中。分布于浙江、江苏、湖北、湖南、安徽、江西等省。本品为浙江特产，尤以金华地区产者最佳。

采收加工 夏初茎叶枯萎时采挖，除去须根，洗净，置沸水中煮至无白心时，取出晒干。

饮片特征

本品为圆形厚片或不规则的碎颗粒，直径0.5～1.5厘米。外表皮灰黄色至棕黄色，具不规则皱纹。切面金黄色，角质样，有蜡样光泽。质坚硬。气微，味苦。

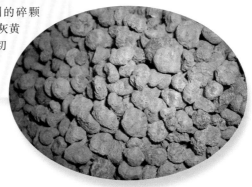

性味归经	辛、苦，温。归肝、脾、心经。
功效主治	活血，行气，止痛。本品辛散苦降温通，既走血分，又行气分；能行血中气滞，理气中血滞，止一身上下诸痛，作用强，应用颇广，疗效甚捷，故为活血行气止痛良药。
药理作用	本品有镇痛作用，以延胡索乙素和延胡索丑素作用最强，延胡索甲素次之，延胡索丙素也有明显的镇痛作用。延胡索乙素有明显的镇静、催眠与安定作用，尚有轻度中枢性镇呕及降低体温作用。延胡索醇提物特别是去氢延胡索甲素，有明显扩张动物冠状血管、增加冠状动脉血流量作用，对某些实验性心律失常有效，总碱水溶部分对室性早搏有效。去氢紫堇碱能抗大鼠实验性溃疡，减少胃液分泌胃酸及胃蛋白酶的量。
用法用量	水煎服，3～10克；研末，每次1～1.5克。醋制加强止痛之功。
使用注意	孕妇忌服。

精选验方

①**尿血（非器质性疾病引起的）**：延胡索50克，朴硝37.5克。共研末，水煎服，每次20克。②**产后恶露不尽、腹内痛**：延胡索5克。研末，温酒调下。③**跌打损伤**：延胡索（炒黄，研细）5～10克。开水送服；也可加黄酒适量同服。④**疝气危急**：延胡索（盐炒）、全蝎（去毒，生用）各等份。共研末，每次2.5克，空腹盐酒送服。⑤**小儿支气管炎**：白芥子20克，延胡索12克，甘遂、细辛各6克，樟脑3克，鸡蛋1枚。前5味共研细末，鸡蛋清调敷于肺俞和中府穴。⑥**胆汁反流性胃炎**：延胡索、五灵脂（包煎）、郁金各10克，大黄、甘草各6克，砂仁、厚朴各8克。水煎，每日1剂，分2次服，7日为1个疗程。⑦**慢性萎缩性胃炎**：延胡索、五灵脂、草豆蔻、没药、白及、木蝴蝶各10克，人参15克。水煎，每日1剂，饭前半小时分2次温服，3个月为1个疗程。

郁 金

别名 玉金、川郁金、广郁金。

来源 姜科植物温郁金 *Curcuma wenyujin* Y. H. Chen et C. Ling、姜黄 *Curcuma longa* L.、广西莪术 *Curcuma kwangsiensis* S. G. Lee et C. F. Liang 或蓬莪术 *Curcuma phaeocaulis* Val. 的干燥块根。

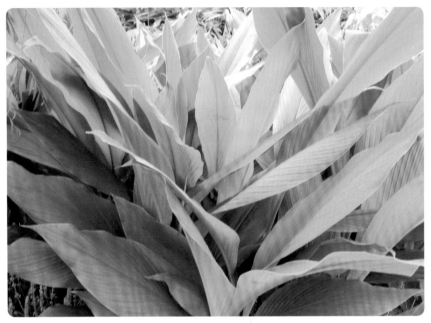

形态特征 多年生宿根草本。根粗壮，末端膨大成长卵形块根。块茎卵圆状，侧生；根茎圆柱状，断面黄色。叶基生，叶柄长约5厘米，基部的叶柄短，或近于无柄，具叶耳；叶片长圆形，长15～37厘米，宽7～10厘米，先端尾尖，基部圆形或三角形。穗状花序，长约13厘米；总花梗长7～15厘米；具鞘状叶，基部苞片阔卵圆形，小花数朵，生于苞片内，顶端苞片较狭，腋内无花；花萼白色筒状，不规则3齿裂；花冠管呈漏斗状，裂片3，粉白色，上面1枚较大，两侧裂片长圆形；侧生退化雄蕊长圆形，药隔距形，花丝扁阔；子房被伏毛，花柱丝状，光滑或被疏毛，基部有2棒状附属物，柱头略呈二唇形，具缘毛。花期4～6月，极少秋季开花。

生境分布 生长于林下或栽培。分布于浙江、四川等省。

采收加工 冬季茎叶枯萎后采挖，摘取块根，除去细根，蒸或煮至透心，干燥。切片或打碎，生用，或矾水炒用。

饮片特征

本品呈椭圆形、卵圆形或长条形薄片。外表皮灰黄色、灰褐色至浅棕色，带白色丝状纹理。切面灰棕色、橙黄色至灰黑色，光滑，半透明，正中有一环纹，角质样。气微香，味微苦。

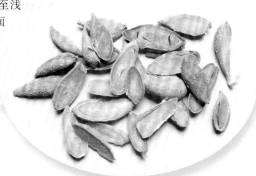

性味归经	辛、苦，寒。归肝、胆、心经。
功效主治	活血行气，解郁止痛，清心凉血，利胆退黄。本品味辛能散能行，既活血又行气解郁而止痛。性寒归肝、胆、心经，能清热利胆退黄，顺气降火而凉血止血，解郁开窍而有清心之功。
药理作用	本品所含姜黄素成分能促进胆汁分泌与排泄，对肝脏有保护作用；对实验动物的主动脉、冠状动脉及分支内膜斑块的形成有减轻作用。本品可抑制存在于胆囊中的微生物，有镇痛、抗炎作用。
用法用量	水煎服，5～12克；研末服，2～5克。
使用注意	畏丁香。

精选验方

①**冠心病心绞痛**：郁金、薤白、茯苓、白芍、延胡索、甘草各15克，木香5克，枳实、桂枝、厚朴、川芎各12克。水煎3次，分2次服。②**痔疮肿痛**：郁金适量。研细末，加水调搽患处。③**脑外伤综合征**：郁金、陈皮、当归、桃仁、牛膝各10克，赤芍、生地黄各15克，川芎、柴胡各7克，红花2克。随症加减，每日1剂，水煎服。④**早搏**：郁金适量。研细末，每次服5～10克，每日3次，3个月为1个疗程。⑤**急、慢性胆囊炎**：郁金10克，茵陈、大青叶各15～20克。水煎，每日1剂，分2次服。⑥**自汗症**：郁金30克，五倍子9克。共研细末，每次取10～15克，蜂蜜调成药饼2块，贴两乳头（纱布固定），每日换药1次。⑦**中耳炎**：郁金1枚。蘸香油少许，磨取浓汁，再放冰片0.03克调匀，拭净患耳内脓液后滴之，每日3次。一般用1枚即愈。⑧**铅粉中毒**：郁金末6克，生荸荠、冬瓜各15克。水煎，每日1剂，分次服。

姜 黄

别名　广姜黄、色姜黄、片子姜黄。
来源　姜科植物姜黄 *Curcuma longa* L. 的干燥根茎。

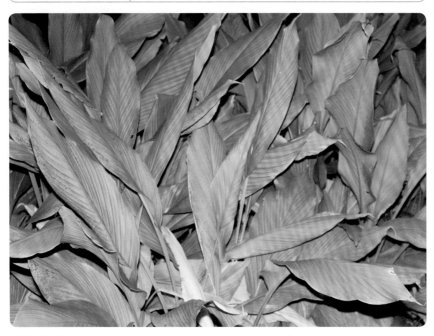

形态特征 多年生宿根草本。根粗壮，末端膨大呈长卵形或纺锤状块根，灰褐色；根茎卵形，内面黄色，侧根茎圆柱状，红黄色。叶根生；叶片椭圆形或较狭，长20～45厘米，宽6～15厘米，先端渐尖，基部渐狭；叶柄长约为叶片之半，有时几与叶片等长；叶鞘宽，约与叶柄等长。穗状花序稠密，长13～19厘米；总花梗长20～30厘米；苞片阔卵圆形，每苞片内含小花数朵，顶端苞片卵形或狭卵形，腋内无花；花萼3钝齿；花冠管上部漏斗状，3裂；雄蕊药隔矩形，花丝扁阔，侧生退化，雄蕊长卵圆形；雌蕊1，子房下位，花柱丝状，基部具2棒状体，柱头二唇状。蒴果膜质，球形，3瓣裂。种子卵状长圆形，具假种皮。花期8月。

生境分布 生长于排水良好、土层深厚、疏松肥沃的沙质壤土。分布于四川、福建等省。

采收加工 冬季茎叶枯萎时采挖，煮或蒸至透心，晒干，除去须根，切厚片，生用。

饮片特征

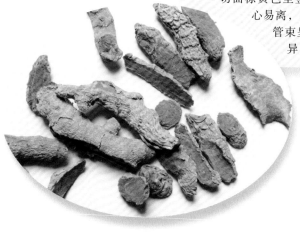

本品为不规则或类圆形的厚片。外表皮深黄色，棕色纹理，粗糙，有时可见环节。切面棕黄色至金黄色，角质样，皮心易离，内皮层环纹明显，维管束呈点状散在。气香特异，味苦、辛。

性味归经	辛、苦，温。归肝、脾经。
功效主治	活血行气，通经止痛。姜黄辛苦而温，走气分又入血分，辛温相合可内行气血，苦温相合可活血通经，故有此功。
药理作用	姜黄能降血脂和抗心绞痛，并能抑制血小板聚集和增强纤溶活性，对大鼠和小鼠足肿有与可的松、保泰松相似的抗炎作用；姜黄煎剂腹腔注射，对小鼠各期妊娠和兔早期妊娠有明显的终止作用。此外，姜黄还有兴奋子宫、利胆、抗病原微生物等作用。
用法用量	水煎服，3～10克；或入丸、散。外用：适量，研末调敷。
使用注意	孕妇慎服。

精选验方

①**肩关节周围炎**：姜黄6～10克。研粗末，水煎，代茶饮。②**高脂血症**：口服姜黄浸膏片（每片相当于生药3.5克）5片，每日3次。③**胆囊炎、肝胆结石、上腹痛**：姜黄、郁金各9克，茵陈15克，黄连、肉桂各3克，延胡索6克。水煎服。④**跌打损伤及体表脓肿疼痛属阳证者**：姜黄、大黄、黄柏、陈皮、白芷、天南星、苍术、厚朴、天花粉、甘草各适量。研末，外敷。⑤**风湿肩臂关节肌肉疼痛及腰痛**：姜黄、羌活、白术、当归、赤芍、海桐皮、甘草各适量。水煎服。⑥**产后腹痛**：姜黄1～6克。研末或煎汤分服。⑦**痛经**：鲜姜黄21克，鸡蛋（水煮熟，去壳）2个。水煎，取鸡蛋加甜酒1杯，在行经时吃2～3次。

本草纲目常用中草药彩色图鉴

二、活血调经药

丹 参

别名	赤参、紫丹参、酒丹参。
来源	唇形科植物丹参 *Salvia miltiorrhiza* Bge. 的干燥根及根茎。

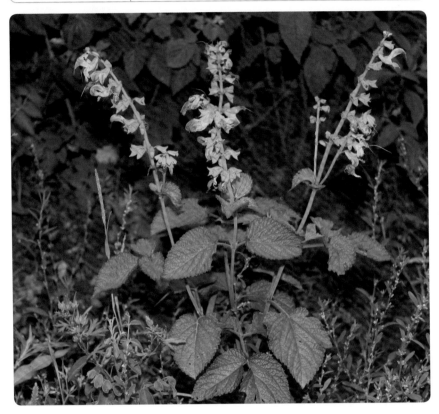

形态特征 多年生草本，高20～80厘米，全株密被柔毛及腺毛。根细长、圆柱形，外皮砖红色。茎四棱形，多分枝。叶对生，有长柄，奇数羽状复叶，小叶通常3～5，卵形或长卵形，顶生的较大，边缘有浅钝锯齿，上面稍皱缩，下面毛较密。总状轮伞花序顶生或腋生，花冠唇形，蓝紫色，上唇稍长，盔状镰形。花期5～10月，果期6～11月。

生境分布 生长于气候温暖湿润、日照充足的地方。全国大部分地区均有生产。主要分布于河北、安徽、江苏、四川等省。

采收加工 秋季采挖，除去茎叶，洗净泥土，润透后切片，晒干。生用或酒炒用。

饮片特征

本品呈类圆形或椭圆形的厚片。外表皮棕红色或暗棕红色，粗糙，可见纵皱纹。切面红黄色或黄棕色，可见散在黄白色筋脉点，呈放射状排列，中心略黄，外表皮暗红棕色。气微，味微苦涩。

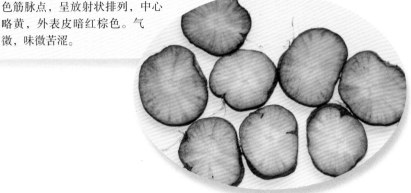

性味归经	苦，微寒。归心、心包、肝经。
功效主治	活血祛瘀，凉血消痈，安神。本品苦能降泄，微寒清热，归心、肝经走血分，故有凉血、活血之功；瘀热去则痈肿消，故又有消痈之功。
药理作用	丹参对冠状动脉有扩张作用，并可改善心脏功能，缩小心肌梗死范围。可增强豚鼠离体心脏的收缩力，可显著延长或提高小鼠或大鼠在常压缺氧下的存活时间或存活率。
用法用量	水煎服，5～15克。活血化瘀宜酒炙。
使用注意	反藜芦。

精选验方

①**妇女红崩白带**：丹参15克，猪瘦肉120克。煮熟（去丹参，不放食盐）服。②**慢性胃炎、胃和十二指肠溃疡、胃神经症（对于气滞血瘀、上腹疼痛者）**：丹参30克，檀香、砂仁各5克。水煎服。③**盆腔炎**：丹参溶液15毫升。直流电导入，每日1次，15次为1个疗程。④**心律失常**：丹参、黄芪各10克，猪心1个。炖服，每日1剂。⑤**复发性口疮**：丹参30克。水煎服，每日1剂。每周前5日服药，停药2日，连续2周为1个疗程。⑥**血管性头痛**：丹参30克，钩藤、牛膝、僵蚕（可用当归代之）、川芎、白芷各9克。水煎服。⑦**癫痫（对于青少年初发癫痫，属气滞血瘀者）**：丹参、乌药各100克。水煎服，每日1剂，连续3～5日。⑧**病毒性心肌炎**：丹参20克，赤小豆50克。水煎服。⑨**月经不调、腹痛、腰背痛**：丹参适量。研末，每次服6克，每日2次。

二、活血调经药

红花

别名 红蓝花、杜红花、川红花、草红花。
来源 菊科植物红花 *Carthamus tinctorius* L. 的干燥花。

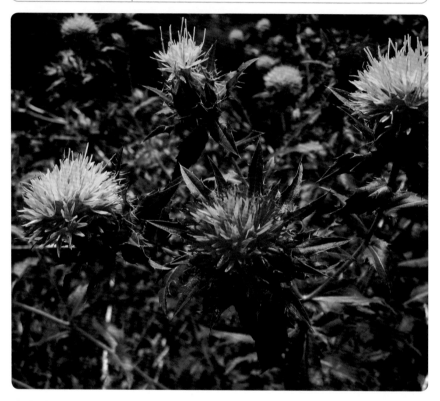

形态特征 一年或二年生草本，高30～90厘米。叶互生，卵形或卵状披针形，长4～12厘米，宽1～3厘米，先端渐尖，边缘具不规则锯齿，齿端有锐刺；几无柄，微抱茎。头状花序顶生，直径3～4厘米，总苞片多层，最外2～3层，叶状，边缘具不等长锐齿，内面数层卵形，上部边缘有短刺；全为管状花，两性，花冠初时黄色，渐变为橘红色。瘦果白色，倒卵形，长约5毫米，具4棱，无冠毛。花、果期5～8月。

生境分布 生长于向阳、土层深厚、中等肥力、排水良好的沙质壤土。分布于河南、浙江、四川、江苏、新疆等省（区），全国各地多有栽培。

采收加工 夏季花色由黄变红时采摘。多在早晨太阳未出、露水干前采摘管状花，摊晾阴干或弱日光下晒干。

饮片特征

本品为干燥管状花，不带子房。表面为鲜艳的橙红色或橙黄色。花冠筒细长；雄蕊5，花药聚合呈筒状，黄白色；柱头长圆柱形，顶端微分叉。质地柔软。香气特殊，味微苦。

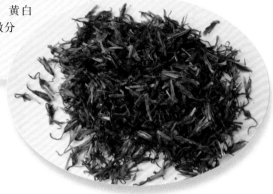

性味归经	辛，温。归心、肝经。
功效主治	活血通经，祛瘀止痛。本品辛散温通，归心、肝经血分，行血散瘀，血行则经脉通，瘀祛则疼痛止，故能活血通经、祛瘀止痛。
药理作用	红花水提取物有轻度兴奋心脏、增加冠状动脉流量作用，红花对犬急性心肌缺血有减轻作用，并使心率减慢，心电图ST段抬高的幅度显著下降。红花黄素对乌头碱所致的心律失常有一定的对抗作用；对麻醉动物有不同程度的降压作用；有抑制血小板聚集和增加纤溶作用。煎剂对各种动物，不论已孕或未孕子宫均有兴奋作用，甚至发生痉挛，对已孕子宫尤为明显。此外，红花油还有降低血脂作用。
用法用量	水煎服，3~9克。外用：适量。
使用注意	孕妇忌服。

精选验方

①**痛经**：红花6克，鸡血藤24克。水煎，黄酒调服。②**关节炎肿痛**：红花（炒后研末）适量。加入等量的地瓜粉，盐水或烧酒调敷患处。③**产后腹痛**：红花、川芎、炙甘草、炮姜各10克，桃仁、蒲黄（包煎）各15克，五灵脂（包煎）20克。水煎服。④**喉痛、音哑**：红花、枳壳、柴胡各5克，桃仁、桔梗、甘草、赤芍各10克，生地黄20克，当归、玄参各15克。水煎服。⑤**冻疮**：红花10克，花椒、苍术、侧柏叶各20克。泡酒，用药酒擦手足。⑥**肝郁气滞型脂肪肝**：青皮、红花各10克。将青皮、红花去杂质，洗净，青皮晾干后切成丝，与红花同加水浸泡30分钟后，煎煮30分钟，去渣，取汁代茶饮，可连续冲泡3~5次，当日饮完。

益母草

别名　坤草、茺蔚草。
来源　唇形科植物益母草 *Leonurus japonicus* Houtt. 的新鲜或干燥地上部分。

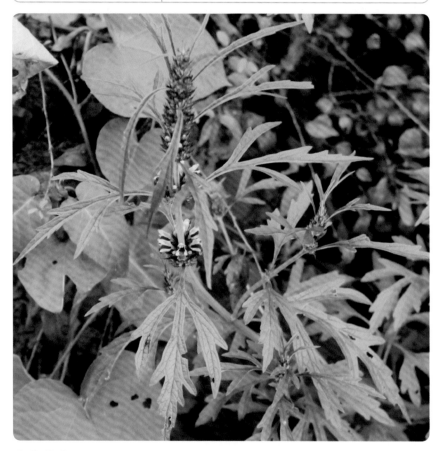

形态特征　一年或二年生草本，有倒向糙伏毛。根生叶近圆形，叶缘5～9浅裂，具长柄，中部叶掌状3深裂，裂片矩圆形；花序上的叶呈条形或条状披针形，全缘或具稀少牙齿，叶片两面被柔毛。轮伞花序腋生；花萼钟状5齿，前二齿靠合；花冠淡红色或紫红色，花冠筒内有毛环，上下唇几等长。小坚果熟时黑褐色，三棱形。花期6～9月，果期9～10月。

生境分布　生长于山野荒地、田埂、草地等。全国各地均产，野生或栽培。

采收加工　夏季茎叶茂盛，花未开或初开时采割，晒干或切段晒干。

饮片特征

本品呈不规则的段，茎、叶、花共存。茎方形，四面凹下成纵沟，灰绿色或黄绿色。切面中部有白髓，呈絮状。叶片灰绿色，较薄，多皱缩、破碎。花为穗状，花蕾带刺，黄棕色，花萼筒状，花冠二唇形。气微，味微苦。

性味归经	苦、辛，微寒。归肝、心、膀胱经。
功效主治	活血调经，利水消肿。本品苦泄辛散，归心、肝经走血分，故可活血祛瘀调经；归膀胱经走水道，故可利水消肿。
药理作用	益母草对子宫有直接兴奋作用，可使子宫收缩频率、幅度及紧张度增加。益母草制剂对于垂体后叶素诱发的兔心肌缺血及冠状动脉结扎形成的犬心肌梗死，均有保护作用；并可增加离体豚鼠心脏冠状动脉流量，减慢心率，改善微循环障碍，抑制血小板凝聚，提高纤维蛋白酶活性，对实验性血栓有一定的促进溶解作用。益母草碱对呼吸中枢有兴奋作用，还能利尿及抑制皮肤真菌。
用法用量	水煎服，10～30克；或熬膏，入丸剂。外用：适量，捣敷或煎水外洗。
使用注意	孕妇忌服，血虚无瘀者慎用。

精选验方

①痛经：益母草30克，香附9克。水煎，冲酒服。②闭经：益母草90克，橙子30克，红糖50克。水煎服。③功能失调性子宫出血：益母草50克，香附15克，鸡蛋2枚。加水煮熟，去蛋壳后再煮10分钟，去药渣，吃蛋饮汤，每日1次。④产后腹痛：益母草50克，生姜30克，大枣20克，红糖15克。水煎服。⑤血瘀经闭、小腹胀病：益母草、当归、川芎、红花、桃仁各15克，五灵脂12克。水煎服。

牛 膝

别名 怀膝、怀牛膝、淮牛膝、炒牛膝、酒牛膝。

来源 苋科植物牛膝 *Achyranthes bidentata* Bl. 的干燥根。

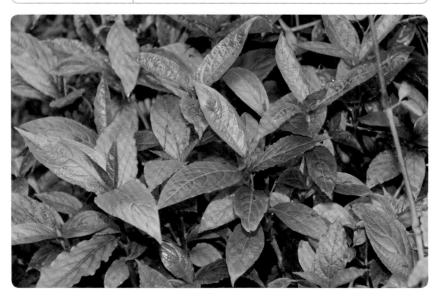

形态特征 多年生草本，高30～100厘米。根细长，直径0.6～1厘米，外皮土黄色。茎直立，四棱形，具条纹，疏被柔毛，节略膨大，节上对生分枝。叶对生，叶柄长5～20毫米；叶片椭圆形或椭圆状披针形，长2～10厘米，宽1～5厘米，先端长尖，基部楔形或广楔形，全缘，两面被柔毛。穗状花序腋生兼顶生，初时花序短，花紧密，其后伸长，连下部总梗在内长15～20厘米；花期后反折，贴近花梗；苞片1，膜质，宽卵形，上部突尖呈粗刺状，另有2枚小苞片针状，先端略向外曲，基部两侧各具卵状膜质小裂片1；花被绿色，5片，直立，披针形，有光泽，长3～5毫米，具脉1，边缘膜质；雄蕊5，花丝细，基部合生，花药卵形，2室，退化雄蕊顶端平或呈波状缺刻；子房长圆形，花柱线状，柱头头状。胞果长圆形，光滑。种子1枚，黄褐色，花期7～9月，果期9～10月。

生境分布 栽培或野生于山野路旁。分布于河南，大量栽培于武陟、温县、博爱，有悠久历史，为道地药材。安徽、山东、河北、江苏等省也有栽培。

采收加工 冬季茎叶枯萎时采挖，除去须根及泥沙，捆成小把，晒干皱后，用硫黄熏2次，将顶端切齐，晒干。

饮片特征

本品为类圆形的厚片或圆柱形的短段，直径0.4~1厘米。外表皮灰黄色至淡棕色，具细纵皱纹及须根痕。切面皮部淡黄色至淡棕色，有众多筋脉小点，排列成数环，木部细小。质硬，易受潮变软。气微，味微甜而稍苦涩。

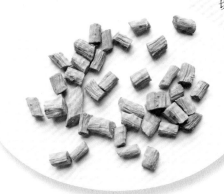

性味归经	苦、甘、酸，平。归肝、肾经。
功效主治	活血祛瘀，补肝肾，强筋骨，利水通淋，引火（血）下行。生用苦酸，则降泄导瘀，引血下行，活血通经，通淋涩，利关节；制后味变甘，入厥阴补肝强筋，入少阴补肾壮骨，可补肝肾、强筋骨。
药理作用	牛膝醇浸剂对大鼠甲醛性关节炎有较明显的抑制作用。醇提取液对离体蛙心有抑制作用，能扩张血管，具降压作用；对未孕或已孕子宫能产生明显的兴奋作用，还有利尿、降血糖、改善肝功能、降低血浆胆固醇、镇静等作用。
用法用量	水煎服，10~15克。补肝肾、强筋骨，多用制牛膝；活血祛瘀、利尿通淋、引血下行，多用生牛膝。
使用注意	孕妇及月经过多者忌用。

精选验方

①**血瘀闭经**：牛膝、红花、桃仁、香附、当归各9克。水煎服。②**尿道结石**：牛膝30克，乳香9克。水煎服。重症每6小时1剂，轻症每日1~2剂。③**功能失调性子宫出血**：牛膝30~45克。水煎，每日1剂，顿服（或分2次服）。④**乳糜尿**：牛膝90~120克，芹菜种子45~60克。水煎2次，混匀药汁，分2~3次服，一般连用3~4剂。⑤**术后肠粘连**：牛膝、木瓜各50克。浸泡于500毫升白酒中7日后饮用，每晚睡前饮用1次（以能耐受为度）。⑥**腿痛**：牛膝12克，续断、木瓜各9克。水煎服；或制成6克重蜜丸，每次服1丸，每日2次。

泽兰

别名　香泽兰、鲜泽兰、泽兰叶、草泽兰。
来源　唇形科植物毛叶地瓜儿苗 *Lycopus lucidus* Turcz. var. *hirtus* Regel 的干燥地上部分。

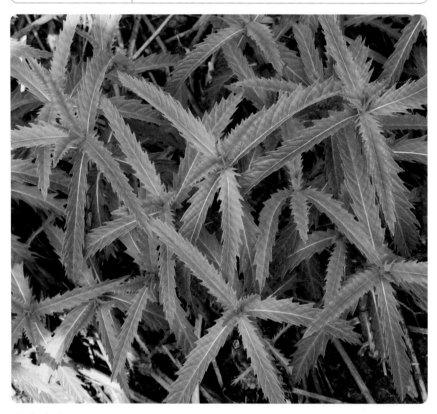

形态特征　多年生草本，高60～170厘米。根茎横走，节上密生须根，先端肥大呈圆柱形茎，通常单一，少分枝，无毛或在节上疏生小硬毛。叶交互对生，长圆状披针形，先端渐尖，基部渐狭，边缘具锐尖粗牙齿状锯齿，亮绿色，两面无毛，下面密生腺点；无叶柄或短柄。轮伞花序腋生，花小，具刺尖头；花冠白色，内面在喉部具白色短柔毛。小坚果倒卵圆状四边形，褐色。花期6～8月，果期8～10月。

生境分布　生长于沼泽地、水边；野生，有栽培。全国大部分地区均产。分布于黑龙江、辽宁、浙江、湖北等省。

采收加工　夏、秋两季茎叶生长茂盛时采收，割取全草，去净泥杂，晒干。

饮片特征

本品呈不规则的段。茎方柱形，四面均有浅纵沟，表面黄褐色或微带紫色，节处紫色明显，有白色茸毛。质脆，易折断，切面黄白色，中央髓部大多呈中空洞状，占直径的1/2或更多。叶对生，暗绿色或微带黄色，多皱缩破碎，展平后呈披针形或长圆形，边缘有锯齿。花簇生于叶腋，大多脱落或仅有苞片与萼片。气微，味淡。

性味归经	苦、辛，微温。归肝、脾经。
功效主治	活血祛瘀，利水消肿。本品辛散温通苦降，归肝经血分则活血祛瘀，归脾经又芳香舒脾，脾气舒则水湿下行，故又利水消肿。
药理作用	泽兰全草水浸膏，可使模拟航天飞行中失重引起血瘀的兔循环障碍明显改善，对兔异常的血液流变也有较好的改善作用；降低血液黏度、纤维蛋白原含量及红细胞聚集指数；具强心作用。
用法用量	水煎服，10~15克。外用：适量。
使用注意	无瘀滞者慎服。

精选验方

①**产后四肢水肿**：泽兰叶、防己各3克。共研末，温酒调服。②**经期腰痛**：泽兰30~60克。水煎，每日1剂，加适量红糖，分2次服。③**闭经**：泽兰、熟地黄、益母草各30克，赤芍10克，当归、香附各9克。水煎服，每日2剂。④**产后瘀血腹痛**：泽兰30克，赤芍10克，当归、没药、乳香、桃仁各9克，红花6克。水煎服，每日1剂。⑤**产后子宫复旧不良**：泽兰15~30克。水煎服（砂糖为引），每日1剂。

鸡血藤

别名 血藤、血节藤、大血藤、山鸡血藤。

来源 豆科植物密花豆 *Spatholobus suberectus* Dunn 的干燥藤茎。

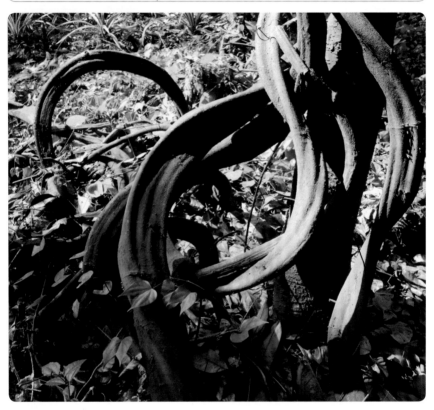

形态特征 木质大藤本，长达数十米。老茎扁圆柱形，稍扭转。3出复叶互生，有长柄，小叶宽卵形，先端短尾尖，基部圆形或浅心形，背脉腋间常有黄色簇毛，小托叶针状。大型圆锥花序生枝顶叶腋；花近无柄，单生或2～3朵簇生于序轴的节上呈穗状，花萼肉质筒状，被白毛，蝶形花冠白色，肉质。荚果扁平，刀状，长8～10.5厘米，宽2.5～3厘米。花期5～6月，果期9月。

生境分布 生长于灌木丛中或山野间。分布于广西、广东、江西、福建、云南、四川等省（区）。

采收加工 秋、冬两季采收，除去枝叶，切片，晒干。

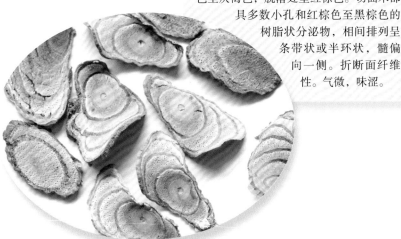

本品为不规则形的厚片。外皮淡棕色至灰褐色，脱落处呈红棕色。切面木部具多数小孔和红棕色至黑棕色的树脂状分泌物，相间排列呈条带状或半环状，髓偏向一侧。折断面纤维性。气微，味涩。

性味归经	苦、甘，温。归肝经。
功效主治	行血补血，舒筋活络。本品苦甘而性温，归肝经走血分，既能活血又能补血，还可舒筋活络以利经脉，故有此功。
药理作用	三叶鸡血藤酊剂给大白鼠灌胃，对甲醛性关节炎有显著疗效。给大白鼠腹腔注射，有镇静、催眠作用。昆明鸡血藤煎剂或酊剂对已孕或未孕实验动物子宫，均有兴奋作用，尤以煎剂作用较强。
用法用量	水煎服，10～15克；大剂量可用至30克，或浸酒服，或熬成膏服。
使用注意	月经过多者慎用。

精选验方

①**手脚痛**：鸡血藤100克。水煎服。②**贫血**：鸡血藤、土党参各30克。水煎服。③**风湿性关节炎、风湿性关节痛**：鸡血藤15克，透骨草、防风、苍术、黄柏各9克，牛膝20克。水煎服。④**腰痛**：鸡血藤、伸筋草各9克。水煎服。⑤**贫血**：鸡血藤30克。水煎服，或熬膏服。⑥**白细胞减少症**：鸡血藤、黄芪各15克，大枣10枚。水煎服。⑦**血虚血瘀月经不调、痛经、闭经**：鸡血藤、当归、熟地黄各15克，川芎、香附各10克。水煎服。⑧**卒中后遗症手足痿弱、偏瘫**：鸡血藤30克，黄芪15克，丹参、地龙干、赤芍各12克。水煎服。⑨**寒湿型肩周炎**：伸筋草20克，鸡血藤15克。共研粗末，沸水冲泡30分钟，每日1剂，代茶饮。

王不留行

别名 王不留、留行子、炒王不留。
来源 石竹科植物麦蓝菜 *Vaccaria segetalis* (Neck.) Garcke 的干燥成熟种子。

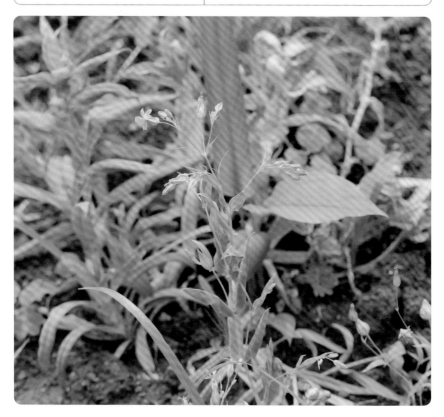

形态特征 一年或二年生草本，高30～70厘米，全株无毛。茎直立，节略膨大。叶对生，卵状椭圆形至卵状披针形，基部稍连合抱茎，无柄。聚伞花序顶生，下有鳞状苞片2；花瓣粉红色，倒卵形，先端具不整齐小齿，基部具长爪。蒴果卵形，包于宿萼内，成熟后，先端十字开裂。花期4～5月，果期5～6月。

生境分布 生长于山地、路旁及田间。全国各地均产，分布于江苏、河北、山东及东北等地。以河北产量为最大，习惯认为分布于河北邢台者质优。

采收加工 夏季果实成熟、果皮尚未开裂时采割植株，晒干，打下种子，除去杂质，再晒干。

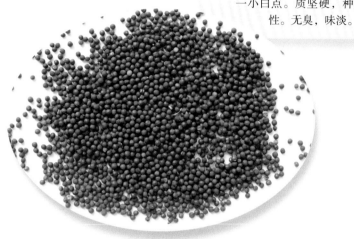

饮片特征

本品呈小圆球形。表面乌黑色或红黑色，微有光泽，有一条半圆形的线沟和一小白点。质坚硬，种仁白色，粉性。无臭，味淡。

性味归经	苦，平。归肝、胃经。
功效主治	活血通经，下乳，利尿通淋。本品苦泄宣通，走血分，功专通利，上通乳汁，下通经闭，善利血脉，行而不止，走而不守，兼可利尿通淋。
药理作用	本品具有抗着床、抗早孕作用；除去钾盐的水煎剂对大鼠离体子宫有兴奋作用，醇浸液作用更强；对小鼠有镇痛作用；对艾氏腹水瘤、人体肺癌有抑制作用。
用法用量	水煎服，6～10克。外用：研末，调敷患处；按压耳穴。
使用注意	孕妇不宜用。

精选验方

①**急性乳腺炎**：王不留行25克，蒲公英50克。水煎，每日1剂，分2次服。②**血栓性脉管炎**：王不留行、茯苓、茜草、丹参各12克，黄柏、土鳖虫各6克，木瓜、清风藤、川牛膝各9克，薏苡仁20克。水煎，每日1剂，分2次服。③**产后缺乳**：王不留行15克，猪蹄1只，穿山甲9克，通草10克。加水炖服。④**脂溢性皮炎**：王不留行、苍耳子各15克，苦参13克，白矾8克。加水1500毫升煎沸后去渣，取汁洗皮损处，每次15分钟。每日1剂，可洗2次，间隔3日再用1剂。⑤**乳腺癌**：王不留行、石见穿、莪术、黄芪、当归各15克，蜂房、穿山甲各9克，三七粉（吞）3克。水煎，每日1剂，分2次服。

莪 术

别名 广茂、文术、蓬莪术、蓬莪茂、醋莪术。

来源 姜科植物蓬莪术 *Curcuma phaeocaulis* Val. 、广西莪术 *Curcuma kwangsiensis* S. G. Lee et C. F. Liang 或温郁金 *Curcuma wenyujin* Y.H. Chen et C. Ling 的干燥根茎。后者习称"温莪术"。

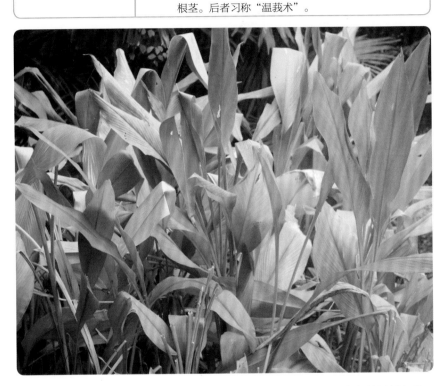

形态特征 多年生草本，全株光滑无毛。叶椭圆状长圆形至长圆状披针形，长25～60厘米，宽10～15厘米，中部常有紫斑；叶柄较叶片为长。花茎由根茎单独发出，常先叶而生；穗状花序长约15厘米；苞片多数，下部的绿色，缨部的紫色；花萼白色，顶端3裂；花冠黄色，裂片3，不等大；侧生退化雄蕊小；唇瓣黄色，顶端微缺；药隔基部具叉开的距。蒴果三角形。花期3～5月。

生境分布 野生于山谷、溪旁及林边等阴湿处。主要分布于四川、广西、浙江等省（区）。

采收加工 秋、冬两季采挖其地下根茎，洗净泥土，除去须根。蒸熟或煮至透心，晒干。

饮片特征

本品为圆形、类圆形或不规则形的薄片，直径1.5～4厘米。外表皮灰黄色至灰褐色，具不规则皱纹，并有残留的须根及须根痕，有的可见环节。切面黄褐色至棕褐色，具灰黄色环及众多散在的筋脉小点。质坚硬。气微香，味微苦而辛。

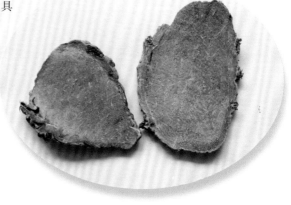

性味归经	辛、苦，温。归肝、脾经。
功效主治	破血祛瘀，行气消积止痛。本品辛散苦泄温通，既走血分，以破血中瘀滞，又入气分，以行气消积止痛，故有此功。
药理作用	本品对消化道能起到兴奋胃肠平滑肌的作用。
用法用量	水煎服，3～10克。醋制加强止痛之功。
使用注意	月经过多者及孕妇忌用。

精选验方

①**肝硬化腹水**：莪术、川朴、三棱各6克，鳖甲、小蓟、瞿麦各30克，车前子20克，茯苓、大腹皮各12克，泽泻18克，赤芍10克，桃仁9克，葫芦半个。水煎服，每日1剂。②**门脉性肝硬化（合并脾功能亢进）**：莪术、川芎、炒三棱、炒桃仁、土鳖虫各9克，丹参30克，当归15克，柴胡、陈皮各12克。水煎服，每日1剂。③**腹胀、积块**：莪术、三棱各10克，青皮15克，麦芽25克。水煎服。④**慢性胆道感染**：莪术、柴胡、白芍各12克，青皮10克，太子参30克。水煎服，每日1剂。⑤**特发性水肿**：莪术、防风、三棱、制附片各10克，黄芪、车前子各15克，郁金12克，山药13克，甘草6克，云苓皮30克。水煎服，每日1剂。⑥**闭经**：莪术、牛膝各10～15克，急性子30～60克，红花、蒲黄各10克，香附12克，益母草30克。水煎服，每日1剂。⑦**尿路结石**：莪术、生薏苡仁、三棱各15克，川牛膝12克，穿山甲、皂角刺、青皮、枳壳各9克。水煎服，每日1剂。

本草纲目常用中草药彩色图鉴

三、破血消癥药

三棱

别名　黑三棱、光三棱、京三棱、荆三棱、醋三棱。
来源　黑三棱科植物黑三棱 *Sparganium stoloniferum* Buch.-Ham. 的干燥块茎。

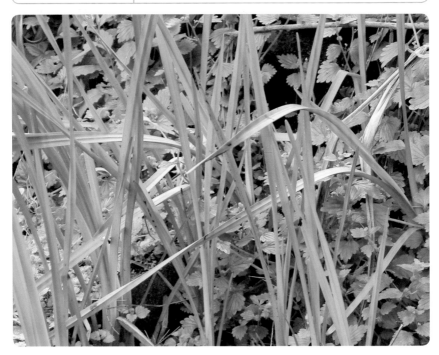

形态特征　多年生草本。根茎横走，下生粗而短的块茎；茎直立，圆柱形，光滑，高50～100厘米。叶丛生，2列；叶片线形，长60～95厘米，宽约2厘米，叶背具1条纵棱，先端钝尖，基部抱茎。花茎由叶丛抽出，单一，有时分枝；花单性，集成头状花序，有叶状苞片；雄花序位于雌花序的上部，直径约10毫米，通常2～10；雌花序直径12毫米以上，通常1～3；雄花花被片3～4，倒披针形；雄蕊3；雌花有雌蕊1，罕为2，子房纺锤形，柱头长3～4毫米，丝状。果呈核果状，倒卵状圆锥形，长6～10毫米，直径4～8毫米，先端有锐尖头，花被宿存。花期6～7月，果期7～8月。

生境分布　生长于池沼或水沟等处。主要分布于河北、辽宁、江西、江苏等省。

采收加工　秋、冬两季采挖其根茎，洗净泥土，除去茎叶，削去外皮，晒干或烘干。

饮片特征

三棱：本品为类圆形薄片，直径2~4厘米。外表面棕黄色，切面黄白色，粗糙。味淡，嚼之微有麻辣感。

黑三棱：块茎近圆形，长2~3厘米，直径2~2.5厘米，表面黑褐色或黑棕色，削去外皮呈黄白色，体轻而坚硬，入水中多漂浮水面。气味淡薄。

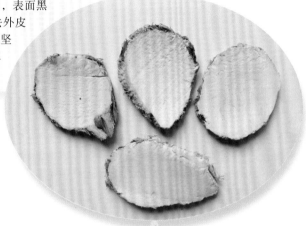

性味归经	苦，平。归肝、脾经。
功效主治	破血祛瘀，行气消积止痛。本品辛散苦平降泄，破血行气之力较强，善消血气互结之癥瘕积聚，多与莪术同用，有"坚者削之"之功，兼能消除食积。
药理作用	本品能通过减少血小板数，抑制血小板功能，抑制内外凝血功能、促进纤溶活性等；对体外血栓形成有抑制作用；煎剂对离体兔肠能加强收缩，紧张性升高。
用法用量	水煎服，3~10克。醋制加强止痛作用。
使用注意	月经过多者及孕妇忌用。

精选验方

①**食积腹胀**：三棱、莱菔子各9克。水煎服。②**反胃恶心、药食不下**：三棱（炮）50克，生丁香1.5克。共研末，每次5克，开水送服。③**慢性肝炎或迁延性肝炎**：三棱、莪术、青皮、当归各9克，赤芍12克，丹参24克，白茅根30克。水煎服。④**肝脾大**：莪术、三棱各6克，鳖甲、丹参、白术各12克，桃仁、红花各9克。水煎服。

骨碎补

别名 碎补、申姜、毛姜、猴姜、炒骨碎补、烫骨碎补。
来源 水龙骨科植物槲蕨 *Drynaria fortunei* (Kunze) J. Sm. 的干燥根茎。

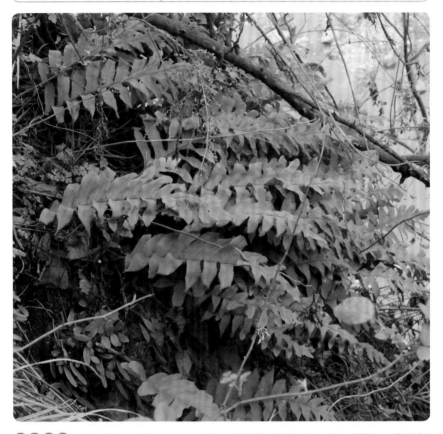

形态特征 附生草本，高20～40厘米。根状茎肉质粗壮，长而横走，密被棕黄色的线状凿形鳞片。叶2型，营养叶厚革质，红棕色或灰褐色，卵形，无柄，边缘羽状浅裂，很像槲树叶，孢子叶绿色，具短柄，柄有翅，叶片矩圆形或长椭圆形。孢子囊群圆形，黄褐色，在中脉两侧各排列成2～4行，每个长方形的叶脉网眼中着生1枚，无囊群盖。

生境分布 附生于树上、山林石壁上或墙上。分布于浙江、湖北、广东、广西、四川等省（区）。

采收加工 全年均可采挖，除去泥沙，干燥，或再燎去茸毛（鳞片）。

饮片特征

本品为不规则厚片。表面红棕色或淡灰棕色，常残留细小棕色的鳞片，有的可见圆形的叶痕。切面红棕色，有小黄点呈圆圈状排列，周边棕褐色或深棕色。气微，味淡、微涩。

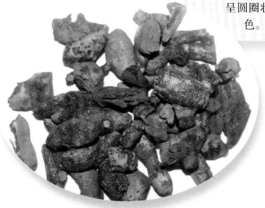

性味归经	苦，温。归肝、肾经。
功效主治	活血续伤，补肾强骨。本品性温宣行血脉，助火补阳，味苦潜降浮阳而纳于肾。血得行，无瘀闭留滞，肝得补，以续筋骨折伤，肾阳得补促使骨生。故有活血续伤、补肾强骨之效。
药理作用	本品能促进骨对钙的吸收，提高血钙和血磷的水平，有利于骨折的愈合；具有一定的改善软骨细胞的功能，推迟细胞退行性变的作用；有镇痛、镇静作用；有较明显降低血脂、防止动脉粥样硬化斑块形成的作用；可减轻卡那霉素对豚鼠耳蜗的毒性作用，但不能控制停药后中毒性耳聋的发展。
用法用量	水煎服，10～20克。外用：适量，研末调敷；或鲜品捣敷，也可浸酒擦患处。
使用注意	阴虚内热及无瘀血者不宜服。

精选验方

①**链霉素毒性反应**：骨碎补30克。水煎，每日1剂，分2次服，10日为1个疗程。
②**鼻出血**：骨碎补、白头翁各15克，猪鼻甲（猪皮肉）100～200克。先将前2味药煎汤取汁，炖猪鼻甲至熟烂，吃肉喝汤，成人每日1次顿服，儿童分2次服，连服3剂。③**寻常疣**：骨碎补（捣碎）20克，加入75%乙醇80毫升，甘油20毫升。同密封浸泡后振摇数十次，放置1周后即可外擦使用。

刘寄奴

别名	寄奴、奇蒿、六月霜、南寄奴、千粒米、化食丹。
来源	菊科植物奇蒿 *Artemisia anomala* S. Moore的全草。

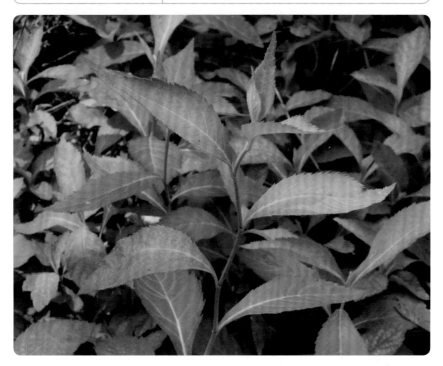

形态特征 多年生直立草本，高60～100厘米。茎有明显纵肋，被细毛。叶互生，长椭圆形或披针形，长6～9厘米，宽2～4厘米，先端渐尖，基部狭窄成短柄，边缘具锐尖锯齿，上面绿色，下面灰绿色，有蛛丝毛，中脉显著；上部叶小，披针形，长约1.5厘米；下部叶花后凋落。头状花序，钟状，长约3毫米，密集成穗状圆锥花丛；总苞片4轮，淡黄色，无毛，覆瓦状排列；外层花雌性，管状，雌蕊1；中央花两性，管状，先端5裂，雄蕊5，聚药，花药先端有三角状附属物，基部有尾，雌蕊1，柱头2裂，呈画笔状。瘦果矩圆形。花期7～9月，果期8～10月。

生境分布 野生于山坡、树林下。分布于江苏、浙江、江西、湖南、湖北等省。

采收加工 8月开花时，连根拔起，当天晒干，除去根及泥土，打成捆。

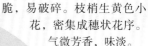

饮片特征

本品为不规则段状。茎表面棕黄色或棕褐色，有纵条纹。质硬而脆，折断面黄白色，边缘有纤维，中央有白色疏松的髓。叶皱缩，暗绿色或灰绿色，质脆，易破碎。枝梢生黄色小花，密集成穗状花序。气微芳香，味淡。

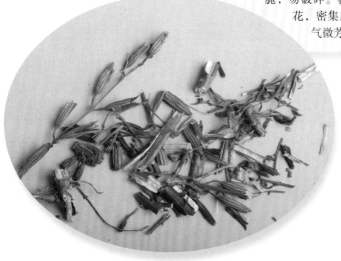

性味归经	苦，温。归心、肝、脾经。
功效主治	破血通经，疗伤止痛，止血。本品苦泄温通，归心肝脾走血分，善于行散，温通血脉，故可破血通经止痛；其疗伤之功，功用近似苏木，但破血通经力更强。兼有消食化积之效。
药理作用	刘寄奴溶液能增加离体豚鼠冠状动脉灌流量，对小白鼠缺氧模型有较明显的抗缺氧作用。水煎液对宋内志贺菌、福氏志贺菌等有抑制作用。
用法用量	水煎服，3~10克。外用：适量，研末撒或调敷。
使用注意	孕妇慎用。

精选验方

①**产后瘀滞腹痛**：刘寄奴、甘草各等份。研末，水、酒调服。②**创伤出血**：鲜刘寄奴适量。捣烂外敷。③**赤白下痢**：刘寄奴、乌梅、白姜各等份。水煎服（赤加梅，白加姜）。④**霍乱成痢**：刘寄奴适量。煎汁饮。⑤**大、小便血**：刘寄奴适量。研末，空腹茶调服10克。

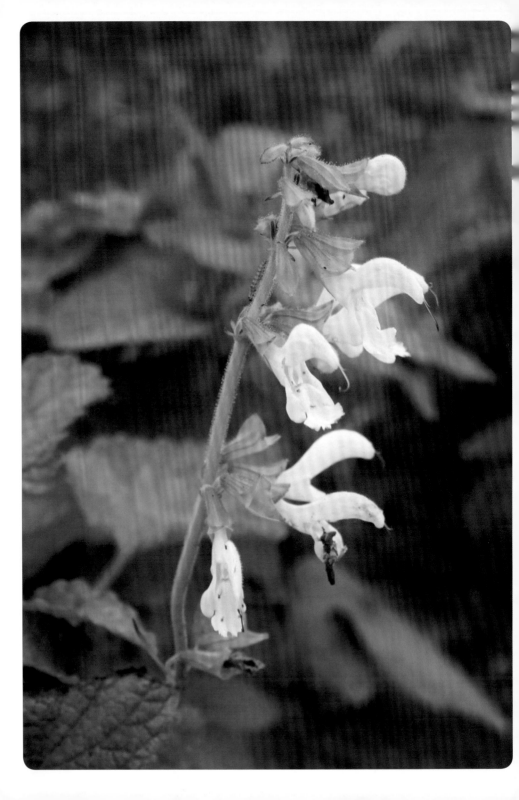

第十二章
化痰止咳平喘药

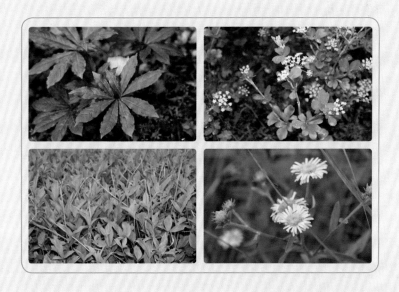

半夏

别名　生半夏、制半夏、姜半夏、法半夏、清半夏、半夏曲。
来源　天南星科植物半夏 *Pinellia ternata* (Thunb.) Breit. 的干燥块茎。

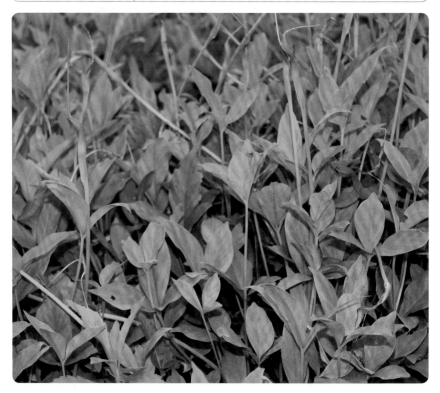

形态特征　多年生草本，高15～30厘米。块茎近球形。叶基生，1年生的叶为单叶，卵状心形；2～3年后，叶为3小叶的复叶，小叶椭圆形至披针形，中间小叶较大，全缘，两面光滑无毛；叶柄长10～20厘米，下部有1株芽。花单性同株，肉穗花序，花序下部为雌花，贴生于佛焰苞，中部不育，上部为雄花，花序中轴先端附属物延伸呈鼠尾状，伸出在佛焰苞外。浆果卵状椭圆形，绿色，成熟时红色。花期5～7月，果期8月。

生境分布　生长于山坡、溪边阴湿的草丛中或林下。我国大部分地区均有。主要分布于四川、浙江、河南、湖北、江苏、安徽等省，以四川产者量大质优。

采收加工　夏、秋两季采挖，洗净，除去外皮及须根，晒干。

饮片特征

本品呈类球形，有的稍偏斜，直径1~1.5厘米。表面白色或浅黄色，顶端有凹陷的茎痕，周围密布麻点状根痕；下面钝圆，较光滑。质坚实，断面洁白，富粉性。气微，味辛辣，并有黏性，麻舌而刺喉。以色白、质坚实、粉性足者为佳。

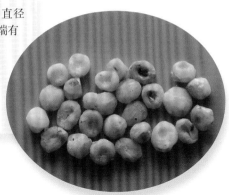

性味归经	辛，温；有毒。归脾、胃、肺经。
功效主治	燥湿化痰，降逆止呕，消痞散结。本品辛散温燥，入中焦脾胃，能祛中焦寒湿之邪。脾无浊湿，则脾健运而痰涎自消；胃无浊湿，则逆气降而胃和，痞满呕吐可止。又归肺经，以辛散消痞，化痰散结，故有燥湿化痰、降逆止呕、消痞散结的功效。
药理作用	本品对咳嗽中枢有镇静作用，可解除支气管痉挛，并使支气管分泌减少而起镇咳祛痰作用；半夏煎剂、流浸膏剂、粉剂对实验动物有镇吐作用，但生半夏反而能催吐。
用法用量	水煎服，5~10克。外用：适量。法半夏温性较弱，长于燥湿和胃；姜半夏长于降逆止呕；清半夏辛燥之性减，长于化湿痰；半夏曲有化痰消食之功。
使用注意	反乌头。其性温燥，阴亏燥咳、实火咽痛、血证、燥痰、热痰者慎用或忌用。

精选验方

①**湿痰喘急、心痛**：半夏适量。香油炒，研末，作丸如梧桐子大，每次30~50丸，姜汤下。②**时气呕逆不下、吐呕**：半夏15克，生姜、茯苓各10克。水煎服。③**癫狂痛证**：半夏15克，秫米30克，蜂蜜20毫升。水煎服。④**肝风化火生痰引起眩晕**：半夏、茯苓、陈皮各15克，干姜、天南星各10克。水煎服。⑤**咳嗽、呕吐**：清半夏、陈皮、茯苓各15克，炙甘草5克。水煎服。⑥**神经性呕吐**：半夏、茯苓、生姜各15克。水煎服。反酸胃灼热者，加黄连5克、吴茱萸11.5克；舌红苔少者，加麦冬、枇杷叶各15克。⑦**急性乳腺炎**：生半夏5~10克，葱白2~3根。捣烂，揉成团塞于患乳对侧鼻孔。每次半小时，每日2次。

天南星

别名 南星、生南星、制南星、生天南星。

来源 天南星科植物天南星 *Arisaema erubescens* (Wall.) Schott、异叶天南星 *Arisaema heterophyllum* Bl. 或东北天南星 *Arisaema amurense* Maxim. 的干燥块茎。

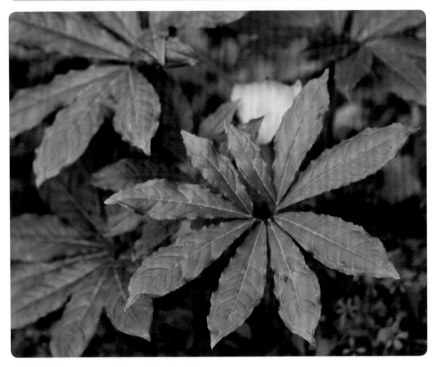

形态特征 多年生草本，高40～90厘米。叶1枚基生，叶片放射状分裂，披针形至椭圆形，顶端具线形长尾尖，全缘，叶柄长，圆柱形，肉质，下部成鞘，具白色和散生紫色斑纹。总花梗比叶柄短，佛焰苞绿色和紫色，肉穗花序单性，雌雄异株，雌花序具棒状附属器，下具多数中性花，无花被，子房卵圆形，雄花序的附属器下部光滑，有少数中性花。浆果红色，球形。花期4～5月，果期7～9月。

生境分布 生长于丛林之下或山野阴湿处。天南星分布于河南、河北、四川等省；异叶天南星分布于江苏、浙江等省；东北天南星分布于辽宁、吉林等省。

采收加工 秋、冬两季茎叶枯萎时采挖，除去须根及皮，干燥。

饮片特征

本品呈扁圆形，表面类白色或淡棕色，较光滑，上面凹陷，周围散有多数麻点，质坚硬，不易破碎，断面不平坦，白色，半透明，角质状，有的可见筋脉纹，粉性。气微辛，味麻辣。以个大、色白、粉性足者为佳。

性味归经	苦、辛，温；有毒。归肺、肝、脾经。
功效主治	燥湿化痰，祛风解痉。本品辛温以散风寒，苦温以燥痰湿，温燥之性强烈，善开泄走窜。归脾经能燥湿祛痰，归肺经则宽胸开结，归肝经则善祛经络风痰以解痉，故为祛风解痉、燥湿化痰之要药。
药理作用	煎剂具有祛痰及抗惊厥、镇静、镇痛作用；水提取液对小鼠实验性肿瘤（肉瘤S180，肝癌鳞状上皮型宫颈癌移植于鼠者）有明显的抑制作用；生物碱能对抗乌头碱所致的实验性心律失常。
用法用量	水煎服，3～10克，多制用。外用：适量。
使用注意	阴虚燥咳、热极生风、血虚动风者忌用。孕妇慎用。生南星一般不作内服。

精选验方

①痰湿臂痛：天南星、苍术各等份，生姜3片。水煎服。②风痫：天南星（九蒸九晒）适量。研为末，姜汁糊丸（如梧桐子大），煎人参、菖蒲汤或麦冬汤下20丸。③诸风口噤：天南星（炮，锉）15克（小儿5克），生姜5片，紫苏叶5克。水煎至半，入雄猪胆汁少许，温服。④身面疣子：天南星末适量。醋调涂患处。⑤卒中：乌梅6克，天南星3克，冰片1.5克。共研细末，搽牙齿。⑥小儿支气管炎：天竺黄、天南星各10克，雄黄、朱砂各1克，丁香2克。共研细末，每取适量，填入小儿脐孔中（外用胶布固定），每日换药1次，10日为1个疗程。

旋覆花

别名	覆菊、覆花、金钱花、全福花、全覆花、炙旋覆花。
来源	菊科植物旋覆花 *Inula japonica* Thunb. 或欧亚旋覆花 *Inula britannica* L. 的干燥头状花序。

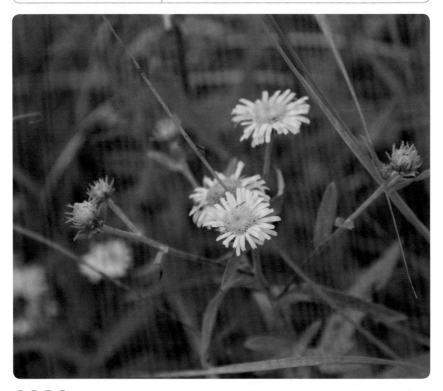

形态特征 多年生草本，高30~60厘米。茎直立，上部有分枝，被白色绵毛。基生叶花后凋落，中部叶互生，长卵状披针形或披针形，先端渐尖，基部稍有耳半抱茎，全缘或有微齿，背面被疏伏毛和腺点；上部叶渐小，狭披针形。头状花序，直径2~4厘米，单生茎顶或数个排列呈伞房状，总苞半球形，花黄色。瘦果长椭圆形，冠毛长约5毫米，灰白色。花期7~10月，果期8~11月。

生境分布 生长于山坡路旁、湿润草地、河岸和田埂上。主要分布于河南、河北、江苏、浙江、安徽等地。全国大部分地区均有野生，以江苏、浙江产者质优。

采收加工 夏、秋两季花开放时采收，除去杂质，阴干或晒干。

饮片特征

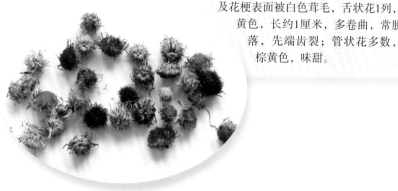

本品呈扁球形或类球形，直径1～2厘米。总苞由多数苞片组成，呈覆瓦状排列，苞片披针形或条形，灰黄色；总苞基部有时残留花梗，苞片及花梗表面被白色茸毛，舌状花1列，黄色，长约1厘米，多卷曲，常脱落，先端齿裂；管状花多数，棕黄色，味甜。

性味归经	苦、辛、咸，微温。归肺、胃经。
功效主治	消痰行水，降逆止呕。本品辛温，能温宣肺气以行水，苦咸则软坚降下以消痰。肺无痰湿，咳逆上气自除；胃无痰湿，胃气降呕噫可止。故有消痰行水、降逆止呕之功。
药理作用	本品所含黄酮苷对组胺引起的豚鼠支气管痉挛有缓解作用，并有较弱的利尿作用。
用法用量	3～10克，包煎。
使用注意	阴虚劳嗽、津伤燥咳者不宜用。

精选验方

①**妊娠小便不通**：旋覆花（洗净）30克，干地龙（焙）3条。水煎温服，连服2～3日。②**风火牙痛**：旋覆花适量。研末，搽牙根上。③**胃癌胸胁胀满、食欲不振、胃痛**：旋覆花、柴胡、枳壳各12克，白芍、黄药子各15克，丹参、白花蛇舌草、半枝莲各30克。水煎服，每日1剂。④**慢性支气管炎兼气喘**：旋覆花、百部各10克，黄芪24克，地龙6克。水煎，每日1剂，分2次服。⑤**眩晕头痛**：旋覆花、当归、荆芥穗、菊花各30克。共研细末，每取3克，加水250毫升煎煮（煎前加入葱白1段，茶叶3克）至175毫升；温服，服后平躺片刻。⑥**打嗝不止**：旋覆花、赭石、芒硝各9克，丁香3克，柿蒂5只，大黄6克。水煎2次，混合药液，口服，每日1剂。⑦**食管癌**：旋覆花、菝葜、威灵仙各15克，姜半夏、刀豆子、急性子、姜竹茹、五灵脂各9克，赭石30克。水煎，每日1剂，分2次服。

| 白前 | 别名 | 嫩白前、空白前、鹅白前、南白前、炒白前、蜜炙白前、鹅管白前。 |
| | 来源 | 萝藦科植物柳叶白前 *Gynanchum stauntonii* (Decne.) Schltr.ex Lévl.或芜花叶白前 *Cynanchum glaucescens* (Decne.) Hand.–Mazz. 的干燥根茎及根。 |

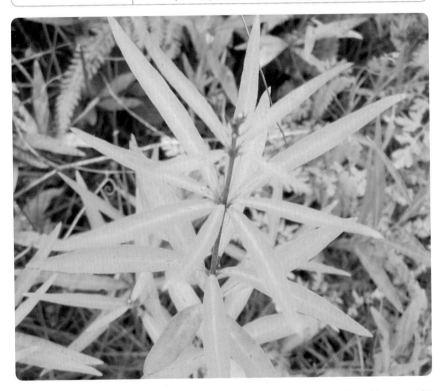

形态特征 多年生草本，高30～60厘米。根茎匍匐；茎直立，单一，下部木质化。单叶对生，具短柄；叶片披针形至线状披针形，先端渐尖，基部渐狭，边缘反卷，下部的叶较短而宽，顶端的叶渐短而狭。聚伞花序腋生，总花梗长8～15毫米，中部以上着生多数小苞片，花萼绿色，裂片卵状披针形。蓇葖果角状，长约7厘米。种子多数，顶端具白色细茸毛。花期5～8月，果期9～10月。

生境分布 生长于山谷阴湿处、江边沙碛之上或溪滩。主要分布于浙江、安徽、江苏等省。湖北、福建、江西、湖南、贵州等省也产。

采收加工 秋季采挖，洗净泥土，去除残茎、杂质，晒干。

饮片特征

本品为细圆柱形短段。外皮黄白色或黄棕色。切面灰白色或灰黄色，中空。质脆。气微，味微甜。

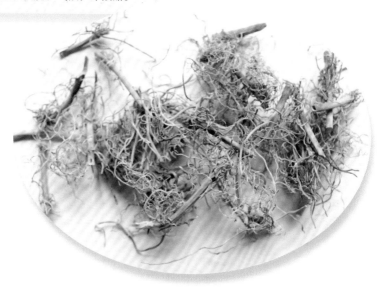

性味归经	辛、苦，微温。归肺经。
功效主治	降气化痰。本品气薄味厚，苦重于辛，故以降泻为功。降肺气而下痰涎，气降痰消，则咳喘自平。故有降气祛痰之功。
药理作用	所含皂苷有祛痰作用。
用法用量	水煎服，3～10克。
使用注意	咳喘属气虚不归元者，不宜应用。

精选验方

①**跌打胁痛**：白前25克，香附15克，青皮5克。水煎服。②**胃脘痛、虚热痛**：白前、重阳木根各25克。水煎服。③**疟疾、脾大**：白前25克。水煎服。④**小儿疳积**：白前、重阳木或卷柏全草各15克。水煎服。⑤**哮喘**：白前3～6克。研末，开水送服。⑥**支气管炎、咳嗽哮喘**：白前、桔梗、紫菀、百部、紫苏子各15克，陈皮10克。水煎服。

前 胡

别名 岩风、嫩前胡、粉前胡、炙前胡、信前胡。
来源 伞形科植物白花前胡 *Peucedanum praeruptorum* Dunn 的干燥根。

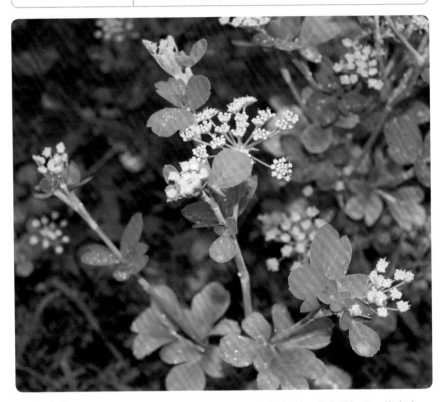

形态特征 多年生草本，高30～120厘米。主根粗壮，根圆锥形。茎直立，上部呈叉状分枝。基生叶为2～3回3出式羽状分裂，最终裂片菱状倒卵形，不规则羽状分裂，有圆锯齿；叶柄长，基部有宽鞘，抱茎；茎生叶较小，有短柄。复伞形花序，无总苞片，小总苞片呈线状披针形，花瓣白色。双悬果椭圆形或卵圆形，光滑无毛，背棱和中棱线状，侧棱有窄翅。花期8～9月，果期10～11月。

生境分布 生长于向阳山坡草丛中。主要分布于浙江、湖南、四川、江西、安徽、山西等省，习惯认为浙江产者质量较好。

采收加工 深秋及冬季地上部分枯萎或次春生苗不久，未抽花茎时采挖，除去茎叶、须根，洗净，晒干或微火烘干。

饮片特征

本品为类圆形或不规则的薄片。外表皮黑褐色或灰黄色，有皱缩，有突起的根痕，有时可见残留的纤维状叶鞘残基。顶端叶片有叶鞘残基和茎痕，其他叶片有横纹及断续的纵沟纹。切面不平坦，黄白色至淡黄色，皮部散有多数棕黄色油点，可见一棕色环纹及放射状纹理。质脆，易折断。气芳香，味微苦、辛。均以根粗壮、皮部肉厚、质柔软、断面油点多、香气浓者为佳。

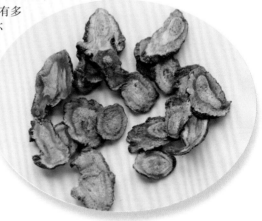

性味归经	苦、辛，微寒。归肺经。
功效主治	降气祛痰，宣散风热。本品辛而能散，苦而能泄，寒能清热，专归肺经，故能宣散风热以解表，清泻肺火、降肺气而化痰止咳。故有降气祛痰、宣散风热之功。
药理作用	紫花前胡煎剂，麻醉猫口服，能明显增强呼吸道分泌，而有较好的祛痰作用；且作用时间长，效力与桔梗相当。前胡煎剂对流感病毒有抑制作用。白花前胡丙素能增加冠状动脉流量，但不影响心率和收缩力。前胡的香豆素类成分有抑制人血小板聚集作用。
用法用量	水煎服，6~10克。
使用注意	阴虚气弱咳嗽者慎服。

精选验方

①小儿夜啼：前胡适量。捣筛，制蜜丸如小豆大，每日1丸，开水下。②细菌性痢疾：前胡粉6克。水煎顿服，每日3次。③白癜风：前胡20克，防风10克，补骨脂30克。研为细末，加入75％乙醇100毫升中浸泡7日，过滤取汁，用棉签蘸药液涂擦患处，每次5~15分钟，每日早、晚各1次。④风寒感冒：前胡、防风、桔梗、荆芥、羌活、柴胡各10克，枳壳5克，川芎3克。水煎服。

本草纲目常用中草药彩色图鉴

一、化痰药

桔梗

别名 苦桔梗、白桔梗、玉桔梗、炙桔梗。

来源 桔梗科植物桔梗 *Platycodon grandiflorum* (Jacq.) A. DC. 的干燥根。

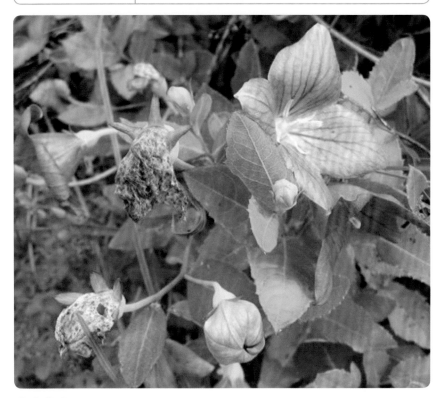

形态特征 一年生草本，体内有白色乳汁，全株光滑无毛。根粗大，圆锥形或有分叉，外皮黄褐色。茎直立，有分枝。叶多为互生，少数对生，近无柄，叶片长卵形，边缘有锯齿。花大型，单生于茎顶或数朵成疏生的总状花序；花冠钟形，蓝紫色、蓝白色、白色、粉红色。蒴果卵形，熟时顶端开裂。花期7～9月，果期8～10月。

生境分布 适宜在土层深厚、排水良好、土质疏松而含腐殖质的沙质壤土上栽培。我国大部分地区均产。以华北、东北地区产量较大，华东地区、安徽产者质量较优。

采收加工 春、秋两季采挖，以深秋采者为佳。洗净，除去须根，趁鲜刮去外皮或不去外皮，干燥或切片晒干。

358

饮片特征

本品为椭圆形或不规则厚片，外表面白色或淡黄白色，外皮多已除去或偶有残留，未去净的外面栓皮黄棕色或灰褐色。切面皮部类白色，较窄，有颗粒性，有一浅棕色环纹，木质部淡黄色，较松软。质硬脆，易折断。气微，味微甜后苦。

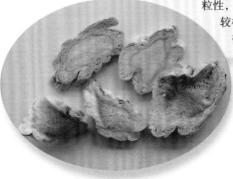

性味归经	甘、辛，平。归肺经。
功效主治	宣肺化痰，利咽，排脓。本品苦泄辛散，气平性浮，善于开提宣散。归肺经，能宣肺导滞而止咳嗽，通肺气而利咽喉，散壅滞而排痈脓，为"诸药舟楫，载药上行之剂"，具有宣肺化痰、利咽、排脓之功。
药理作用	本品能反射性地增加气管分泌、稀释痰液而有较强的祛痰作用；并有镇咳作用；桔梗皂苷有抗炎作用，能抑制胃液分泌和抗溃疡。此外还有解痉、镇痛、降血糖、降血脂等作用。桔梗皂苷有很强的溶血作用，但经口服能在消化道中被分解破坏。
用法用量	水煎服，3～10克。
使用注意	本品辛散苦泄，凡阴虚久咳及有咯血倾向者均不宜用。

精选验方

①**小儿喘息性肺炎**：桔梗、枳壳、半夏、陈皮各4克，六神曲、茯苓各5克，甘草1.5克。以上为3岁小儿用量，每日1～2剂。②**肺痈咳脓痰**：桔梗15克，冬瓜子12克，鱼腥草30克，甘草6克。水煎服。③**咽喉肿痛**：桔梗、生甘草各6克，薄荷、牛蒡子各9克。水煎服。④**风热咳嗽痰多、咽喉肿痛**：桔梗、甘草各9克，桑叶15克，菊花12克，苦杏仁6克。水煎服。⑤**热咳痰稠**：桔梗6克，桔梗叶、桑叶各9克，甘草3克。水煎，每日1剂，连服2～4日。⑥**咳痰不爽**：桔梗30克，甘草60克。水煎，分2次温服。⑦**慢性气管炎**：桔梗15克，鲜飞扬草200克。水煎2次，每次煎沸2小时，过滤，两次滤液混合浓缩至60毫升，加适量白糖服。每次20毫升，每日3次，10日为1个疗程，连服2个疗程。

别名	川贝、青贝、松贝、炉贝。
来源	百合科植物川贝母 *Fritillaria cirrhosa* Don、暗紫贝母 *Fritillaria unibracteata* Hsiao et K. C. Hsia、甘肃贝母 *Fritillaria przewalskii* Maxim. 或梭砂贝母 *Fritillaria delavayi* Franch. 的干燥鳞茎。前三者按性状不同分别习称"松贝"和"青贝"，后者习称"炉贝"。

川贝母

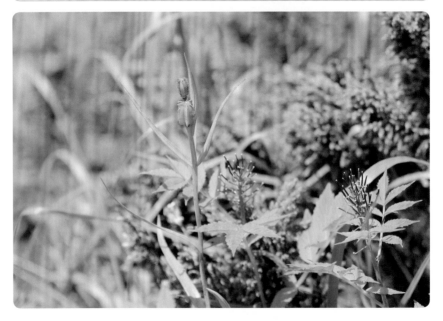

形态特征 川贝母为多年生草本。鳞茎圆锥形；茎直立，高15～40厘米。叶2～3对，常对生，少数在中间有散生或轮生，披针形至线形，先端稍卷曲或不卷曲，无柄。花单生茎顶，钟状，下垂，每花具狭长形叶状苞片3，先端多弯曲呈钩状；花被通常紫色，较少绿黄色，具紫色斑点或小方格，蜜腺窝在背面明显凸出。花期5～7月，果期8～10月。

生境分布 生长于高寒地区、土壤比较湿润的向阳山坡。分布于四川、云南、甘肃等省，以四川产量较大，以松贝为贝母之佳品。此外，分布于东北等地的平贝母的干燥鳞茎，及分布于青海、新疆等地的伊贝母（新疆贝母或伊犁贝母）的干燥鳞茎，均作为川贝母入药。

采收加工 夏、秋两季或积雪融化时，采挖地下鳞茎，除去须根、粗皮及泥沙，晒干或低温干燥。

饮片特征

本品为类圆形、肾形、细条形或不规则形的薄片，直径0.3～2.5厘米。外表面类白色至淡棕黄色，有的可见棕褐色基部和稍尖的顶端。切面类白色，粉性，有的可见中间微凹的长条形浅槽。质脆。气微，味微苦。

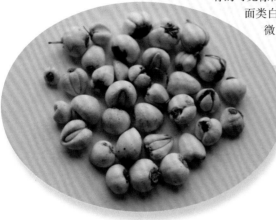

性味归经	甘、苦，微寒。归肺、心经。
功效主治	清热化痰，润肺止咳，散结消肿。本品苦泄甘润，微寒清热，能清肺热，润肺燥而化痰止咳；又苦寒泄热降痰火，痰火祛则痈肿瘰疬消。故有清热化痰、润肺止咳、散结消肿之效。
药理作用	贝母总生物碱及非生物碱部分均有镇咳作用。川贝母流浸膏、川贝母碱均有不同程度的祛痰作用。西贝母碱还有解痉作用。猫静脉注射川贝母碱有降压作用，并有短暂的呼吸抑制，西贝母碱对麻醉狗也有降压作用。贝母碱有使豚鼠离体子宫张力增加的作用。贝母总碱有抗溃疡作用。
用法用量	水煎服，3～10克；研末服，1～2克。
使用注意	本品性质寒润，善化热痰、燥痰；若寒痰、湿痰者则不宜用。反乌头。

精选验方

①**百日咳**：川贝母、生甘草各10克，白花蛇舌草5克。共粉碎，过筛，混匀。口服，每次1.5～3克，每日3次。②**下乳**：川贝母、牡蛎、知母各适量。共研细末，猪蹄汤调服。③**乳腺炎**：川贝母、金银花各10克。共研细末，每次10克，饭后好酒调服。④**气管炎**：川贝母（研末）5克，梨（切开去核）1个。将贝母粉填入梨空处合紧，蒸（或煎水）服。⑤**婴幼儿消化不良**：川贝母适量。研细末，按每日每千克体重用量0.1克计，每日3次，一般情况下2～4日可愈。

瓜蒌

别名 栝蒌、全瓜蒌、糖瓜蒌、栝楼仁、瓜蒌仁、瓜蒌皮。

来源 葫芦科植物栝楼 *Trichosanthes kirilowii* Maxim. 或双边栝楼 *Trichosanthes rosthornii* Harms的干燥成熟果实。成熟种子称瓜蒌仁，果实剖开，除去果瓤及种子，称瓜蒌皮。

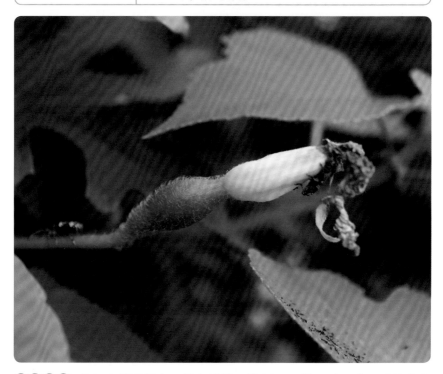

形态特征 多年生草质藤本。茎有棱线，卷须2～3枝。叶互生，叶片宽卵状心形，长宽相近，5～14厘米，3～5浅裂至深裂，边缘常再分裂，小裂片较圆，两面稍被毛。雄花生于上端1/3处，3～8朵呈总状花序，有时单生，萼片线形，花冠白色，裂片扇状倒三角形，先端流苏长1.5～2厘米；雌花单生，花梗长约6厘米。果实椭圆形至球形，长7～11厘米，果瓤橙黄色。种子扁椭圆形。花、果期7～11月。

生境分布 生长于山坡、草丛、林缘半阴处。全国均产，栽培或野生。分布于山东、河北、河南、安徽、浙江等省，以山东产者质量优。

采收加工 9～10月果实成熟，外皮转红变厚，内部糖汁渐稠时采收。连果柄一起剪下，悬挂阴凉通风处阴干。

饮片特征

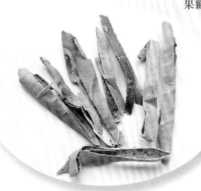

本品为不规则的丝或块状。外表面橙红色或橙黄色，皱缩或较光滑；内表面黄白色，有红黄色丝络，果瓤橙黄色，与多数种子黏结成团。切面类白色或黄白色。质脆。种子扁平椭圆形，表面灰褐色或灰棕色，边沿有一圈沟纹。种皮坚硬；内有白色种仁，种仁外被青绿色薄外衣。富油性。以完整不破、皱缩、皮厚、糖性足者为佳。

性味归经	甘、微苦，寒。归肺、胃、大肠经。
功效主治	瓜蒌，清肺化痰，利气宽胸；瓜蒌子，润肺化痰，滑肠通便；全瓜蒌，清热化痰，宽胸散结，润肠通便。本品甘苦寒而质润，以清热养阴润燥为功。能上清肺胃之热而涤痰，以宽胸散结，下润大肠之燥而通秘结，故有此功，为润肺滑肠之要药。
药理作用	所含皂苷及皮中总氨基酸有祛痰作用；瓜蒌注射液对豚鼠离体心脏有扩张冠状动脉作用，对垂体后叶素引起的大鼠急性心肌缺血有明显的保护作用；能明显提高小鼠对常压、低压缺氧的耐受力；并有降血脂作用；对大肠埃希菌、葡萄球菌属、肺炎链球菌、溶血性链球菌、皮肤真菌等有抑制作用。致泻作用以瓜蒌子为强，瓜蒌霜作用较缓和，瓜蒌皮作用较弱。
用法用量	煎服，全瓜蒌10~20克；瓜蒌皮6~12克；瓜蒌子10~15克。
使用注意	寒痰咳嗽、胃寒呕吐者勿用。

精选验方

①**发热头痛**：瓜蒌1枚。取瓤细锉，置瓷碗中，加热水浸泡，去渣服。②**小便不通、腹胀**：瓜蒌（焙研）10克。热酒下，频服，以通为度。③**化痰通腑**：全瓜蒌30~40克，胆南星6~10克，生大黄、芒硝（熔化）各10~15克。水煎服。④**热毒蕴结型乳腺癌**：瓜蒌25个，全蝎160克。将全蝎晒干或烘干，碾成细粉，均匀地纳入瓜蒌焙干（存性），再碾成细粉。口服，每次3克，每日3次，连服1个月。

胖大海

别名	通大海、安南子、大洞果。
来源	梧桐科植物胖大海 *Sterculia lychnophora* Hance 的干燥成熟种子。

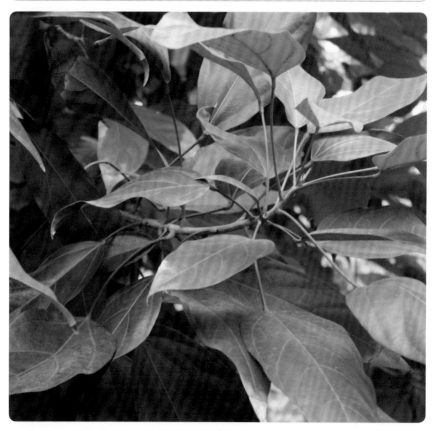

形态特征 落叶乔木，高可达40米。单叶互生，叶片革质，卵形或椭圆状披针形，通常3裂，全缘，光滑无毛。圆锥花序顶生或腋生，花杂性同株；花萼钟状，深裂。蓇葖果1~5，着生于果梗，呈船形，长可达24厘米。种子菱形或倒卵形，深褐色。花期3月，果期4~6月。

生境分布 生长于热带地区。分布于越南、印度、马来西亚、泰国、印度尼西亚等热带地区。我国广东、广西、海南等省（区）也有出产。

采收加工 果实成熟时分批采摘成熟果荚，晒干，打出种子，除净杂质及果荚，再晒干。

本品呈椭圆形。外皮棕色或暗棕色，微有光泽及不规则的细皱纹。无臭，味微甘，久嚼有黏性。

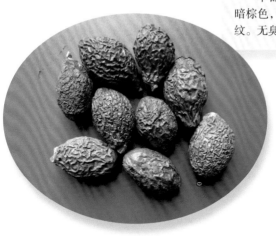

性味归经	甘，寒。归肺、大肠经。
功效主治	清宣肺气，润肠通便。本品味甘而气寒，性清润，能上清肺火，开宣肺气，化痰利咽，下清大肠而润肠通便，故有此功。
药理作用	胖大海素对血管平滑肌有收缩作用，能改善黏膜炎症，减轻痉挛性疼痛。水浸液有促进肠蠕动、缓泻作用，且种仁作用最强；有降压及一定的利尿、镇痛作用。
用法用量	沸水泡服或水煎服，2~4枚。如用散剂，用量减半。
使用注意	感冒者禁用。

精选验方

①**肺热咳嗽、咽痛音哑**：胖大海2枚，桔梗10克，甘草6克。水煎服。②**肠道燥热、大便秘结**：胖大海4枚，蜂蜜适量。沸水泡服。③**急性扁桃体炎**：胖大海4~8枚。开水冲泡半小时左右，慢慢服完；间隔4小时，如法再泡服1次。④**急性咽炎**：胖大海2枚，金银花1.5克，玄参3克，生甘草2克。将上几味研粗末包成1包。每日1包，代茶饮。⑤**肺热音哑**：胖大海3枚，金银花、麦冬各10克，蝉蜕5克。水煎服。⑥**喉炎**：胖大海20克，冰糖10克。将胖大海、冰糖放入碗中，冲入开水，加盖闷10分钟即可。每日1剂，代茶饮用。⑦**喉癌**：胖大海、僵蚕各10克，鹅不食草30克，野菊花15~30克，陈皮15克。水煎，每日1剂，分2次服。⑧**喉癌之干咳声哑、咽喉肿痛**：胖大海3枚，麦冬6克，白糖适量。沸水浸泡胖大海和麦冬，取汁加白糖服；继续用沸水泡2味（再饮再泡），代茶频饮，每日1剂。

一、化痰药

木蝴蝶

别名 玉蝴蝶、千张纸、白千层、云故纸。
来源 紫葳科植物木蝴蝶 *Oroxylum indicum* (L.) Vent. 的干燥成熟种子。

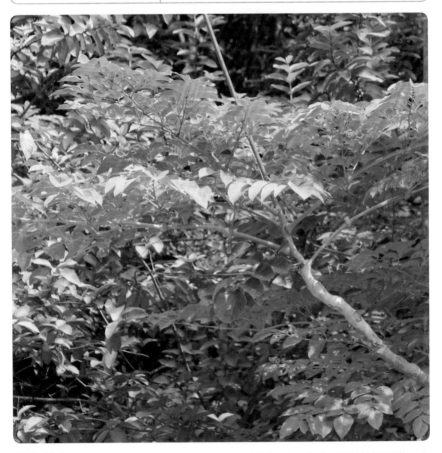

形态特征 直立小乔木。叶对生，2~3回羽状复叶，着生于茎的近顶端；小叶多数，卵形，全缘。总状花序顶生，长约25厘米；花大，紫红色，两性；花萼肉质，钟状。蒴果长披针形，扁平，木质。种子扁圆形，边缘具白色透明的膜质翅。花期7~10月，果期10~12月。

生境分布 生长于山坡、溪边、山谷及灌木丛中。分布于云南、广西、贵州等省（区）。

采收加工 10~12月采摘成熟果实，取出种子，晒干或烘干。

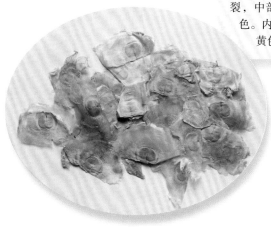

饮片特征

本品为蝶形薄片。白色半透明，有光泽，上有放射性纹理。质轻易裂，中部较厚，呈椭圆形，淡黄棕色。内有种仁两瓣，略似肾形，淡黄色。味微苦。

性味归经	苦、甘，凉。归肺、肝、胃经。
功效主治	清肺利咽，疏肝和胃。本品苦甘而凉，味苦能泄，性寒胜热。归肺经则能清肺热利咽喉，归肝胃则能清泄肝胃之郁热，故有清肺利咽、疏肝和胃之功效。
药理作用	种子、茎皮含黄芩苷元，有抗炎、抗变态反应、利尿、利胆、降胆固醇的作用。种子和茎皮中也含白杨素，对人体鼻咽癌细胞有细胞毒活性。
用法用量	水煎服，1.5～3克；或研末。外用：敷贴。
使用注意	本品苦寒，脾胃虚弱者慎用。

精选验方

①**久咳音哑**：木蝴蝶、桔梗、甘草各6克。水煎服。②**胁痛、胃脘疼痛**：木蝴蝶2克。研粉，好酒调服。③**慢性咽喉炎**：木蝴蝶3克，金银花、菊花、南沙参、麦冬各9克。水煎，代茶饮。④**久咳音哑**：木蝴蝶6克，玄参9克，冰糖适量。水煎服。⑤**干咳、音哑、咽喉肿痛**：木蝴蝶、甘草各6克，胖大海9克，蝉蜕3克，冰糖适量。水煎服。⑥**慢性萎缩性胃炎**：木蝴蝶、五灵脂、延胡索、草豆蔻、没药、白及各10克，人参15克。水煎取汁，饭前半小时温服。每日1剂，分2次服，3个月为1个疗程。⑦**膀胱炎**：木蝴蝶（鲜品）50克，黑面神（鲜品）40克。洗净，切片，水煎取汁。每日1剂，分3次服。

百部

别名	百部根、肥百部、炙百部、蒸百部、炒百部、鲜百部。
来源	百部科植物直立百部 *Stemona sessilifolia* (Miq.) Miq、蔓生百部 *Stemona japonica* (Bl.) Miq. 或对叶百部 *Stemona tuberosa* Lour. 的干燥块根。

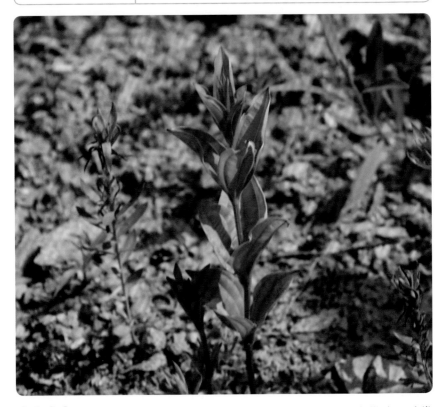

形态特征 多年生草本，高30～60厘米。茎直立，不分枝，有纵纹。叶常3～4轮生，偶为5；卵形、卵状椭圆形至卵状披针形，长3.5～5.5厘米，宽1.8～3.8厘米，先端急尖或渐尖，基部楔形，叶脉通常5，中间3条特别明显；有短柄或几无柄。花腋生，多数生于近茎下部呈鳞片状的苞腋间；花梗细长，直立或斜向上。花期5月，果期7月。

生境分布 生长于阳坡灌木林下或竹林下。分布于安徽、江苏、湖北、浙江、山东等省。

采收加工 春季2～3月发新芽前及秋季8～9月茎苗枯干时挖取根部，洗净泥沙，除去茎苗及须根，置沸水中略烫或蒸至无白心，取出，晒干或阴干。

饮片特征

本品为不规则厚片，或不规则条形斜片；表面灰白色、棕黄色、极皱缩，有深纵皱纹；切面灰白色、淡黄棕色或黄白色，角质样，有光泽，皮部较厚，中柱扁缩。质韧软。气微，味甘、苦。均以根粗壮、质坚实、色黄白者为佳。

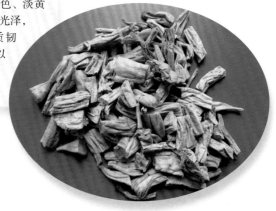

性味归经	甘、苦，微温。归肺经。
功效主治	润肺止咳，杀虫灭虱。本品甘润苦降，微温不燥，无寒热偏弊之害，主归肺经，有较好的润肺下气止咳作用，为治疗肺虚久咳及肺痨咳嗽之要药；又驱杀蛔虫、蛲虫，疗疥癣、体虱等，具有杀虫灭虱之功。
药理作用	百部碱能降低动物呼吸中枢的兴奋性，抑制咳嗽反射而具镇咳作用，又能对抗组胺致痉作用，对组胺所致的离体豚鼠平滑肌有松弛作用。
用法用量	水煎服，5～15克。外用：适量。久咳、燥咳、劳嗽，宜用蜜炙百部。
使用注意	本品易伤胃滑肠，脾虚便溏者慎服。有小毒，服用过量可引起呼吸中枢麻痹。

精选验方

①**肺虚咳嗽**：百部15克，鲜土党参50克。水煎服。②**百日咳**：百部、马兜铃各10克，大蒜3头。同放碗内加水适量，蒸后取汁服。③**预防流行性感冒**：百部10克，古山龙、大青叶、地胆草各30克，葫芦茶、黄皮叶各25克。水煎，每日1剂，连服5日。④**皮肤过敏瘙痒、蚊虫咬伤**：鲜百部适量。切断，用断面搽患处。⑤**蛲虫病**：百部、石榴皮各20～30克。水煎，熏洗肛门，每日2次。⑥**假丝酵母菌阴道炎**：百部、苦参各15克，大蒜10瓣。水煎，去渣，取汁加入白糖调服，每日2次，连服3～7日为1个疗程。⑦**眼睑部湿疹**：百部、黄连、黄芩、苦参、白鲜皮、菊花各10克，黄柏、蒲公英各12克，土茯苓15克，蝉蜕6克。水煎，每日1剂，分3次服。

紫菀

别名 紫菀头、紫菀茸、真紫菀、北紫菀、生紫菀、蜜紫菀、炙紫菀。

来源 菊科植物紫菀 *Aster tataricus* L. f. 的干燥根及根茎。

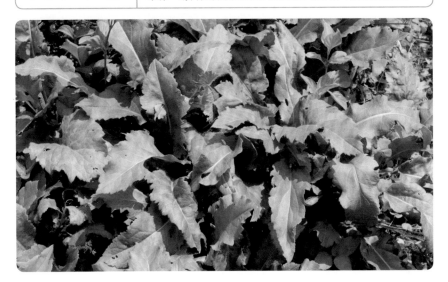

形态特征 多年生草本，高1～1.5米。根茎短，簇生多数细根，外皮灰褐色。茎直立，上部分枝，表面有沟槽。根生叶丛生，开花时脱落；叶片篦状长椭圆形至椭圆状披针形，长20～40厘米，宽6～12厘米，先端钝，基部渐狭，延长成翼状的叶柄，边缘具锐齿，两面疏生小刚毛；茎生叶互生，几无柄，叶片狭长椭圆形或披针形，长18～35厘米，宽5～10厘米，先端锐尖，常带小尖头，中部以下渐狭缩成一狭长基部。头状花序多数，伞房状排列，直径2.5～3.5厘米，有长梗，梗上密被刚毛；总苞半球形，苞片3列，长圆状披针形，绿色微带紫；舌状花带蓝紫色，单性，花冠长15～18毫米，先端3浅裂，基部呈管状，花柱1，柱头2叉；管状花黄色，长约6毫米，先端5齿裂，雄蕊5，花药细长，聚合，包围花柱；子房下位，柱头2叉。瘦果扁平，一侧弯曲，长约3毫米，被短毛；冠毛白色或淡褐色，较瘦果长3～4倍。花期8月，果期9～10月。

生境分布 生长于山地或河边草地。分布于东北、华北、西北等地区，以河北、安徽产者质优。

采收加工 春、秋两季采挖，除去有节的根茎（习称"母根"）和泥沙，编成瓣状晒干，或直接晒干。

饮片特征

本品呈不规则段状。表面棕褐色或紫棕色，略带黏性。有蜜香气，味甜。

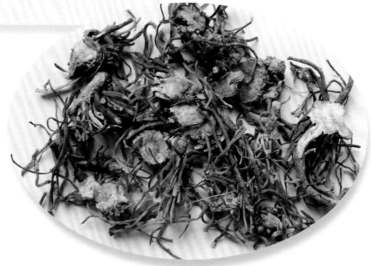

性味归经	辛、甘、苦，温。归肺经。
功效主治	润肺化痰止咳。本品甘润苦泄，辛温不燥，性质平和，主归肺经，长于润肺下气，开肺郁，化痰浊而止咳，故有润肺化痰止咳之功。
药理作用	本品所含皂苷，经家兔口服试验，能促使气管分泌物增加，具显著祛痰作用。紫菀提取物中的紫菀酮，对氨雾所致的咳嗽有较好的镇咳作用；对大肠埃希菌、志贺菌属、伤寒沙门菌、霍乱弧菌等有一定的抑制作用；槲皮素有利尿作用。表无羁萜醇对小鼠艾氏腹水癌有一定的抗癌作用。紫菀皂苷有强力溶血作用。
用法用量	水煎服，5～10克。外感暴咳多生用，肺虚久咳蜜炙用。
使用注意	有实热者忌服。

精选验方

①**慢性气管炎、肺结核咳嗽**：紫菀9克，前胡、荆芥、百部、白前各6克，桔梗、甘草各3克。水煎服。②**百日咳、肺炎、气管炎**：紫菀9克。水煎服。③**咳嗽劳热**：炙紫菀、天冬、桑白皮各9克，黄芩4.5克，桔梗、知母、党参各6克，甘草1.5克。水煎服。④**妇女卒不得小便**：紫菀末9克。水煎服。

款冬花

别名 款花、冬花、炙冬花、炒冬花、蜜炙款冬花。
来源 菊科植物款冬 *Tussilago farfara* L. 的干燥花蕾。

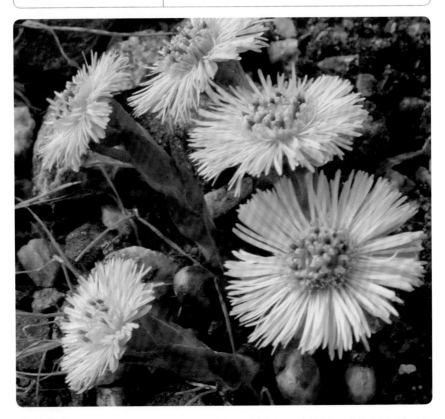

形态特征 多年生草本，高10~25厘米。叶基生，具长柄，叶片圆心形，先端近圆或钝尖，基部心形，边缘有波状疏齿，下面密生白色茸毛。花冬季先叶开放，花茎数个，被白茸毛；鳞状苞叶椭圆形，淡紫褐色；头状花序单一顶生，黄色，外具多数被茸毛的总苞片，边缘具多层舌状花，雌性，中央管状花两性。花期2~3月，果期4月。

生境分布 栽培或野生于河边、沙地。分布于河南、甘肃、山西、陕西等省。甘肃灵台产者称"灵台冬花"，品质最优。

采收加工 12月或地冻前花尚未出土时采挖，除去花梗及泥沙，阴干。本品不宜日晒，不可见雾、露、雨和雪，否则不易保持色泽鲜艳。

饮片特征

本品呈长圆棒状。单生或2～3个基部连生。上端较粗，下端渐细或带有短梗，外面被有多数鱼鳞状苞片。苞片外表面淡红色或紫红色，内表面密被白色絮状茸毛。体轻，撕开后可见白色茸毛。气香，味微苦而辛，带黏性，嚼之呈棉絮状。

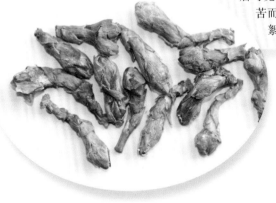

性味归经	辛、微苦，温。归肺经。
功效主治	润肺止咳化痰。本品辛散而润，温而不燥。功同紫菀，为止咳要药。凡咳嗽上气喘促，不论内伤外感、寒嗽热咳，均可选用。
药理作用	本品煎剂可使呼吸道分泌物增加，有明显的镇咳作用，并能兴奋中枢神经系统，引起呼吸兴奋及狂躁不安等；醇提取液及煎剂有升高血压作用；醚提取物能抑制胃肠平滑肌，有解痉作用。
用法用量	水煎服，5～10克，也可烧烟吸之。外感暴咳宜生用，内伤久咳宜炙用。
使用注意	大便溏泻者不宜用。

精选验方

①**肺痈（肺脓肿）**：款冬花、薏苡仁各10克，桔梗15克，炙甘草6克。水煎服。
②**久嗽不止**：款冬花、紫菀各150克。粗捣罗为散，每次15克，以水一中盏，入生姜0.5克，煎至六分，去渣温服，每日3～4次。③**肺结核久咳不已、咳嗽痰血**：款冬花12克，百合30克。水煎服。④**阴虚肺燥、咳嗽喘急、痰中带血、津少音哑**：款冬花、百合各等份。共研粉，炼蜜为丸，每次9克，饭后细嚼，姜汤咽下。
⑤**肺气肿**：款冬花40克，麻黄30克，地龙20克，乌梅60克。水煎浓汁，放入适量冰糖收汁成膏，每次服6～9克，每日3次。

枇杷叶

别名	炙杷叶、毛枇杷叶、炙枇杷叶、蜜枇杷叶、炒枇杷叶。
来源	蔷薇科植物枇杷 *Eriobotrya japonica* (Thunb.) Lindl. 的干燥叶。

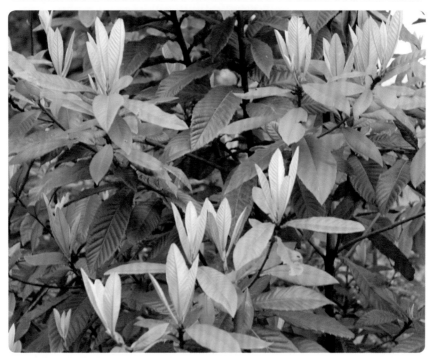

形态特征 常绿小乔木，小枝密生锈色茸毛。叶互生，革质，具短柄或近无柄；叶片呈倒卵形至长椭圆形，边缘上部有疏锯齿；表面多皱，深绿色，背面及叶柄密被锈色茸毛；叶柄短，被棕黄色茸毛；主脉显著隆起，侧脉羽状。圆锥花序顶生，长7～16厘米，具淡黄色茸毛；花芳香，萼片5，花瓣5，白色；雄蕊20；子房下位，柱头5，离生。梨果卵圆形、长圆形或扁圆形，黄色至橙黄色，果肉甜。种子棕褐色，有光泽，圆形或扁圆形。花期10～12月，果期翌年5～6月。

生境分布 常栽种于村边、平地或坡边。分布于广东、江苏、浙江、福建、湖北等南方各地，均为栽培。

采收加工 幼嫩叶片全年均可采收，一般多在4～5月采叶，将叶采摘后，晒至七八成干时，扎成小把再晒干。

饮片特征

本品长短不一，表面老黄，微显光泽，略带黏性，味微甜。

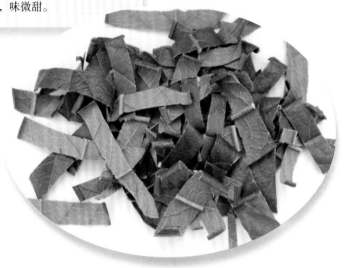

性味归经	苦，微寒。归肺、胃经。
功效主治	清肺止咳、降逆止呕。本品以清降为功，为清肃肺胃之品。故能上清肺热、肃降肺气以化痰止咳；中清胃腑之热、降胃气而止呕哕，除烦渴。具有清肺止咳、降逆止呕之效。
药理作用	本品具止咳、平喘作用及轻度祛痰作用。煎剂在体外对金黄色葡萄球菌有抑制作用。熊果酸有抗炎作用。
用法用量	水煎服，10～15克。枇杷叶背面茸毛甚多，应刷去毛或用布包煎。化痰止咳宜炙用，和胃止呕宜生用或用姜汁拌炒。
使用注意	本品清降苦泄，凡寒嗽及胃寒作呕者不宜用。

精选验方

①急性支气管炎：枇杷叶5克，百部、桔梗、十大功劳各9克。水煎服，每日1剂。
②上呼吸道感染：枇杷叶、车前子、甘草各50克，南天竹40克。加水600毫升，煎取200毫升，每次服15毫升（小儿每次3～5毫升），每日3次。③痰热阻肺型肺癌：枇杷叶15克，苦杏仁10克，蜂蜜10毫升。将苦杏仁、枇杷叶同研粗粉，沸水冲泡10分钟，调入蜂蜜，代茶频饮，一般可冲泡3～5次，当日饮完。④药物性便秘：枇杷叶、前胡各15～20克，白芍45～60克，甘草25～30克。水煎，每日1剂，分2次服。儿童用量酌减。

矮地茶

别名 紫金牛、平地木、老勿大。

来源 紫金牛科植物紫金牛 *Ardisia japonica* (Thunb.) Blume 的干燥全株。

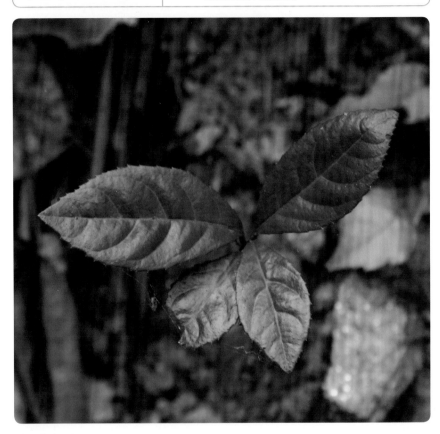

形态特征 常绿小灌木，高10～30厘米。地下茎呈匍匐状，具有纤细的不定根；茎单一，圆柱形，直径约2毫米，表面紫褐色，有细条纹，具有短腺毛。叶互生，通常3～4叶集生于茎梢，呈轮生状；叶柄长5～10毫米，密被短腺毛，无托叶；叶片椭圆形。花着生于茎梢或顶端叶腋，2～6朵集成伞形，花两性，花冠白色或淡红色。核果球形，直径5～10毫米，熟时红色。花期6～9月，果期8～12月。

生境分布 生长于谷地、林下、溪旁阴湿处。分布于长江流域以南各省。

采收加工 全年可采，以秋季采者为好，连根拔起植株，洗净晒干。

饮片特征

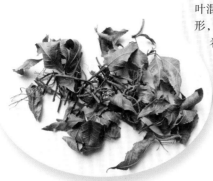

本品呈不规则段状。根、茎、叶混合。根圆柱形。茎略呈扁圆柱形，稍弯曲，表面暗红棕色。叶片卷曲或破碎，灰绿色、棕褐色或红棕色。偶有红棕色球形核果。气微，味微涩。

性味归经	苦、辛，平。归肺、肝经。
功效主治	止咳平喘，清利湿热，活血化瘀。本品辛苦，性平偏凉，行散之中兼有降性。归肺经能清泻肺热、止咳平喘；归厥阴经走血分，则消散瘀血、导瘀下行；又下清肝胆湿热，利湿退黄疸，故有止咳平喘、清利湿热、活血化瘀之功。
药理作用	本品煎剂对小鼠有明显的祛痰作用。矮茶素1号有明显的镇咳作用。紫金牛酚Ⅰ、Ⅱ有抗结核作用。挥发油对金黄色葡萄球菌有较强的抑制作用。紫金牛醌有驱绦虫作用。
用法用量	水煎服，10～30克，单用鲜品30～60克。外用：捣敷。
使用注意	服用本品或矮地茶素片，少数患者有胃脘部不适等消化道反应。

精选验方

①**肺痈（肺脓肿）**：矮地茶、鱼腥草各50克。水煎，分2次服。②**血痢**：矮地茶茎叶适量。水煎服。③**小儿脱肛**：矮地茶10克，鸡蛋1枚。煮熟服食。④**黄疸型肝炎**：矮地茶、车前草、阴行草各30克，白茅根15克。水煎服。⑤**筋骨痛**：矮地茶根、茜草根、羊蹄根各30克，威灵仙根10克。黄酒与水各半煎服。⑥**白带过多**：矮地茶30克，公鸡1只。同炖服食。⑦**慢性支气管炎**：矮地茶20克，胡颓子叶、鱼腥草各25克，桔梗10克。水煎，每日1剂，分3次服。⑧**小儿肺炎**：矮地茶50克，枇杷叶7片，陈皮25克。水煎，每日1剂，分2次服。咯血或痰中带血者，加墨旱莲25克。⑨**肺结核**：矮地茶100克，菝葜、白马骨各50克。加水300毫升煎成150毫升，每次服50毫升，每日3次。⑩**溃疡病出血**：50%矮地茶煎剂100～200毫升，分3～4次服。⑪**急性黄疸型肝炎**：矮地茶50克，大枣10枚，红糖适量。水煎，每日1剂，连服1个月。

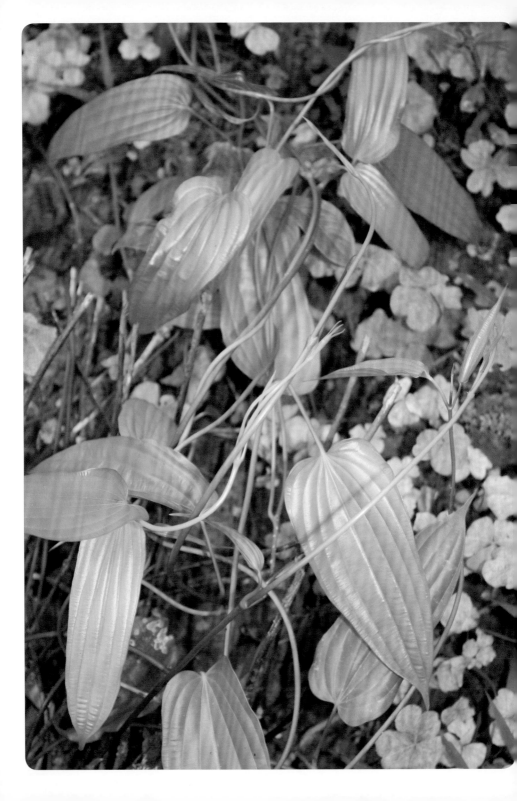

第十三章
安神药

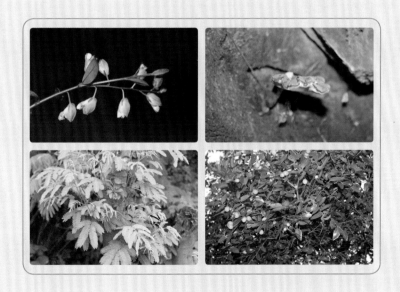

酸枣仁

别名 生枣仁、炒枣仁。
来源 鼠李科植物酸枣 *Ziziphus jujuba* Mill. var. *spinosa* (Bunge) Hu ex H. F. Chow 的干燥成熟种子。

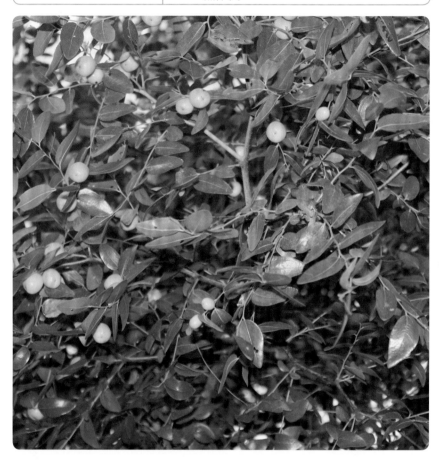

形态特征 落叶灌木或小乔木，枝上有两种刺：一为针状直形，长1～2厘米；一为向下反曲，长约5毫米。单叶互生，叶片椭圆形至卵状披针形，托叶细长，针状。花黄绿色，2～3朵簇生叶腋，花梗极短。核果近球形，先端尖，具果柄，熟时暗红色。花期4～5月，果期9～10月。

生境分布 生长于阳坡或干燥瘠土处，常形成灌木丛。分布于河北、河南、山西、山东、辽宁、陕西等省。

采收加工 秋末冬初果实成熟时采收，除去果肉，碾碎果核，取出种子，晒干。生用或炒用，用时打碎。

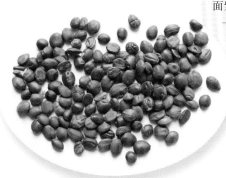

本品呈扁圆形或扁椭圆形。表面紫红色或紫褐色，平滑有光泽，一面中间有一隆起的纵线纹，另一面凸起，尖端有小凹陷，微显白色。种皮较脆。种仁2，浅黄色，富油性。气微，味淡。

性味归经	甘、酸，平。归心、肝、胆、脾经。
功效主治	养心益肝，安神敛汗。味甘则补，归心经则养心血，归肝经则补肝阴，心血得养而神志可安，酸又能敛汗，故有养心益肝、安神、敛汗之功。
药理作用	实验证明，生酸枣仁及炒酸枣仁对多种动物及人均有显著的镇静催眠作用，据此可以否定"生用醒睡，炒用安眠"之说，有效成分为酸枣仁皂苷，具有镇痛及降温作用，并能对抗吗啡引起的狂躁。酸枣仁水溶性成分对子宫有兴奋作用，孕妇使用应注意。酸枣仁还有降压及抗心律失常作用。动物实验表明，酸枣仁配伍五味子有抗烫伤、休克及减轻烫伤局部水肿的作用。
用法用量	水煎服，10～20克；研末吞服，每次1.5～3克。
使用注意	肠滑泄泻、心脾实热、感冒风寒者不宜服用。

精选验方

①**心悸不眠**：酸枣仁适量。研末，每次6克，每日2次，淡竹叶煎汤送服，宜连服1周。②**气虚自汗**：酸枣仁、党参各15克，黄芪30克，白术12克，五味子9克，大枣4枚。水煎，分3次服。③**神经衰弱**：酸枣仁15克，桑椹30克。加水以大火煎沸，改小火煎20分钟，取汁100毫升顿服，每日1次，2周为1个疗程。④**失血过多导致的心神不安，睡卧不宁**：酸枣仁、人参各30克，朱砂10克。共研细末，炼蜜为丸（大如弹子），每次服食1丸。⑤**肝肾阴虚盗汗**：酸枣仁、五味子、山茱萸、糯稻根各等份。水煎服，每日1～2剂；或酸枣仁与人参、茯苓共研为细末，米汤送服。⑥**病愈后，昼夜虚烦不得眠**：榆白皮、酸枣仁各20克。水煎，每日1剂，温服。⑦**心虚不得眠**：酸枣仁30克，茯神12克，炙甘草3克，人参9克，陈皮、生姜各6克。每日1剂，加水600毫升煎至120毫升，分3次服。

柏子仁

别名　侧柏仁、柏子霜。
来源　柏科植物侧柏 *Platycladus orientalis* (L.) Franco 的干燥成熟种仁。

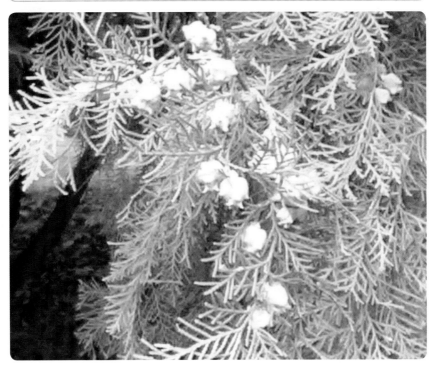

形态特征 常绿乔木，高达20米，直径可达1米；树冠圆锥形，分枝多，树皮红褐色，呈鳞片状剥落；小枝扁平，呈羽状排列。叶十字对生，细小鳞片状，紧贴于小枝上，亮绿色，先端尖，背有凹陷的腺体1。雌雄同株，雄球花多生在下部的小枝上，呈卵圆形，长2～3毫米，具短柄，有5～10对雄蕊；雌球花生于上部的小枝上，球形，无柄，直径3～4毫米，鳞片3对，有时4对，下面2对肉质突起，基部各生有2个直立胚珠。球果卵圆形，长1.2～2.5厘米，肉质，浅蓝色，后变为木质，深褐色而硬，裂开，果鳞的顶端有一钩状刺，向外方卷曲。种子椭圆形，无刺，淡黄色，质柔软，长约0.5厘米，直径约0.3厘米。花期4月，果期9～10月。

生境分布 生长于湿润肥沃的山坡。全国大部分地区均产。主要分布于山东、河南、河北、湖北等省。

采收加工 冬初种子成熟时采收，晒干，压碎种皮，簸净，阴干，收集种仁用。

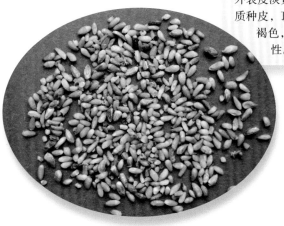

饮片特征

本品呈长椭圆形或长卵形。外表皮淡黄棕色或黄白色，外包膜质种皮，顶端略尖，有小点，呈深褐色，基部钝圆。质软，富油性。气微香，味淡。

性味归经	甘，平。归心、肾、大肠经。
功效主治	养心安神，止汗，润肠。本品味甘则补，归心补血而养心安神；汗为心之液，心血充足，则汗出可止；况质润多油脂，归大肠而润肠通便，故有此功。
药理作用	本品含大量脂肪油，故有润肠通便作用。
用法用量	用时打碎，10～20克。便溏者可用柏子仁霜。
使用注意	便溏及多痰者慎用。

精选验方

①**口舌生疮**：鲜柏子仁30克。洗净，开水冲泡，代茶饮（直至汁液色淡为止）。每日1剂，连服数日。②**变异型心绞痛**：柏子养心丸。每次2丸，每日3次。③**梦游症**：柏子仁、酸枣仁各10克，柴胡、白芍、当归各8克，龙齿、石菖蒲各6克，合欢皮、首乌藤各12克。水煎服，每日1剂。④**神经症**：柏子仁、酸枣仁、茯神各15克，远志10克，紫贝齿、益智、枸杞子各25克，鳖甲、龟甲、党参各20克。水煎服，每日1剂。⑤**心悸、失眠**：柏子仁、首乌藤各20克，炒酸枣仁、茯苓、远志各15克。水煎服。⑥**大便秘结**：柏子仁、火麻仁各25克。水煎服。⑦**病毒性心肌炎**：柏子仁、当归、党参、炒栀子、炙远志、茯苓、茯神、石菖蒲、3酸枣仁、煅龙齿各10克，炙甘草6克。水煎，每日1剂，分2次服，15日为1个疗程。⑧**气滞血瘀型痛经**：柏子仁、赤芍、当归各12克，泽兰、香附、续断各14克，红花2克，牛膝6克，延胡索8克。水煎服，每日1剂（甜酒为引）。

远 志

别名 远志肉、远志筒、关远志、制远志、蜜炙远志。
来源 远志科植物远志 *Polygala tenuifolia* Willd. 或卵叶远志 *Polygala sibirica* L. 的干燥根。

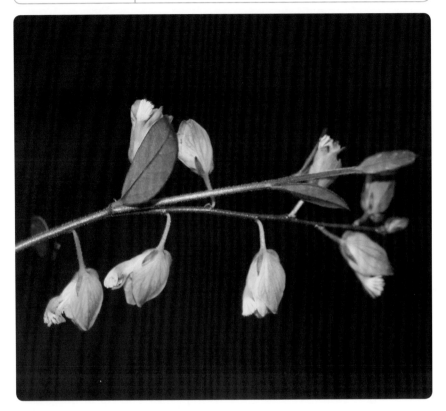

形态特征 多年生矮小草本，高约30厘米。茎丛生，纤细，近无毛。叶互生，线形或狭线形，近无柄。总状花序，花偏向一侧，花绿白色带紫。蒴果扁，倒卵形，边缘有狭翅。种子扁平，黑色，密被白色细茸毛。花期5~7月，果期7~9月。

生境分布 生长于海拔400~1000米的路旁或山坡草地。分布于陕西、山西、河北、河南、吉林等地。以山西、陕西产者为道地药材，习称"关远志"。

采收加工 春、秋两季挖取其根，除去残基须根泥沙，晒干，生用或蜜炙用。过去趁新鲜时，选择较粗的根，抽去木心，即称"远志筒"，较细的根，用棒捶裂，除去木心，称"远志肉"，因加工复杂，现药典规定不再应用此种加工方法。

饮片特征

本品为圆柱形结节状小段。外表皮灰黄色至灰棕色，有较深密且凹陷的横皱纹、纵皱纹及裂纹。质硬而脆，易折断。切面皮部棕黄色，木部黄白色，木部与皮部易分离。气微，味苦、微辛，嚼之有刺喉感。

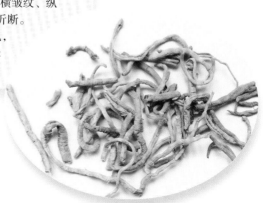

性味归经	辛、苦、微温。归心、肾、肺经。
功效主治	宁心安神，祛痰开窍，消散痈肿。本品辛苦微温，性善宣泄通达，既能交通心肾，又能助心气，开心郁，故能宁心安神；味辛通利，既能祛痰，又利心窍，故又有祛痰开窍之功；况苦泄温通，有疏通气血之壅滞而有消散痈肿之效果。
药理作用	远志具明显的祛痰作用，其祛痰成分主要在皮内，木质部已无甚效果。祛痰作用可能是由于所含皂苷对胃黏膜的刺激作用，反射性促进支气管分泌液增加所致。皮、木质部均有催眠作用，并有抗惊厥作用。远志皂苷具有溶血作用，此种作用皮部较木质部强。远志还具降压活性。远志乙醇提取物在体外可抑制革兰阳性菌、志贺菌属、伤寒沙门菌及人型结核分枝杆菌。远志皂苷能刺激胃黏膜而反射地引起轻度恶心，故胃炎及溃疡病患者应避免使用。
用法用量	水煎服，5～15克。外用：适量。
使用注意	凡实热或痰火内盛者，以及有胃溃疡或胃炎者慎用。

精选验方

①**脑风头痛**：远志末适量。吸入鼻中。②**喉痹作痛**：远志末适量。吹喉，涎出为度。③**乳腺炎**：远志10克。焙干，研细，酒冲服。药渣敷患处。④**健忘**：远志末适量。冲服。⑤**神经衰弱、健忘心悸、多梦失眠**：远志适量。研粉，每次5克，每日2次，米汤冲服。⑥**心悸失眠**：远志5克，珍珠母25克，酸枣仁15克，炙甘草7.5克。水煎服。⑦**阴阳亏虚所致的心悸**：远志、桂枝各6克，茯苓、白术、当归、党参、赤芍各10克，川芎5克，甘草3克。水煎，每日1剂，分次服。

合欢皮

别名 芙蓉树皮。
来源 豆科植物合欢 *Albizia julibrissin* Durazz. 的干燥树皮。

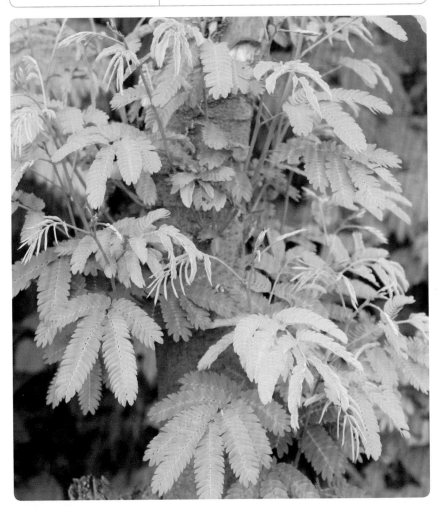

形态特征 落叶乔木，高4～15米。羽片4～12对，小叶10～30对，长圆形至线形，两侧极偏斜。花序头状，多数，伞房状排列，腋生或顶生，花淡红色。荚果线形，扁平，幼时有毛。花期6～7月，果期为10月。

生境分布 生长于林边、路旁及山坡上。全国大部分地区都有分布。主要分布于长江流域各省（区）。

采收加工 夏、秋两季剥取树皮，切片，晒干，生用。

饮片特征

本品呈丝状或块状。外表皮粗糙，有的可见棕色或红棕色椭圆形横向皮孔；内表面具细纵皱纹。切面近外皮处有断续、排列不整齐的黄白色条带。质硬而脆，易折断，断面呈纤维性片状，易层层剥离。

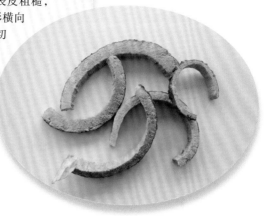

性味归经	甘，平。归心、肝经。
功效主治	安神解郁，活血消肿。本品甘补心血而安神，疏肝而解郁，郁解结散则肿消血活，故有安神解郁、活血消肿之效。
药理作用	本品对小鼠自发性活动能显著抑制，呈现镇静、催眠作用。对妊娠子宫能增强其节律收缩，并有抗早孕效应。
用法用量	水煎服，10～15克。
使用注意	孕妇慎用。

精选验方

①**心烦失眠：**合欢皮9克，首乌藤15克。水煎服。②**夜盲：**合欢皮、千层塔各9克。水煎服。③**疮痈肿痛：**合欢皮、紫花地丁、蒲公英各10克。水煎服。④**肺痈（肺脓肿）咳吐脓血：**合欢皮、芦根、鱼腥草各15克，桃仁、黄芩各10克。水煎服。⑤**神经衰弱、郁闷不乐、失眠健忘：**合欢皮或花、首乌藤各15克，酸枣仁10克，柴胡9克。水煎服。⑥**跌打损伤、瘀血肿痛：**合欢皮15克，川芎、当归各10克，没药、乳香各8克。水煎服。⑦**肝郁气滞型子宫内膜癌：**合欢皮、白芍、山药、白花蛇舌草、夏枯草各30克，柴胡、青皮、枳壳各10克，郁金、茯苓、白术、当归各15克。水煎，每日1剂，分2次服。⑧**顽固性失眠：**合欢皮、墨旱莲、生地黄、白芍、女贞子、丹参各15克，法半夏、夏枯草各10克，生牡蛎、首乌藤各30克。水煎2次，两煎所得药汁分置：睡前1小时服用头煎，夜间醒后服用二煎；如果夜间不醒，则第二日早晨服二煎。⑨**百日咳：**合欢皮、白前、炙枇杷叶各6克，百部、南沙参各8克，贝母5克，苦杏仁、葶苈子各3克。水煎，每日1剂，分3次服。

灵 芝

别名 灵芝草。

来源 多孔菌科植物紫芝 *Ganoderma sinense* Zhao，Xu et Zhang、赤芝 *Ganoderma lucidum* (Leyss.ex Fr.) Karst. 的全株。

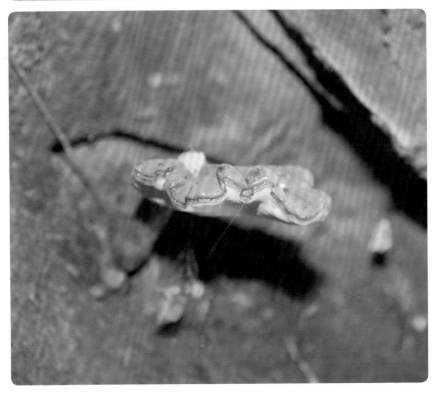

形态特征 菌盖木栓质，肾形，红褐色、红紫色或暗紫色，具漆样光泽，有环状棱纹和辐射状皱纹，大小及形态变化很大，大型个体的菌盖为20厘米×10厘米，厚约2厘米，一般个体为4厘米×3厘米，厚0.5～1厘米，下面有无数小孔，管口呈白色或淡褐色，每毫米内有4～5个，管口圆形，内壁为子实层，孢子产生于担子顶端。菌柄侧生，极少偏生，长于菌盖直径，紫褐色至黑色，有漆样光泽，坚硬。孢子卵圆形，（8～11）厘米×7厘米，壁2层，内壁褐色，表面有小疣，外壁透明无色。

生境分布 生长于栎树及其他阔叶树的枯干、腐朽的木桩旁，喜生于植被密度大、光照短、表土肥沃、潮湿疏松之处。分布于浙江、江西、湖南、广西、福建、广东、贵州等省（区）。

采收加工 秋季采收，洗净，晒干用。

饮片特征

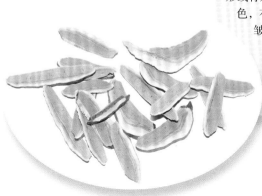

本品呈伞状，菌盖半圆形、近圆形或肾形。皮壳坚硬，黄褐色至红褐色，有光泽，具环状棱纹和辐射状皱纹。菌肉白色至淡棕色。菌柄圆柱形，侧生，少偏生，红褐色至紫褐色，光亮。孢子细小，黄褐色。气微香，味苦涩。

性味归经	甘，平。归心、肝、肺经。
功效主治	养心安神，止咳平喘，补气养血。本品味甘则补，归心、肝经则补血养血而养心安神，归肺经则补气而止咳平喘，故有养心安神、止咳平喘、补气养血之功。
药理作用	本品能降低中枢神经系统的兴奋性，起镇静作用。酊剂能对抗电惊厥，并有一定的镇痛作用。有祛痰、止咳、平喘作用。有一定的保肝、解毒、降血糖及抗放射效应，并对实验性胃溃疡有保护作用。有强心、降压、提高耐缺氧能力，及保护心肌缺血、降血脂、抗动脉粥样硬化作用。灵芝多糖能提高机体的免疫力，其抗肿瘤作用也与此有关。
用法用量	水煎服，3～15克；研末，每服1.5～3克；或用各种灵芝制剂。
使用注意	服用时忌过量，忌久服。

精选验方

①**神经衰弱、心悸头晕、夜寐不宁**：灵芝1.5～3克。水煎服，每日2次。②**慢性肝炎、肾盂肾炎、支气管哮喘**：灵芝适量。焙干，研末，开水冲服。③**过敏性哮喘**：灵芝、紫苏叶各6克，半夏4.5克，厚朴3克，茯苓9克。水煎，加冰糖服。④**高胆固醇血症**：灵芝10克。切碎，每日1剂，水煎3次，分2～3次服。⑤**气血双亏型肺癌**：猪苓、灵芝、黄芪、半枝莲、白花蛇舌草各30克，人参6克，白术、茯苓、天冬各15克，当归、熟地黄各12克。每日1剂，水煎，分2次服。⑥**白血病**：灵芝50克，蜂乳50毫升。将灵芝洗净，切碎，加水250毫升煎30分钟，然后取汁；再加水250毫升煎半小时，药汁混合。每日1剂，分3次服（以蜂乳调服），30日为1个疗程。

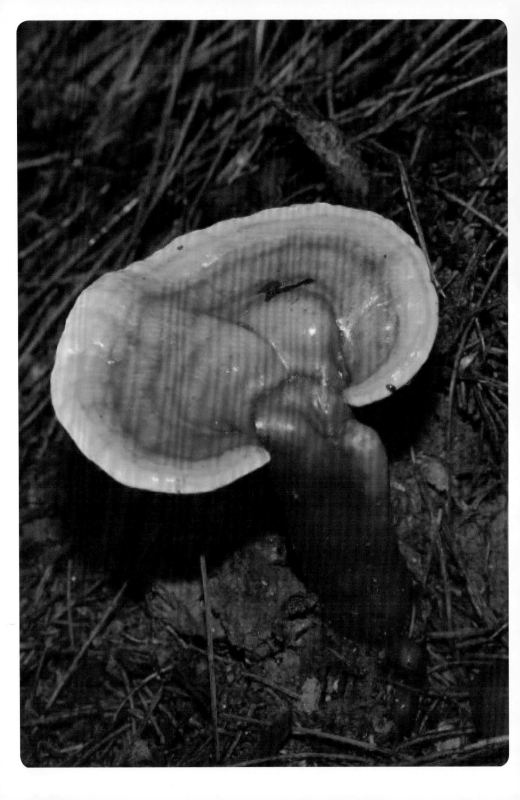

第十四章
平肝息风药

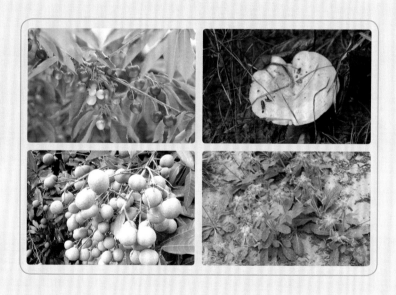

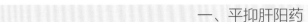

一、平抑肝阳药

蒺 藜

别名 刺蒺藜、白蒺藜、蒺藜子。
来源 蒺藜科植物蒺藜 *Tribulus terrestris* L. 的成熟果实。

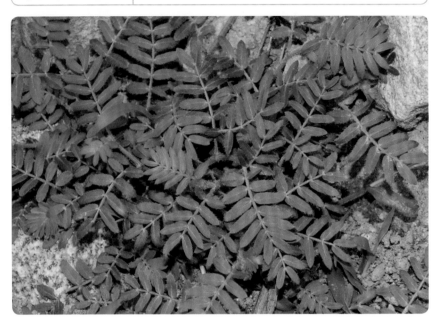

形态特征 一年或多年生草本，全株密被灰白色柔毛。茎匍匐，由基部生出多数分枝，枝长30～60厘米，表面有纵纹。双数羽状复叶，对生，叶连柄长2.5～6厘米；托叶对生，形小，卵形至卵状披针形；小叶5～7对，具短柄或几无柄，小叶片长椭圆形，长5～16毫米，宽2～6毫米，先端短尖或急尖，基部常偏斜，上面仅中脉及边缘疏生细柔毛，下面毛较密。花单生叶腋，直径8～20毫米，花梗丝状；萼片5，卵状披针形，边缘膜质透明；花瓣5，黄色，倒广卵形；花盘环状；雄蕊10，生于花盘基部，其中5枚较长且与花瓣对生，在基部的外侧各有1小腺体，花药椭圆形，花丝丝状；子房上位，卵形，通常5室，花柱短，圆柱形，柱头5，线形。果五角形，直径约1厘米，由5个果瓣组成，成熟时分离，每果瓣呈斧形，两端有硬尖刺各1对，先端隆起，具细短刺；每分果有种子2～3枚。花期5～7月，果期7～9月。

生境分布 生长于沙丘、路旁。分布于河南、河北、山东、安徽等省。

采收加工 秋季果实成熟时采割植株，晒干，打下果实，碾去硬刺，簸净杂质。

饮片特征

本品呈放射状五棱形。表面绿白色或灰白色，背部隆起，有许多网纹及小刺。质坚硬，破面可见白色而有油性的种仁。无臭，味苦、辛。

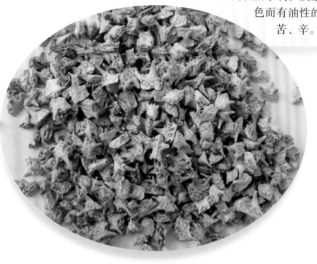

性味归经	苦、辛，平。归肝经。
功效主治	平肝疏肝，祛风明目。本品苦泄辛散，主归肝经，能平肝阳、解肝郁，兼能疏散肌肤及肝经风热，故有平肝疏肝、祛风明目之效。
药理作用	水浸剂及乙醇浸出液对麻醉动物有降压作用。煎剂有利尿作用。生物碱和水溶性部分能抑制大鼠小肠运动，对乙酰胆碱有拮抗作用，并能抑制金黄色葡萄球菌、大肠埃希菌的生长。
用法用量	水煎服，6～15克。外用：适量。
使用注意	孕妇慎用。

精选验方

①白癜风：蒺藜、补骨脂、白鲜皮、生地黄各15克，白芷、菟丝子、赤芍、防风各10克，僵蚕6克，红花6～10克，丹参15～20克。水煎服，每日（或隔日）1剂。
②肝虚视物模糊：蒺藜、女贞子、枸杞子、生地黄、菊花各10克。水煎服，每日1剂。③眼疾、翳障不明：蒺藜（带刺炒）120克，葳蕤（炒）90克。共研为散，每早9克，白汤调服。④胸痹，膈中胀闷不通或作痛：蒺藜300克。带刺炒，磨为细末，白汤调服，每日早、中、晚各12克。

罗布麻叶

别名	茶叶花、泽漆麻、野茶叶、红根草、野麻。
来源	夹竹桃科植物罗布麻 *Apocynum venetum* L. 的叶。

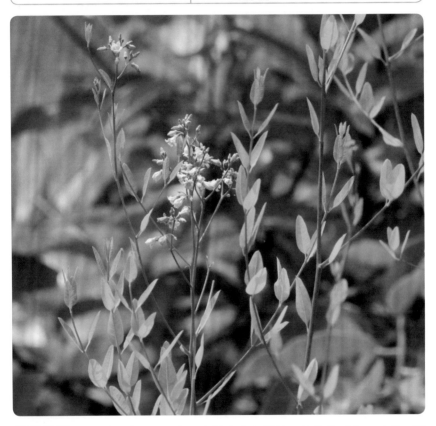

形态特征 半灌木，高1.5～4米，全株有白色乳汁，枝条常对生，无毛，紫红色或淡红色，背阴部分为绿色。叶对生于中上部分枝处或互生。单歧聚伞花序顶生，花萼5深裂；花冠紫红色或粉红色，钟状，上部5裂，花冠内有明显的3条紫红色脉纹，基部内侧有副花冠及花盘。蓇葖果长角状，叉生。种子多数，顶生一簇白色细长毛。花期6～8月，果期9～10月。

生境分布 生长于河岸、山沟、山坡的沙质地。分布于我国东北、西北、华北等地区。

采收加工 夏季开花前采摘叶片，除去杂质，干燥。

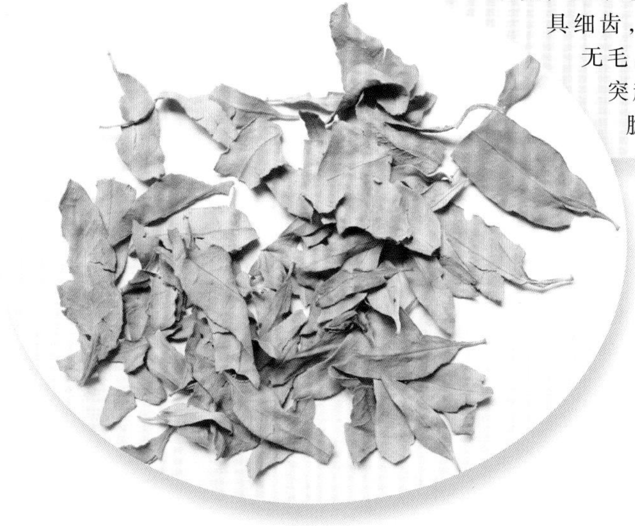

饮片特征

本品多皱缩卷曲，有的破碎，完整者呈椭圆形或卵圆状披针形，灰绿色或淡绿色，先端钝，有小芒尖，基部钝圆或楔形，边缘具细齿，常反卷，两面无毛，叶脉于下表面突起，叶柄细。质脆。气微，味淡。

性味归经	甘、苦，凉。归肝经。
功效主治	平抑肝阳，清热，利尿。本品苦凉，清热降泄，归肝经能泻肝火平抑肝阳，其性清泄以清热利尿。
药理作用	罗布麻叶煎剂有降压作用、利尿作用和降血脂作用，也有一定的镇静、抗惊厥作用。
用法用量	水煎服或开水泡服，3～15克。
使用注意	脾胃虚寒者不宜长期服用。

精选验方

①**高血压**：罗布麻叶20克。开水泡，代茶饮。②**急性肾炎高血压**：罗布麻叶、菊花各10克。沸水浸泡，每日1剂，分3～4次服。③**肝炎腹胀**：罗布麻叶、延胡索各10克，甜瓜蒂7.5克，丁香5克，木香15克。共研末，开水送服，每次2.5克，每日2次。④**神经衰弱、眩晕、心悸、失眠**：罗布麻叶5～10克。开水冲泡，代茶喝。⑤**单纯性肥胖症伴有高血压**：罗布麻叶、山楂各10克。上药共研为粗末，放入保湿杯中，用沸水冲泡。每日1剂，代茶饮。

钩 藤

别名　双钩、嫩钩藤。
来源　茜草科植物钩藤 *Uncaria rhynchophylla* (Miq.) ex Havil 的干燥带钩茎枝。

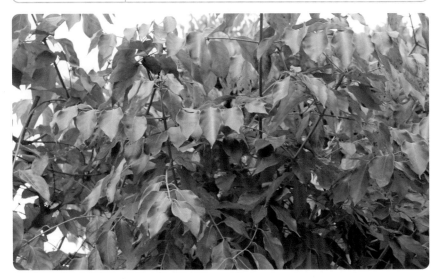

形态特征 钩藤：干燥的带钩茎枝，茎枝略呈方柱形，长约2厘米，直径约2毫米，表面红棕色或棕褐色，一端有一环状的茎节，稍突起，节上有对生的2个弯钩，形如船锚，尖端向内卷曲，也有单钩的，钩大小不一，基部稍圆，直径2~3毫米，全体光滑，略可见纵纹。质轻而坚，不易折断，断面外层呈棕红色，髓部呈淡黄色而疏松如海绵状。气无，味淡。以双钩形如锚状、茎细、钩结实、光滑、色红褐或紫褐者为佳。**华钩藤**：性状与钩藤大致相同。唯茎枝呈方柱形，直径为2~3毫米，表面灰棕色。**大叶钩藤**：攀援状大藤本，高12~15米。叶革质，宽椭圆形或长椭圆形。头状花序圆球形，单生叶腋，开花时直径4~4.5厘米，花序柄长3.5~6.5厘米，有褐黄色粗毛；花淡黄色，长约1.6厘米，萼管长，5裂；花冠管状漏斗形，5裂。裂片覆瓦状排列；雄蕊5；子房下位，纺锤形，2室。蒴果有长柄，纺锤形，长1~1.5厘米，有粗毛。花期6~7月，果期10~11月。

生境分布 生长于灌木林或杂木林中。分布于广西、江西、湖南、浙江、广东、四川等长江以南地区。

采收加工 春、秋两季采收带钩的嫩枝，剪去无钩的藤茎，晒干。或先置锅内蒸片刻，或于沸水中略烫后再取出晒干。

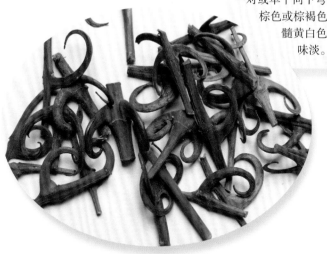

饮片特征

本品呈不规则段状。茎节上有一对或单个向下弯曲的钩，表面红棕色或棕褐色，切面黄棕色，髓黄白色或中空。无臭，味淡。

性味归经	甘，微寒。归肝、心包经。
功效主治	息风止痉，清热平肝。本品味甘微寒，轻清疏泄，清肝火、平肝阳、息肝风、止痉挛，有良好的息风止痉作用。
药理作用	本品煎剂及提取物均有明显的降压作用，且无快速耐受现象。煎剂有镇静和抗惊厥作用。钩藤乙醇浸膏能制止豚鼠癫痫的发作。
用法用量	水煎服，10~15克，宜后下。其有效成分钩藤碱加热后易被破坏，故不宜久煎。一般煎煮10~20分钟为宜。
使用注意	无风热及实热者慎用。

精选验方

①**小儿惊热**：钩藤50克，硝石25克，甘草（炙微赤，锉）0.5克。捣细罗为散，以温水调下，每次2克，每日3~4次。②**胎动不安**：钩藤、桔梗、人参、茯神、当归、桑寄生各5克。水煎服。③**高血压**：钩藤12克，菊花、桑叶、夏枯草各10克。水煎服。④**三叉神经痛**：钩藤、地龙各24克，白芷10克，秦艽、丹参各15克，川芎9克，僵蚕、木瓜、大枣各12克，全蝎6克，白芍20克。水煎服。⑤**便秘**：钩藤、茯苓、橘红、伏龙肝各9克，炙甘草6克。水煎服，每日1剂。⑥**癫痫经常发作**：钩藤、天麻、远志、菖蒲各6克，太子参、茯苓、生麦芽、生牡蛎、生白芍各9克，炙甘草3克。水煎服。

二、息风止痉药

天 麻

别名 冬麻、明天麻。
来源 兰科植物天麻 *Gastrodia elata* Bl. 的干燥块茎。

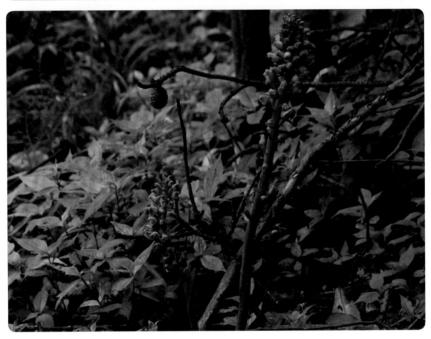

形态特征 多年生寄生植物。寄主为密环菌，以密环菌的菌丝或菌丝的分泌物为营养源。块茎横生，椭圆形或卵圆形，肉质；茎单一，直立，黄红色。叶退化呈膜质鳞片状，互生，下部鞘状抱茎。总状花序顶生；苞片膜质，披针形或狭叶披针形，具细脉；花淡绿黄色或橙红色，花被下部合生呈歪壶状，顶端5裂；唇瓣高于花被管2/3，能育冠状雄蕊1，着生于雄蕊上端，子房柄扭转。蒴果长圆形或倒卵形。种子多而极小，呈粉末状。花、果期5~7月。

生境分布 生长于腐殖质较多而湿润的林下，向阳灌木丛及草坡也有。分布于四川、云南、贵州等省。

采收加工 冬、春两季采挖。冬采者名"冬麻"，质量优良；春采者名"春麻"，质量逊于冬麻。采挖后除去地上茎及须根，洗净泥土，用清水泡，及时擦去粗皮，随即放入清水或白矾水中浸泡，再水煮或蒸，至中心无白点时为度，取出干燥。

本品为类长圆形或不规则形的薄片。外表面黄白色至淡棕黄色，边缘具纵裂纹。切面黄白色至淡棕色，角质样，半透明。质坚脆。气微，味甘。

性味归经	甘，平。归肝经。
功效主治	息风止痉，平抑肝阳，祛风通络。本品甘缓质润，能缓肝急而平抑肝阳、息风止痉；又能祛风通络。
药理作用	本品有镇静、抗惊厥、镇痛、降压作用，能增强免疫力及耐缺氧能力。
用法用量	水煎服，3~10克；研末吞服，每次1~1.5克。
使用注意	津液衰少，血虚、阴虚者慎用；不可与御风草根同用，否则有令人肠结的危险。

精选验方

①**头晕、肢体疼痛、皮肤瘙痒、偏头痛等**：天麻9克，川芎6克。每日1次，水煎2次，药液混合，早、晚分服。②**风湿痹痛、四肢拘挛**：天麻25克，川芎100克。共研为末，炼蜜为丸（如芡子大），每次嚼服1丸，饭后茶或酒送下。③**半身不遂、风湿痹痛、坐骨神经痛、慢性腰腿痛**：天麻、杜仲、牛膝各30克，枸杞子50克，羌活20克。切片，放烧酒中浸泡7日，每次服1小盅，每日2~3次。④**卒中所致的半身不遂**：天麻9克，当归36克，全蝎（去尾）7.5克。共研极细末，每取6克，水煎服，每日2次。⑤**高血压、眩晕、失眠**：天麻、黄芩、川牛膝各15克，钩藤、桑寄生、杜仲、益母草、首乌藤各20克，石决明25克，栀子10克。水煎服。⑥**小儿高热惊厥**：天麻、全蝎各5克，桑叶15克，菊花10克，钩藤20克。水煎服。

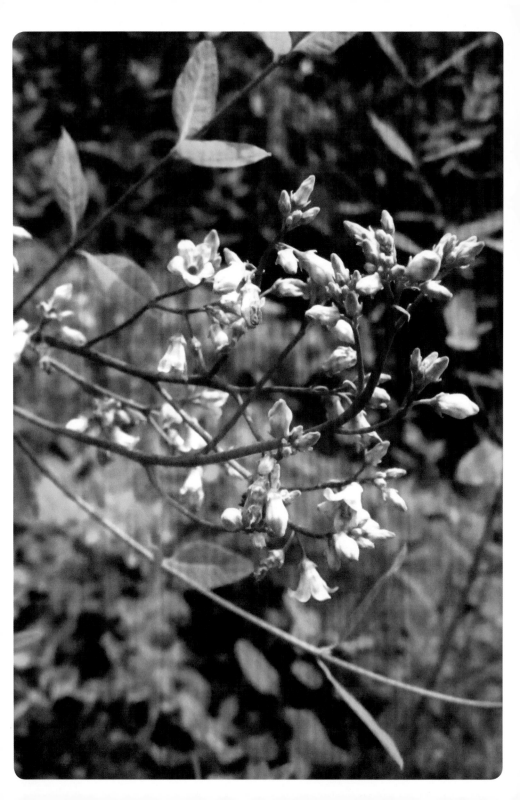

第十五章
开窍药

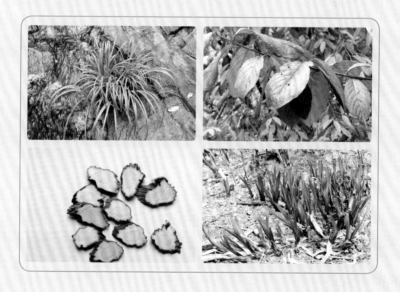

菖蒲

别名 臭菖蒲、水菖蒲、泥菖蒲、大叶菖蒲、白菖蒲。
来源 天南星科植物水菖蒲 *Acorus calamus* L.的干燥根茎。

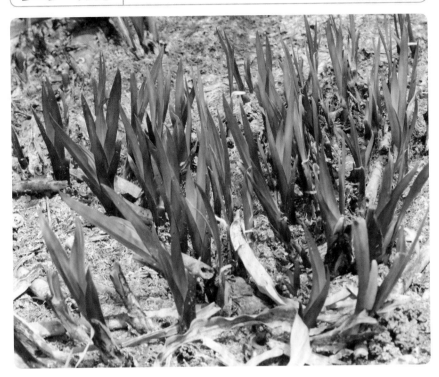

形态特征 多年生水生草本植物。有香气，根状茎横走，粗壮，稍扁，直径0.5～2厘米，有多数不定根（须根）。叶基生，叶片剑状线形，长50～120厘米，或更长，中部宽1～3厘米，叶基部呈鞘状，抱茎，中部以下渐尖，中主脉明显，两侧均隆起，每侧有3～5条平行脉；叶基部有膜质叶鞘，后脱落。花茎基生，扁三棱形，长20～50厘米，叶状佛焰苞长20～40厘米；肉穗花序直立或斜向上生长，圆柱形，黄绿色，长4～9毫米，直径6～12厘米；花两性，密集生长，花被片6，条形，长约2.5毫米，宽约1毫米；雄蕊6，稍长于花被，花丝扁平，花药淡黄色；子房长圆柱形，长约3毫米，直径约1.2毫米，顶端圆锥状，花柱短，胚珠多数。浆果红色，长圆形，有种子1～4枚。花期6～9月，果期8～10月。

生境分布 生长于海拔2600米以下的水边、沼泽湿地或湖泊浮岛上。南北两半球的温带、亚热带都有分布。原产于中国、日本，北美洲也有分布。

采收加工 8～9月采挖根茎，除去茎叶及细根，晒干。

饮片特征

本品呈类圆形或椭圆形片状，周边淡黄棕色或暗棕褐色。切面类白色或淡棕色，呈海绵状，有一明显环纹，具筋脉点和小孔。气香特异，味微辛。

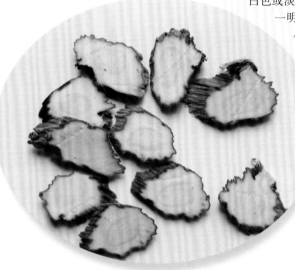

性味归经	辛、苦，温。归心、肝、胃经。
功效主治	化痰开窍，除湿健胃，杀虫止痒。主治痰厥昏迷、卒中、癫痫、惊悸健忘、耳鸣耳聋、食积腹痛、痢疾泄泻、风湿疼痛、湿疹、疥疮。
药理作用	水菖蒲挥发油对组胺和乙酰胆碱混合液喷雾吸入引起的哮喘发作有良好的平喘作用。水菖蒲水浸剂对紫色毛癣菌、同心性癣菌、星形奴卡菌有不同程度的抑制作用。提取挥发油后的水煎剂对金黄色葡萄球菌和肺炎链球菌也有较强的抑制作用。
用法用量	水煎服，3~6克，或入丸、散。外用：适量，水洗或研末调敷。
使用注意	阴虚阳亢、汗多、精滑者慎服。

精选验方

①心气虚弱、血不养心所致之失眠：菖蒲、茯神、远志（炙）各24克，酒地黄120克，龙眼肉、当归、黄芪各60克，白术45克，川芎、酸枣仁、杭白芍、党参、甘草各30克。研细末，炼蜜为丸（每丸重9克），每日3次，每次1丸，开水送下。②健忘：菖蒲30克，茯苓60克，远志、人参各12克。上4味治下筛，饮服1克，每日3次。③喉痹肿痛：菖蒲适量。捣汁，烧铁秤锤淬酒一杯饮之。

石菖蒲

别名 菖蒲、鲜菖蒲。
来源 天南星科植物石菖蒲 *Acorus tatarinowii* Schott 的干燥根茎。

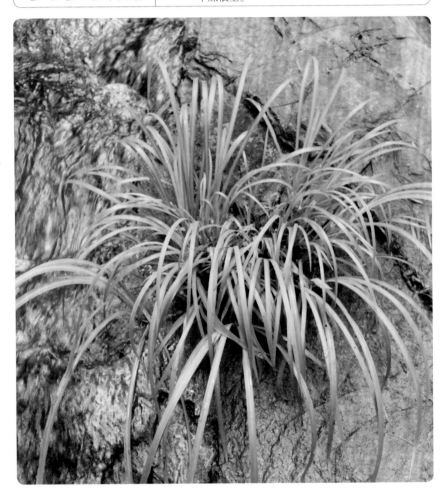

形态特征 多年生草本。根茎横卧，具分枝，因而植株呈丛生状，分枝常被纤维状宿存叶基。叶根生，剑状线形，无中脉，平行脉多数，稍隆起。花茎扁三棱形，肉穗花序圆柱状，佛焰苞片叶状，较短，为肉穗花序长的1~2倍，花黄绿色。浆果倒卵形。花、果期2~6月。

生境分布 生长于阴湿环境，在郁密度较大的树下也能生长。分布于四川、浙江、江苏等省。

采收加工 秋、冬两季采挖，除去叶、须根及泥沙，晒干。

饮片特征

本品为类圆形或椭圆形薄片，直径0.3~1厘米。外表皮灰棕色至暗棕色，有的可见细纵皱纹、节痕、毛状的残留叶基或圆点状根痕。切面类白色，环纹明显，有众多筋脉小点及淡棕色油点。质坚。断面纤维性。气芳香，味苦、微辛。

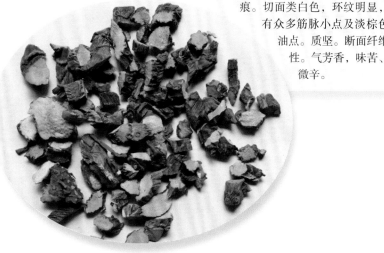

性味归经	辛、苦，温。归心、胃经。
功效主治	开窍宁神，化湿和胃。本品辛开苦燥温通，芳香走窜，不但有开窍宁心安神之功，且兼具化湿、豁痰、辟秽之效。
药理作用	石菖蒲有抗电惊厥、抗戊四氮阵挛性惊厥的作用。对离体豚鼠气管、回肠有解痉作用，并有提高小鼠记忆的作用。
用法用量	水煎服，5~10克，鲜品加倍。外用：适量。
使用注意	阴亏血虚及精滑多汗者不宜用。

精选验方

①**产后崩中、下血不止**：石菖蒲50克。酒二盏，煎取一盏，去渣分3服，饭前温服。②**病后耳聋**：生石菖蒲汁适量。滴入耳中。③**阴汗湿痒**：石菖蒲、蛇床子各等份。研为末，每日搽2~3次。④**跌打损伤**：鲜石菖蒲适量，甜酒糟少许。捣烂，外敷。⑤**中暑腹痛**：石菖蒲15~25克。磨水顿服。⑥**痰迷心窍**：石菖蒲、生姜各适量。共捣汁灌下。⑦**噤口恶痢，粒米不入者**：石菖蒲30克，黄连、甘草、五谷虫各9克。研为末，蜜汤调送少许。

安息香

别名	拙贝罗香、野茉莉。
来源	安息香科植物白花树 *Styrax tonkinensis* (Pierre) Craib ex Hart. 的干燥树脂。

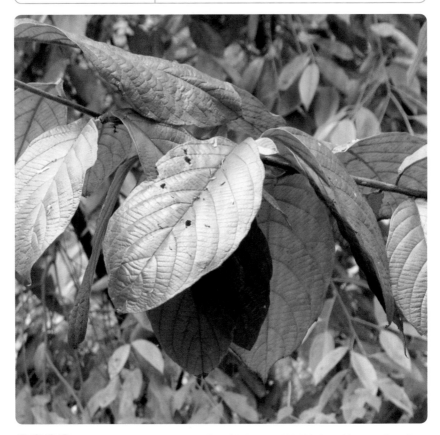

形态特征 乔木，高10～20米，树皮绿棕色，嫩枝被棕色星状毛。叶互生，长卵形，长达11厘米，宽达4.5厘米，叶缘具不规则齿牙，上面稍有光泽，下面密被白色短星状毛；叶柄长约1厘米。总状或圆锥花序腋生及顶生，被毡毛；苞片小，早落；花萼短钟形，5浅齿；花冠5深裂，裂片披针形，长约为萼筒的3倍；花萼及花瓣外面被银白色丝状毛，内面棕红色；雄蕊8～10，花药线形，2室；子房上位，卵形，密被白色茸毛，下部2～3室，上部单室，花柱细长，棕红色。果实扁球形，长约2厘米，灰棕色。种子坚果状，红棕色，具6浅色纵纹。花期4～6月，果期8～10月。

生境分布 分布于越南、老挝及泰国等地，我国云南、广西也产。

采收加工 树干经自然损伤或夏、秋两季割裂树干，收集流出的树脂，阴干。

饮片特征

本品为不规则的小块，稍扁平，常黏结成团块。表面橙黄色，具蜡样光泽（自然出脂），或为不规则的圆柱状、扁平块状。表面灰白色至淡黄白色（人工割脂）。质脆，易碎，断面平坦，白色，放置后逐渐变为淡黄棕色至红棕色，加热则软化熔融。气芳香，味微辛，嚼之有砂粒感。

性味归经	辛、苦，平。归心、脾经。
功效主治	开窍醒神，行气活血，止痛。本品气味芳香、辛温行散，走窜，归心经可芳香开窍醒神，归脾经可避秽解毒而安中行气。此外，本品辛散温通，气血同治，行气活血而止痛。
药理作用	安息香酊为刺激性祛痰药，置入热水中吸收其蒸汽，则能直接刺激呼吸道黏膜而增加其分泌，可用于支气管炎以促进痰液排出，还可外用作局部防腐剂。
用法用量	多入丸、散服，0.6～1.5克。
使用注意	阴虚火旺者慎服。

精选验方

①**冠心病**：安息香适量。研末，沸水冲服，每次2～3克。②**腰肌劳损**：安息香、杜仲、徐长卿、卷柏、牛膝各10克，延胡索15克，马钱子（有毒，慎用）6克，重楼8克。将马钱子用香油炸黄，研细末，其他药合研细末，与马钱子末混匀后过80目筛，装瓶备用；温开水冲服，每次3克，每日2次，12日为1个疗程。③**妇女产后血晕、血胀、口噤垂死者**：安息香3克，五灵脂（水飞净末）15克。和匀，炒姜汤调下，每服3克。④**卒然心痛，或经年频发**：安息香适量。研末，沸水调服1.5克。

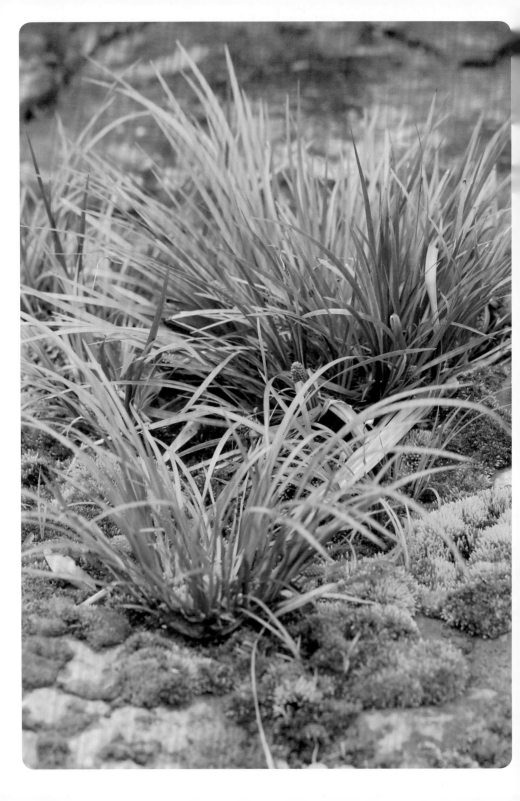

第十六章
补虚药

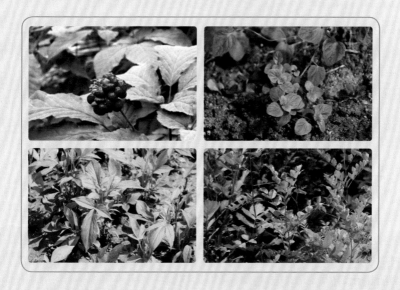

人参

别名 红参、参须、生晒参、边条参、白糖参、人参水子（鲜品）。

来源 五加科植物人参 *Panax ginseng* C. A. Mey.的干燥根。

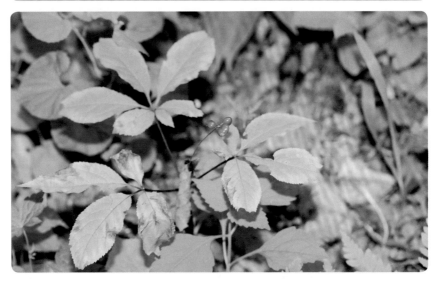

形态特征 多年生草本。根状茎（芦头）短，上有茎痕（芦碗）和芽苞；茎单生，直立，高40～60厘米。叶为掌状复叶，2～6轮生茎顶，小叶3～5，中部的1片最大，卵形或椭圆形，基部楔形，先端渐尖，边缘有细尖锯齿，上面沿中脉疏被刚毛。伞形花序顶生，花小，花萼钟形；花瓣淡黄绿色。浆果状核果扁球形或肾形，成熟时鲜红色，扁圆形。花期5～6月，果期6～9月。

生境分布 生长于昼夜温差小的海拔500～1100米山地缓坡或斜坡地的针阔混交林或杂木林中。分布于吉林、辽宁、黑龙江。以吉林抚松县产量最大，质量最好，称"吉林参"。野生者称"山参"；栽培者称"园参"。

采收加工 多于秋季9月间挖取生长5～7年的圆参根部，涮洗干净，为圆参水子。山参于7月下旬至9月果实成熟时采挖，用骨针拨开泥土，小心挖取，尽可能保持枝根部和须根完整，去净泥土、茎叶，称"野山参水子"。将圆参剪去小枝根，硫黄熏后晒干，称"生晒参"；如不去小枝根晒干，称"全须生晒参"；小枝根及须根晒干，称"白参须"。圆参去枝根及须根，洗净，蒸2～3小时，至参根呈黄色，皮呈半透明状，取出晒干或烘干，称"红参"；其中带有较长枝根者又称边条红参。剪下的枝根和须根如上法蒸熟并干燥称"红参须"。

饮片特征

　　本品为圆形、类圆形的薄片，直径0.1～2厘米。外表皮黄白色至灰黄色，具明显纵皱纹、纵沟纹，有的可见突起的横长皮孔或断续的横环纹。切面类白色，粉性，可见一棕黄色环纹及放射状细裂隙，皮部散有黄棕色小点。质脆。香气特异，味微苦、甘。

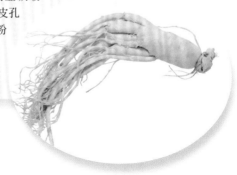

性味归经	甘、微苦，微温。归脾、肺、心经。
功效主治	大补元气，补脾益肺，生津止渴，安神增智。本品甘重于苦，温而不燥。甘温主补，大补元气，为补虚扶正之要药。入太阴补脾气，脾气旺则生气化血，血充则神宁，气旺则智聪。
药理作用	本品对高级神经活动的兴奋和抑制过程均有增强作用，能增强神经活动过程的灵活性，提高脑力劳动功能。对多种动物心脏均有先兴奋后抑制、小量兴奋大量抑制的作用。能兴奋垂体-肾上腺皮质系统，提高应激反应能力。有抗休克、抗疲劳、降低血糖的作用。
用法用量	小火另煎兑服，5～10克；研末吞服，每次1.5～2克，每日1～2次；煎浓汁，数次灌服，用于急救15～30克。
使用注意	实证、热证而正气不虚者忌服。反藜芦，畏五灵脂、萝卜。服人参时不宜喝茶、食萝卜，以免影响药力。

精选验方

①**脱肛**：人参芦头20枚。文火焙干，研末，分20包，早、晚空腹米饮调服1包。②**心律失常**：人参3～5克（或党参15克），麦冬10克。水煎，饮汤食参，每日2剂。③**精少不孕、中气不足**：人参、白术、杜仲、补骨脂、枳壳各15克，黄芪160克，升麻10克，木香、柴胡各5克。水煎服，每日1剂。④**气虚便秘**：人参9克，白术、茯苓各12克，黄芪15克，当归、黄精、柏子仁（冲）、松子仁（冲）各10克，甘草7克。水煎，每日1剂，分2次服。⑤**阳虚证寻常狼疮**：人参、熟地黄各15克，鹿角胶、当归、贝母各10克，川芎、白芥子、炮姜各6克，香附、桔梗各12克。水煎服，每日1剂。⑥**单纯疱疹**：人参、桔梗、细辛、甘草、茯苓、天花粉、白术、薄荷各10克。水煎服，每服1剂。

一、补气药

西洋参

别名　洋参、花旗参。

来源　五加科植物西洋参 *Panax quinquefolium* L的干燥根。

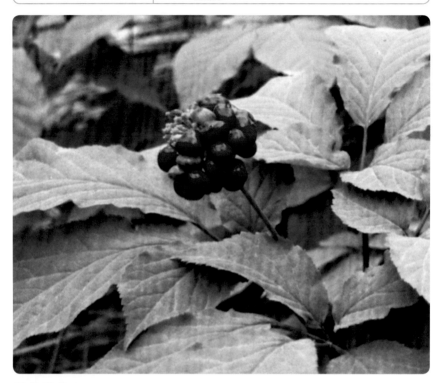

形态特征　多年生草本。茎单一，不分枝。1年生无茎，生3出复叶1，2年生有2枚3出或5出复叶；3～5年生3、5枚掌状复叶，复叶中两侧小叶较小，中间一片小叶较大，小叶倒卵形，边缘具细重锯齿，但小叶下半部边缘的锯齿不明显；总叶柄长4～7厘米。伞状花序顶生，总花梗常较叶柄略长；花6～20，萼绿色。浆果状核果扁圆形，熟时鲜红色，种子2枚。花期7月，果期9月。

生境分布　生长于土质疏松、土层较厚、肥沃、富含腐殖质的森林沙质土壤上。分布于美国、加拿大及法国，我国有栽培。

采收加工　秋季挖取生长3～6年的根，除去分枝、须尾，晒干。喷水湿润，去外皮，再以硫黄熏之，晒干后色白起粉，称"粉皮西洋参"。挖起后即连皮晒干或烘干，外表土黄色，并有细密色黑横纹者，称"原皮西洋参"。

饮片特征

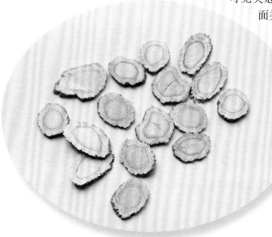

本品为圆形、类圆形的薄片，直径0.8～2厘米。外表皮灰黄色至淡黄褐色，具细密纵皱纹，可见突起的横长皮孔或横环纹。切面类白色或淡黄白色，略显粉性，可见一灰棕色环纹，皮部散有黄棕色小点。质硬。气微而特异，味微苦、甘。

性味归经	甘、微苦，寒。归心、肺、肾经。
功效主治	补气养阴，清火生津。本品既能补气，又能养阴、清火。性寒而补，虚而有火者相宜。凡欲用人参而不受人参温补者，皆可以此代之。
药理作用	本品有抗疲劳、抗利尿、抗缺氧、镇静、兴奋中枢作用，但作用较人参缓和。尚具有降血糖，影响脂质、蛋白质代谢的作用，但均较人参弱。西洋参皂苷还有抗心律失常作用。
用法用量	水煎服，3～6克；或入丸、散。入煎剂需另煎兑服。
使用注意	中阳虚衰、寒湿中阻及气郁化火等一切实证、火郁之证均忌服。反藜芦，忌铁器及火炒炮制本品。

精选验方

①**失眠**：西洋参3克，灵芝15克。水煎，代茶饮。②**便秘**：西洋参粉1小茶匙（干粉）。下午2时用开水冲服。③**气虚**：西洋参、麦冬、石斛、六一散各10克。开水冲服，渣子也可以嚼着吃。④**低血压症**：西洋参5克，桂枝15克，制附子12克，生甘草10克。开水泡，代茶频饮，每日1剂（服至血压恢复正常为止）。
⑤**晚期胃癌日久或化学治疗毒副反应，出现胃阴亏虚症状者**：西洋参、炙甘草各10克，麦冬、白扁豆、玉竹、大枣、生地黄各15克，麦芽12克，姜半夏5克。水煎，每日1剂，分2次服。

本草纲目常用中草药彩色图鉴

一、补气药

党 参

别名　野台党、潞党参。
来源　桔梗科植物党参 *Codonopsis pilosula* (Franch.) Nannf. 的干燥根。

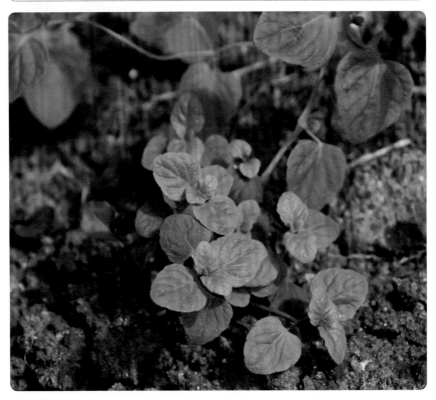

形态特征　多年生草本，有白色乳汁。根肥大肉质，呈长圆柱形，顶端有膨大的根头，具多数瘤状茎痕；茎缠绕，长而多分枝。叶在主茎及侧枝上互生，在小枝上近对生，叶卵形，全缘或微波状，上面绿色，被糙伏毛，下面粉绿色，密被柔毛。花单生于枝端；花萼贴生至子房中部，花冠阔钟状，黄绿色，内面有紫斑。蒴果短圆锥状，种子细小，多数。花、果期7～10月。

生境分布　生长于山地林边及灌丛中。分布于山西、陕西、甘肃等省及东北等地区。以山西产的潞党参、东北产的东党参、甘肃产的西党品质为佳。

采收加工　3年以上者于秋季（9～10月）采挖为佳。洗净泥土，按大小分别用绳穿起，晒至半干，用手或木板搓揉，使皮部与木部紧贴，搓、晒交替，直至全干。

饮片特征

本品为类圆形的厚片。外表皮灰黄色至黄棕色，上部切片有致密的环状横纹，有时可见根头部有多数疣状突起的茎痕和芽。切面皮部淡黄色至淡棕色，木部淡黄色，有裂隙或放射状纹理，质稍硬或略带韧性，有特殊香气，味微甜。均以条粗壮、质柔润、气味浓、嚼之无渣者为佳。

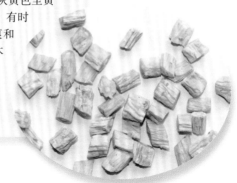

性味归经	甘，平。归脾、肺经。
功效主治	补中益气，生津养血。本品味甘性平，善补中气，润肺生津。尤其可贵者，健脾运而不燥，滋胃阴而不湿，润肺而不犯寒凉，养血而不偏滋腻。故有补中益气、生津养血之功。
药理作用	本品具强壮作用，如能抗疲劳及提高耐高温能力，具"适应原"样作用。对神经系统有兴奋作用，能增强机体抵抗力，同时使红细胞及血红蛋白增加。能扩张周围血管而降低血压，并能抑制肾上腺素的升压作用。
用法用量	水煎服，6~10克，大剂量可用至30克；或入丸、散。
使用注意	本品虽药性平和，但味甘能补气生热助邪，虚弱无实邪者宜用。气滞者禁用，正虚邪实者不宜单用。反藜芦，畏五灵脂。

精选验方

①**小儿口疮**：党参50克，黄柏25克。共研细末，吹撒患处。②**心律失常**：党参10克，麦冬8克，五味子3克。共研细末，每日1剂，分2次服。③**肝癌**：党参、茯苓、白术、炙黄芪、炒白扁豆各9克，薏苡仁15~30克，陈皮6克，炙甘草3克。水煎服，每日1剂。④**心绞痛**：党参20克，麦冬、黄芪、生地黄各15克，茯苓12克，丹参18克，甘草6克，五味子9克。水煎服。⑤**糖尿病**：党参15克，西瓜皮、枸杞子各50克。水煎服。⑥**低血压症**：党参、黄精各30克，炙甘草10克。每日1剂，水煎，顿服。⑦**气血两亏之心悸**：党参、五味子、麦冬、枸杞子、钩藤、牡蛎、白芍、当归、龙骨、甘草各适量。水煎服，每日1剂。⑧**冠心病**：党参25克，麦冬、瓜蒌各20克，五味子、红花、赤芍、丹参、薤白各15克，桂枝10克。水煎，每日1剂，分2次服，30日为1个疗程。

白 术

别名 冬术、浙术、种术、于术。
来源 菊科植物白术 *Atractylodes macrocephala* Koidz. 的根茎。

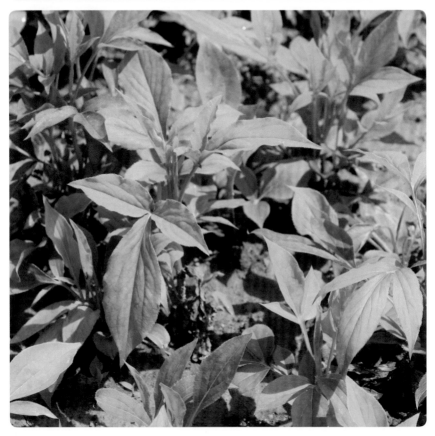

形态特征 多年生草本，高30~60厘米。根状茎肥厚，略呈拳状；茎直立，上部分枝。叶互生，叶片3，深裂或上部茎的叶片不分裂，裂片椭圆形，边缘有刺。头状花序顶生，总苞钟状，花冠紫红色。瘦果椭圆形，稍扁。花、果期8~10月。

生境分布 原生长于山区丘陵地带，野生种在原产地几已绝迹。现广为栽培。分布于浙江、湖北、湖南等省。以浙江于潜产者最佳，称"于术"。

采收加工 冬季下部叶枯黄、上部叶变脆时采挖2~3年生的根茎。除去泥沙，烘干或晒干，再除去须根。

饮片特征

本品为不规则的厚片。外表皮灰黄色或灰棕色，有瘤状突起及纵皱和沟纹。切面黄白色至淡棕色，不平坦。散生棕黄色的点状油室，木部具放射状纹理；烘干者切面角质样，色较深或有裂隙。气清香，味甘、微辛，嚼之略带黏性。

性味归经	苦、甘，温。归脾、胃经。
功效主治	补气健脾，燥湿利水，止汗，安胎。本品具良好的补气健脾作用；苦温燥湿利水，又为治脾虚水肿的佳品。通过补气健脾，达固表止汗、脾气健旺、生气化血、胎元得养而自安，故有安胎之效。
药理作用	本品具有明显持久的利尿作用，降血糖作用。煎剂有保护肝脏、防止四氯化碳引起的肝糖原减少的作用，有强壮作用、抗血凝作用。
用法用量	水煎服，5～15克。燥湿利水宜生用，补气健脾宜炒用，健脾止泻宜炒焦用。
使用注意	本品燥湿伤阴，阴虚内热、津液亏耗者忌用。

精选验方

①**白细胞减少症脾胃虚寒者**：白术100克，羊肚（洗净、切细）1具。共煮至羊肚熟烂，每日1剂，分3次服。②**小儿腹泻（消化不良性）**：白术粉（米汤制）、槟榔粉各等份。每日饭后服用，每次9克，连服3日。③**小儿流涎**：白术9克。捣碎，放小碗中，加适量水蒸，再加少许糖，分次灌服。④**小儿积食**：白术粉（麸制）、鸡内金粉各5克。拌入面粉内，加入适量芝麻，烤成薄饼食，连用3日。⑤**便秘**：生白术60克，生地黄30克，升麻3克。先用冷水浸泡1小时后煎煮2次，混合两煎液，早、晚分服，每日1剂。⑥**小儿夜间磨牙**：白术、柏子仁各等份。蒸食，于每晚睡觉前服，每次6克，连服2周。⑦**胸腹胀满**：白术、香附各15克，枳壳30克，槟榔10克。水煎服。⑧**肝脾不和、火燥郁滞导致的黄褐斑**：白术、柴胡、当归、白芍、茯苓、薄荷、牡丹皮各9克，龙胆、甘草各6克，生姜3克。水煎，每日1剂，分2次服。

甘草

别名	国老、粉甘草、生甘草、炙甘草、甘草梢、甘草节、甘草头。
来源	豆科植物甘草 *Glycyrrhiza uralensis* Fisch. 的干燥根及根茎。

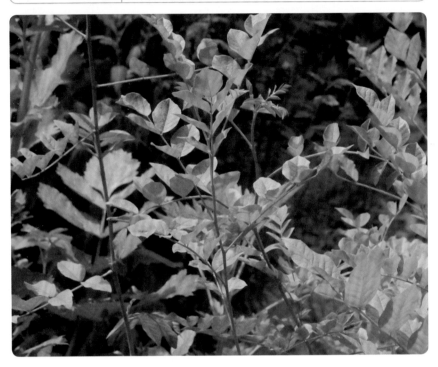

形态特征 多年生草本植物，高30～80厘米。根茎多横走，主根甚发达，外皮红棕色或暗棕色；茎直立，有白色短毛和刺毛状腺体。奇数羽状复叶互生，小叶7～17对，卵状椭圆形，全缘，两面被短毛及腺体。总状花序腋生，花密集；花萼钟状，外被短毛或刺状腺体，花冠蝶形，紫红色或蓝紫色。荚果扁平，呈镰刀形或环状弯曲，外面密被刺状腺毛。种子扁卵圆形，褐色。花期6～8月，果期7～10月。

生境分布 生长于干旱、半干旱的荒漠草原及沙漠边缘和黄土丘陵地带。分布于内蒙古、山西、甘肃、新疆等省（区）。

采收加工 春、秋两季均可采挖，但以春季为佳。将挖取的根和根茎，切去茎基的幼芽串条、枝杈、须根，洗净，截成适当的长短段，按粗细、大小分等，晒至半干，打成小捆，再晒至全干。去掉栓皮者，称"粉甘草"。

饮片特征

本品为类圆形或椭圆形厚片，或斜片。表面黄白色，略显纤维性，中间有一较明显的棕色环纹及放射状纹理，有裂隙。周边棕红色、棕色或灰棕色，粗糙，具纵皱纹。质坚，有粉性。气微，味甜而特殊。粉甘草表面淡黄色，显菊花纹，周边光洁，淡黄色，有刀削痕迹，质坚实，粉性，气味同甘草。

性味归经	甘，平。归心、肺、脾、胃经。
功效主治	补脾益气，祛痰止咳，清热解毒，缓急止痛，调和诸药。本品甘平，为治脾胃之要药。生用偏凉，能清热解毒，祛痰止咳；炙用偏温，能补中益气，其甘缓之性又可缓急止痛，调和药性。
药理作用	本品具有盐皮质激素及糖皮质激素样作用。有抗炎、抗变态反应作用，有抗消化道溃疡作用，解毒作用，解痉作用。
用法用量	水煎服，3～10克。生用：清热解毒。炙用：补中益气。
使用注意	恶心呕吐者忌用。各种水肿、肾病、高血压、低血钾、充血性心力衰竭者不宜服。不宜与洋地黄、利尿药、水杨酸、硫酰尿类降血糖药合用。

精选验方

①**消化性溃疡**：甘草粉适量。口服，每次3～5克，每日3次。②**原发性血小板减少性紫癜**：甘草12～20克。水煎，早、晚分服。③**室性早搏**：生甘草、炙甘草、泽泻各30克。水煎，每日2剂，早、晚分服。④**肺结核**：甘草50克。水煎，每日1剂，分3次服。⑤**胃和十二指肠溃疡**：甘草、海螵蛸各15克，白术、延胡索各9克，白芍12克，党参10克。水煎服。⑥**癔症**：甘草25克，大枣50克，浮小麦20克。水煎服。⑦**暑热烦渴**：甘草5克，西瓜皮50克，滑石30克。水煎服。⑧**变应性鼻炎**：甘草8克，乌梅、柴胡、防风、五味子各12克。水煎（每次饮用时加15毫升蜂蜜），每日1剂，分2次服。⑨**流行性感冒**：甘草15克，贯众、板蓝根各30克。开水冲泡，代茶饮，每日1剂。⑩**急性咽炎**：甘草3克，桔梗6克，葱白2根。将桔梗、甘草水煎6分钟，再放入葱白焖2分钟，热服，早、晚各1次。

本草纲目常用中草药彩色图鉴

一、补气药

黄 精

别名 酒黄精。
来源 百合科植物黄精 *Polygonatum sibiricum* Red. 等的干燥根茎。

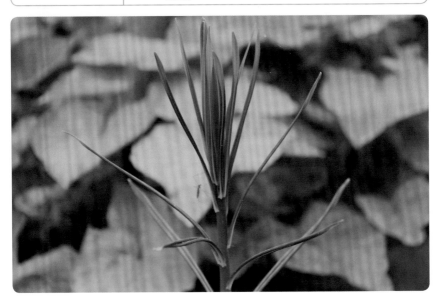

形态特征 多年生草本。根茎横生，肥大肉质，黄白色，略呈扁圆形，有数个茎痕，茎痕处较粗大，最粗处直径可达2.5厘米，生少数须根；茎直立，圆柱形，单一，高50~80厘米，光滑无毛。叶无柄，通常4~5枚轮生；叶片线状披针形至线形，长7~11厘米，宽5~12毫米，先端渐尖并卷曲，上面绿色，下面淡绿色。花腋生，下垂，花梗长1.5~2厘米，先端2枝，着生花2；苞片小，远较花梗短；花被筒状，长8~13毫米，白色，先端6齿裂，带绿白色；雄蕊6，着生于花被管的中部，花丝光滑；雌蕊1，与雄蕊等长，子房上位，柱头上有白色毛。浆果球形，直径7~10毫米，成熟时黑色。花期5~6月，果期6~7月。

生境分布 生长于土层较深厚、疏松肥沃、排水和保水性能较好的土壤中。分布于贵州、湖南、浙江、广西、河北、河南、湖北等省（区）。目前除贵州、湖南、广西分布姜形黄精质优外，安徽九华山所产者也属上品。北方河北、内蒙古大量出产者为鸡头黄精。

采收加工 春、秋两季采挖，除去须根，洗净，置沸水中略烫或蒸至透心，干燥。

饮片特征

本品为类圆形或不规则的片。表面淡黄色至黄棕色，具环节，有皱纹及须根痕。质硬而韧，不易折断，断面角质。气微，味甜，嚼之有黏性。

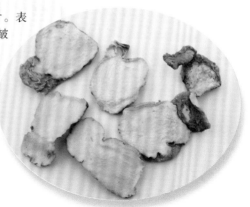

性味归经	甘，平。归肺、脾、肾经。
功效主治	补脾益气，润肺滋肾。本品甘平滋润，既可补气，又可补阴。但性质平和，作用缓慢，可作为久服滋补之品。
药理作用	本品有增加冠状动脉血流量及降压作用，并能降血脂及减轻冠状动脉粥样硬化的程度。对肾上腺素引起的血糖过高，有显著抑制作用。能提高机体免疫功能，促进DNA、RNA及蛋白质的合成，其多糖类提取物有促进淋巴细胞转化的作用。
用法用量	水煎服，10~20克，鲜品30~60克；或入丸、散；或熬膏。外用：适量，煎水洗，或以酒、醋泡涂。
使用注意	本品滋腻，易助湿滞气。凡脾虚有湿、咳嗽痰多、中寒便溏及痞满气滞者均不宜服。

精选验方

①**肺结核、病后体虚**：黄精25~50克。水煎服（或炖猪肉食）。②**脾胃虚弱、体倦无力**：黄精、山药、党参各50克。蒸鸡食。③**胃热口渴**：黄精30克，山药、熟地黄各25克，麦冬、天花粉各20克。水煎服。④**肺痨咯血、白带异常**：鲜黄精100克，冰糖50克。开水炖服。⑤**蛲虫病**：黄精40克，冰糖50克。炖服。⑥**小儿下肢痿软**：黄精、冬蜜各50克。开水炖服。⑦**心房颤动**：黄精30克。水煎，分2次服，每日1剂，15日为1个疗程。⑧**骨质增生**：黄精、威灵仙各30克，杭白芍30~60克，制川乌、制草乌各12克，生甘草10克，野木瓜15克。水煎服，每日1剂。⑨**泛发性神经性皮炎**：黄精、雷公藤、鸡血藤、大血藤、黄芪各20克。水煎，每日1剂，分2次服。⑩**恶性黑色素瘤**：黄精60克。水煎，代茶饮，每日1剂。

巴戟天

别名	巴戟、盐巴戟、巴戟肉、制巴戟。
来源	茜草科植物巴戟天 *Morinda officinalis* How 的干燥根。

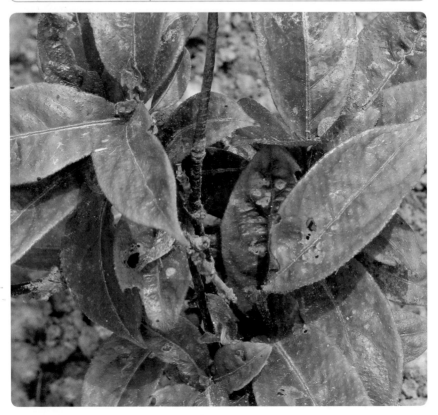

形态特征 藤状灌木。根肉质肥厚，圆柱形，呈结节状。茎有纵棱，小枝幼时有褐色粗毛。叶对生，叶片长椭圆形，全缘，叶缘常有稀疏的短睫毛，下面中脉被短粗毛，托叶鞘状。头状花序有花2～10，排列于枝端，花梗被污黄色短粗毛，花萼先端有不规则的齿裂或近平截，花冠白色，肉质。核果近球形，种子4枚。花期4～5月，果期9～10月。

生境分布 生长于山谷、溪边或林下。分布于广东、广西等省（区）。

采收加工 秋、冬两季采收为宜。栽培品5～7年后采挖，洗净泥土，除去须根，晒至六七成干，用木槌轻轻捶扁，晒干；或先蒸过，晒至半干后，捶扁，晒干。

饮片特征

本品为扁圆柱形筒状或不规则形段片，直径0.5~2厘米，表面灰黄色或暗灰色，具纵纹及横裂纹，有的外皮横向断离露出木部，形似连珠。质坚韧，断面皮部厚，紫色或淡紫色，易与木部剥离；木部坚硬，黄棕色或黄白色，直径1~5毫米。无臭，味甘而微涩。

性味归经	辛、甘，微温。归肾经。
功效主治	补肾助阳，祛风除湿。本品甘温能补，辛温能行，专归肾经，有内补肾阳、外祛风湿之功，温而不燥，补而不滞。尤宜于肾阳虚兼风湿痹痛者。
药理作用	本品有促肾上腺皮质激素样作用，可使幼鼠胸腺萎缩，抑制肉芽肿，使大鼠肾上腺皮质囊状带有一定程度变化，维生素C和脂类均有不同程度减少，碱性磷酸酶反应增高，肝糖原含量增加。
用法用量	水煎服，10~15克，或入丸、散。
使用注意	阴虚火旺者不宜单用。

精选验方

①**老人衰弱、足膝痿软**：巴戟天、熟地黄各10克，人参4克（或党参10克），菟丝子、补骨脂各6克，小茴香2克。水煎服，每日1剂。②**男子阳痿早泄、女子宫寒不孕**：巴戟天、覆盆子、党参、六神曲、菟丝子各9克，山药18克。水煎服，每日1剂。③**遗尿、小便不禁**：巴戟天、覆盆子各12克，益智10克。水煎服，每日1剂。④**肾病综合征**：巴戟天、山茱萸各30克。水煎服，每日1剂。⑤**疝痛**：巴戟天、小茴香各15克，橘核10克。水煎服。⑥**变应性鼻炎**：巴戟天、苦杏仁、菟丝子各15克，黄芪50克，党参、山药各30克，白术、桂枝各20克，甘草10克，大枣5枚，生姜3片。水煎，每日1剂，分3次服。⑦**妇女更年期高血压**：巴戟天、仙茅、淫羊藿、知母、黄柏、当归各10克。水煎，每日1剂，分2次服，20日为1个疗程。⑧**阳痿**：巴戟天、山茱萸各15克，菟丝子、熟地黄各30克。水煎，每日1剂，分次服用。

淫羊藿

别名 仙灵脾、炙羊藿。
来源 小檗科植物淫羊藿 *Epimedium brevicornum* Maxim. 的干燥地上部分。

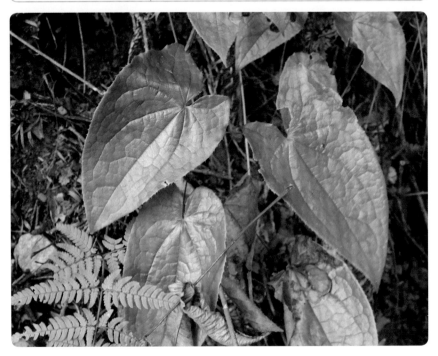

形态特征 多年生草本，高30～40厘米。根茎长，横走，质硬，须根多数。叶为2回3出复叶，小叶9，有长柄，小叶片薄革质，卵形至长卵圆形，长4.5～9厘米，宽3.5～7.5厘米，先端尖，边缘有细锯齿，锯齿先端呈刺状毛，基部深心形，侧生小叶基部斜形，上面幼时有疏毛，开花后毛渐脱落，下面有长柔毛。花4～6朵呈总状花序，花序轴无毛或偶有毛，花梗长约1厘米；基部有苞片，卵状披针形，膜质；花大，直径约2厘米，黄白色或乳白色；花萼8，卵状披针形，2轮，外面4片小，不同形，内面4片较大，同形；花瓣4，近圆形，具长距；雄蕊4；雌蕊1，花柱长。蓇葖果纺锤形，成熟时2裂。花期4～5月，果期5～6月。

生境分布 生长于山坡阴湿处或山谷林下或沟岸。分布于陕西、四川、湖北、山西、广西等省（区）。

采收加工 夏、秋两季采收，割取茎叶，除去杂质，晒干或阴干。

饮片特征

本品呈丝片状，宽约8毫米，上表面绿色、黄绿色或浅黄色，下表面灰绿色，叶柄圆柱形，光滑，叶片薄革质。网脉明显，中脉及细脉凸出，边缘具黄色刺毛状细锯齿。近革质。气微，味微苦。

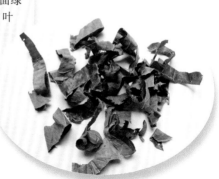

性味归经	辛、甘，温。归肝、肾经。
功效主治	补肾壮阳，祛风除湿，止咳平喘。本品辛甘而温，甘温壮阳，辛温行散，补肾阳，壮筋骨，祛风湿，为临床常用。
药理作用	本品有雄激素样作用，能促进精液分泌。以叶及根作用最强，果实次之，茎部最弱。有降压及增加冠状动脉血流量和提高耐缺氧能力的作用，又能扩张外周血管，增加肢端血流量，改善微循环，以及扩张脑血管，增加脑血流量。具有类似普萘洛尔的作用，并认为可能含有某种α型受体阻滞药的成分。有降血脂及降血糖作用。对机体免疫功能有促进及双向调节作用。
用法用量	水煎服，10~15克；或浸酒、熬膏，入丸、散。
使用注意	阴虚火旺者不宜服。

精选验方

①**阳痿**：淫羊藿叶12克。水煎服，不可久用。②**牙齿虚痛**：淫羊藿适量。研粗末，煎水漱口。③**闭经**：淫羊藿、肉苁蓉各12克，鸡血藤30克，枸杞子20克。水煎服。④**肺肾两虚、喘咳短气**：淫羊藿15克，黄芪30克，五味子6克。水煎服。⑤**更年期综合征**：淫羊藿、仙茅各15克，当归、黄柏、巴戟天、知母各9克。水煎服，每日1剂。⑥**肾虚阳痿、腰膝酸软**：淫羊藿100克，白酒约500毫升。同浸泡，每次饮1小杯。⑦**肾虚型无精子症**：淫羊藿、甘草各30克，鱼鳔胶、五味子各10克，沙苑子20克，枸杞子、党参各15克。水煎，每日1剂，早、晚分服。⑧**变应性鼻炎**：淫羊藿、白术各10克，黄芪20克，北五味子、甘草各5克，防风4克。水煎，每日1剂，分2次服。⑨**脾气虚弱型缺铁性贫血**：淫羊藿、党参、焦山楂、焦六神曲、焦麦芽各15克，白术、茯苓、熟地黄各9克，丹参18克，甘草6克。水煎，每日1剂，分3次饭前服。

二、补阳药

仙 茅

别名　酒仙茅。

来源　石蒜科植物仙茅 *Curculigo orchioides* Gaertn. 的干燥根茎。

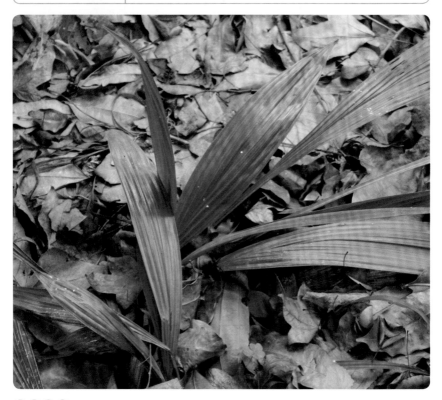

形态特征　多年生草本。根茎延长，长可达30厘米，圆柱状，肉质，外皮褐色；根粗壮，肉质，地上茎不明显。叶3～6片根出，狭披针形，长10～25厘米，先端渐尖，基部下延呈柄，再向下扩大呈鞘状，绿白色，边缘膜质，叶脉显明，有中脉，两面疏生长柔毛，后渐光滑。花腋生，藏在叶鞘内，花杂性，上部为雄花，下部为两性花；苞片披针形，绿色，膜质，被长柔毛。花期6～8月。

生境分布　生长于平原荒草地向阳处，或混生在山坡茅草及树丛中。分布于四川、云南、贵州；广东、广西、湖南、湖北也产。

采收加工　2～4月发芽前或7～9月苗枯萎时挖取根茎，洗净，除去须根和根头，晒干，或蒸后晒干。

饮片特征

本品为类圆形或不规则形的段，直径0.4～0.8厘米，外表皮棕色至褐色，粗糙，有的可见纵横皱纹和细孔状的须根痕。切面灰白色至棕褐色，微带颗粒性，有多数棕色小点，中间有深色环纹，质硬而脆，折断面不平坦。气微香，味微苦、辛。

性味归经	辛，热；有毒。归肾、肝、脾经。
功效主治	温肾壮阳，祛寒除湿。本品辛热温散有毒，药力峻猛，主归肾经，温肾壮阳，补命门真火，善祛寒湿之邪。能蠲痹强筋，诚为壮阳祛寒峻品。
药理作用	仙茅水提取物可促进抗体生成。仙茅苷可促进巨噬细胞增生，并提高其吞噬功能。所含的石蒜碱可使胸腺萎缩，故有增强免疫功能的作用。具有兴奋性功能。有镇静、镇痛、解热作用。
用法用量	水煎服，3～10克；浸酒或入丸、散。外用：适量，捣敷。
使用注意	本品有毒，不宜久服。燥热性强，阴虚火旺者忌服。

精选验方

①阳痿、耳鸣：仙茅、金樱子根及果实各25克。炖肉吃。②妇女红崩下血：仙茅（为末）15克，全当归、蛇果草各等份。将后2味煎汤，点水酒将仙茅末送下。③老年遗尿：仙茅50克。泡酒服。④再生障碍性贫血之脾肾阳虚证：仙茅、淫羊藿、补骨脂、生地黄、熟地黄、枸杞子、菟丝子、肉苁蓉、黄芪各10克。水煎，每日1剂，分2次服。⑤妇女更年期高血压：仙茅、淫羊藿、巴戟天、知母、黄柏、当归各10克。水煎，每日1剂，分2次服，20日为1个疗程。⑥肾气不足或肝气郁滞所致阳痿：仙茅、淫阳藿、肉桂、当归各等份。共研极细末，先用水清洗阴部，擦干水，然后取1克药末均匀地搽阴茎、龟头；为了大范围均匀用药，搽药时须拉直阴茎。每日1次，10日为1个疗程。

肉苁蓉

别名 苁蓉、大芸、淡大芸、咸苁蓉。
来源 列当科植物肉苁蓉 *Cistanche deserticola* Y. C. Ma 的干燥带鳞叶的肉质茎。

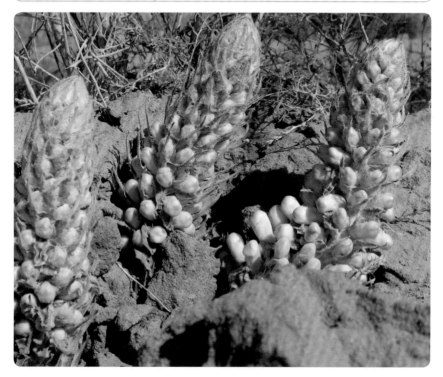

形态特征 多年生寄生草本，高80～100厘米。茎肉质肥厚，不分枝。鳞叶黄色，肉质，覆瓦状排列，披针形或线状披针形。穗状花序顶生于花茎；每花下有1苞片，小苞片2，基部与花萼合生；背面被毛，花萼5浅裂，有缘毛；花冠管状钟形，黄色，顶端5裂，裂片蓝紫色；雄蕊4。蒴果卵形，褐色。种子极多，细小。花期5～6月，果期6～8月。

生境分布 生长于盐碱地、干河沟沙地、戈壁滩一带。寄生在红沙、盐爪爪、着叶盐爪、珍珠、西伯利亚白刺等植物的根上。分布于内蒙古、陕西、甘肃、宁夏、新疆等省（区）。

采收加工 春、秋两季均可采收。以3～5月采者为好，过时则中空。春季苗未出土或刚出土时采者，通常半埋于沙土中晒干，称"淡苁蓉"。秋季采者，水分多，不宜晒干，须投入盐湖中1～3年，取出晒干，称"咸苁蓉"。

饮片特征

肉苁蓉为不规则形的厚片，直径2~8厘米。表面棕褐色或灰棕色。有的可见肉质鳞叶。切面有淡棕色或棕黄色点状维管束，排列呈波状环纹。体重质硬，微有柔性，不易折断，气微，味甜、微苦。

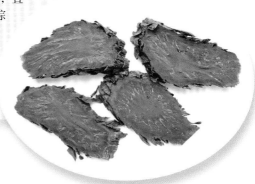

性味归经	甘、咸，温。归肾、大肠经。
功效主治	补肾阳，益精血，润肠通便。本品甘咸而温，质地柔润，甘温补阳，咸以归肾而有补肾壮阳之功，又能益精补血，归大肠经能滋润肠燥而有通便之功。补而不峻，滋而不腻，阴阳双补，药性和缓，堪称滋补之上品。
药理作用	本品可增加脾脏和胸腺质量，提高巨噬细胞吞噬率和腹腔巨噬细胞内cAMP的含量，增加溶血素和溶血空斑的值，提高淋巴细胞转化率，促进抗体形成。
用法用量	水煎服，10~20克。
使用注意	药力和缓，用量宜大。助阳滑肠，故阳事易举、精滑不固者，腹泻便溏者忌服。实热便秘者不宜用。

精选验方

①**阳痿、遗精、腰膝痿软**：肉苁蓉、韭菜子各9克。水煎服。②**神经衰弱、健忘、听力减退**：肉苁蓉、枸杞子、五味子、麦冬、黄精、玉竹各适量。水煎服。③**肾虚不孕**：肉苁蓉、山药各30克，鹿茸18克，原蚕蛾4.5克。炼蜜为丸，每服10克，每日2次。④**年老体虚便秘久不愈者**：肉苁蓉30克。水煎，分3次服。⑤**便秘**：肉苁蓉30克。水煎服，每日1剂。⑥**肾阳虚闭经**：肉苁蓉、附子、茯苓、白术、桃仁、白芍各15克，干姜10克。水煎服，每日1剂。⑦**肾虚腰痛，绵延不已，酸软无力**：肉苁蓉18克，羊肾1具，苹果（切碎）3个。水煎（去肉苁蓉）服。⑧**颈椎、腰椎、足跟等部位的骨质增生**：肉苁蓉、威灵仙、熟地黄、清风藤、丹参各15克。水煎2次，混合药汁，每日1剂，分2次服。⑨**细菌性阴道炎**：肉苁蓉20克。水煎取汁，代茶饮，每日早、晚各1次。

锁阳

别名 不老药、地毛球、锈铁棒、黄骨狼、锁严子。
来源 锁阳科植物锁阳 *Cynomorium songaricum* Rupr. 的干燥肉质茎。

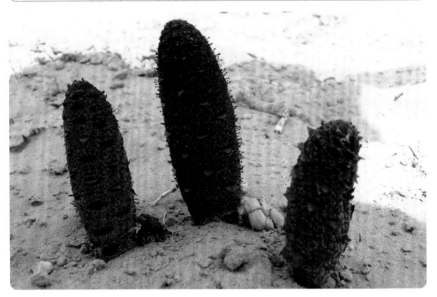

形态特征 多年生肉质寄生草本。地下茎粗短，具有多数瘤突吸收根；茎圆柱形，暗紫红色，高20～100厘米，直径3～6厘米，大部分埋于沙中，基部粗壮，具鳞片状叶。鳞片状叶卵圆形、三角形或三角状卵形，长0.5～1厘米，宽不及1厘米，先端尖。穗状花序顶生，棒状矩圆形，长5～15厘米，直径2.5～6厘米；生密集的花和鳞状苞片，花杂性，暗紫色，有香气；雄花有两种，一种具肉质花被5，长卵状楔形，雄蕊1，花丝短，退化子房棒状；另一种雄花具数枚线形肉质总苞片，无花被，雄蕊1，花丝较长，无退化子房；雌花具数枚线状肉质总苞片，其中有1枚常较宽大，雌蕊1，子房近圆形，上部着生棒状退化雄蕊数枚，花柱棒状。两性花多先于雄花开放，具雄蕊、雌蕊各1，雄蕊着生子房中部。小坚果，球形，有深色硬壳状果皮。花、果期6～7月。

生境分布 生长于干燥多沙地带，多寄生于白刺的根上。分布于内蒙古、甘肃、青海等省（区）。

采收加工 春、秋两季均可采收。以春季采者为佳。除去花序，置沙土中半埋半露，连晒带烫，使之干燥。

饮片特征

本品为不规则或类圆形的薄片。切面红棕色或棕褐色，散有黄色三角状维管束；外皮棕黄色或棕褐色，粗糙，具明显纵沟，质坚实。气微，味甘而涩。

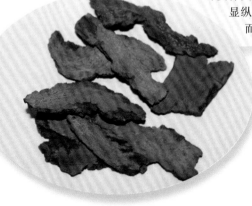

性味归经	甘，温。归肝、肾、大肠经。
功效主治	补肾助阳，润肠通便。本品甘温体润，补肾壮阳，益精血，润肠通便，功效与肉苁蓉相类似。
药理作用	对小鼠灌胃锁阳醇提物，可使吞噬功能低下小鼠的巨噬细胞吞噬红细胞能力有所恢复。静脉滴注锁阳醇提物可使幼年大鼠血浆睾酮含量显著提高，表明锁阳有促进动物性成熟的作用。锁阳水浸液对实验动物有降低血压、促进唾液分泌作用，能使细胞内DNA和RNA合成率提高。
用法用量	水煎服，10～15克。
使用注意	阴虚阳旺、脾虚泄泻、实热便秘者忌服。

精选验方

①**周围神经炎**：锁阳、枸杞子、五味子、黄柏、知母、干姜、炙龟甲各适量。研末，酒糊为丸，盐汤送下。②**阳痿不孕**：锁阳、肉苁蓉、枸杞子各6克，菟丝子9克，淫羊藿15克。水煎服。③**肾虚滑精、腰膝酸软、阳痿**：锁阳、肉苁蓉、桑螵蛸、茯苓各9克，龙骨3克。研末，炼蜜为丸服。④**阳痿、早泄**：锁阳、党参、山药、覆盆子各适量。水煎服。⑤**气虚之便秘**：锁阳、桑椹各15克，蜂蜜30毫升。将锁阳（切片）与桑椹水煎，取汁入蜂蜜搅匀，每日1剂，分2次服。⑥**老年性便秘**：锁阳、肉苁蓉、生晒参各20克，蜂蜜、香油各250毫升，亚麻子100克，砂仁10克。将肉苁蓉、锁阳、生晒参、亚麻子、砂仁研细末，然后与蜂蜜、香油混匀，略加热，每日早晨空腹服15～30克。

补骨脂

别名 故纸、破故纸、胡故子、黑故子。

来源 豆科植物补骨脂 *Psoralea corylifolia* L. 的干燥成熟果实。

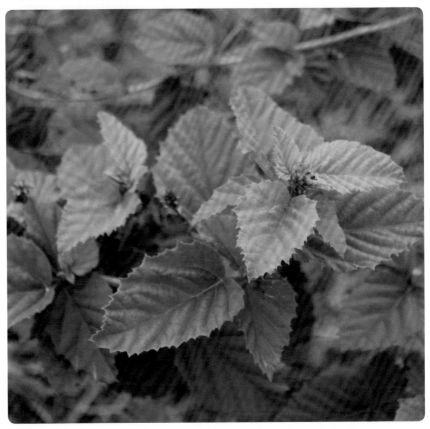

形态特征 一年生草本，高60~150厘米，全株有白色毛及黑褐色腺点。茎直立。叶互生，多为单叶，仅枝端的叶有时侧生1枚小叶；叶片阔卵形至三角状卵形，先端钝或圆，基部圆或心形，边缘有不整齐的锯齿。花多数，密集成近头状的总状花序，腋生；花冠蝶形，淡紫色或白色。荚果近椭圆形，果皮黑色。花、果期7~10月。

生境分布 生长于山坡、溪边、田边。分布于河南、四川两省，陕西、山西、江西、安徽、广东、贵州等省也有分布。

采收加工 秋季果实成熟时采收，晒干。

饮片特征

本品呈略扁的肾形。表面黑褐色、黑色或灰褐色，具细微网状皱纹。顶端圆钝，有一小突起，凹侧有果梗痕。质硬。果皮薄，与种子不易分离。气香，味辛、微苦。

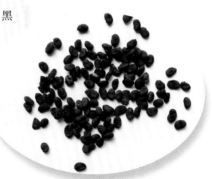

性味归经	苦、辛，大温。归肾、脾经。
功效主治	补肾壮阳，固精缩尿，温脾止泻。本品大温，以气为用，归肾经补肾壮阳、固精缩尿，归脾经温脾阳以止泻。
药理作用	补骨脂可使小鼠的腹腔巨噬细胞的吞噬指数及吞噬百分数明显升高，对免疫抑制药环磷酰胺所致的白细胞下降，有明显的治疗作用。补骨脂乙素能增强心肌收缩力，扩张冠状动脉，对抗垂体后叶素引起的冠状动脉收缩。
用法用量	水煎服，5～10克；或入丸、散。外用：适量，制成酊剂涂擦；也可制成注射剂，肌内注射用。
使用注意	本品温燥，伤阴助火，故阴虚火旺、大便秘结者不宜用。外用治白癜风，在局部用药后，应照射日光5～10分钟，弱光可照20分钟，紫外线可照2～5分钟，之后洗去药液，以防起疱。可连续使用数月。如发生红斑、水疱，应暂停用药，待恢复后可继续使用。

精选验方

①**肾虚遗精**：补骨脂、青盐各等份。研末，每次服6克，每日2次。②**五更（黎明）泄泻**：补骨脂12克，五味子、肉豆蔻各10克，吴茱萸、生姜各5克，大枣5枚。水煎服，每日1剂。③**阳痿**：补骨脂50克，杜仲、核桃仁各30克。共研细末，每次服9克，每日2次。④**白癜风**：补骨脂、白鲜皮、蒺藜、生地黄各15克，白芷、菟丝子、赤芍、防风各10克，僵蚕6克，红花6～10克，丹参15～20克。水煎服，每日（或隔日）1剂。⑤**肾衰竭所致肺气肿**：补骨脂、熟地黄、山茱萸、五味子、核桃仁各9克，肉桂（后下）2.5克。水煎，每日1剂，分2次服。⑥**慢性白细胞减少症和中性粒细胞缺乏症**：补骨脂、丹参、淫羊藿、柴胡各9克，赤小豆、黑豆、白扁豆各30克，苦参15克。水煎，每日1剂，分次服（服药期间停用其他药物）。

益智

别名　益智仁、盐益智。
来源　姜科植物益智 *Alpinia oxyphylla* Miq. 的干燥成熟果实。

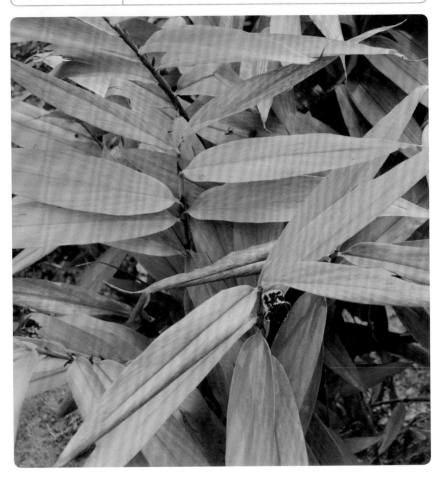

形态特征　多年生草本，高1.5～3米。茎丛生。叶2列，狭披针形，叶缘具细锯齿，叶舌长达1.5厘米，棕色。花两性，总状花序顶生，花序轴被短毛。蒴果椭圆形或纺锤形，不开裂，种子多角形。花期2～4月，果期5～8月。

生境分布　生长于林下阴湿处或栽培。分布于广东、广西、云南、福建等省（区）。

采收加工　夏、秋两季果实由绿转红时采收，晒干。

饮片特征

本品为扁圆形或不规则块状。外表皮灰棕色，破开面乳白色。具辛香气。味辛辣。

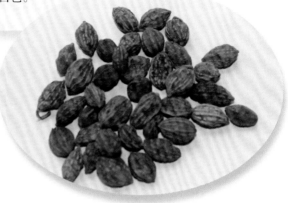

性味归经	辛，温。归肾、脾经。
功效主治	温肾固精缩尿，温脾止泻摄涎。本品辛温气香，略具涩性。既能温肾固精缩尿，又能温脾止泻摄涎。
药理作用	本品有抑制回肠收缩、抑制前列腺素有机合成、强心、拮抗钙活性及引起血管舒张等作用。
用法用量	水煎服，3~10克；或入丸、散。
使用注意	本品燥热，能伤阴助火，故阴虚火旺者忌服。因热而致遗尿、尿频、崩漏者忌用。

精选验方

①腹胀腹泻：益智100克。浓煎饮用。②妇女崩中：益智（炒）适量。碾细，米饮入盐，每次5克。③香口辟臭：益智50克，甘草10克。碾粉舐舐。④漏胎下血：益智25克，缩砂仁50克。研细末，空腹白开水送服，每次15克，每日2次。⑤脾虚多涎、口水自流、质地清稀：益智、党参、白术、茯苓各9克，陈皮6克。水煎服，每日1剂。⑥肾虚遗尿、尿频：益智、乌药各等份。研细末，酒煎山药末为糊制丸（如梧桐子大），用淡盐汤或米饮送服，每次9克，每日3次。⑦遗尿：益智、党参各12克，石菖蒲、麻黄各9克，桑螵蛸15克，乌药、补骨脂、薏苡仁各8克。水煎，每日1剂，分2次服，连服7~14日。⑧阴阳两虚所致不孕症：益智、枸杞子、菟丝子、覆盆子、五味子、车前子、乌药、炙龟甲各12克。水煎，分2次服，每日1剂。⑨淋病：益智、乌药、石菖蒲、甘草梢各15克，草薢、茯苓各25克，丹参30克，金银花100克，连翘20克。水煎，每日1剂，分2次服。

菟丝子

别名	菟丝饼、炒菟丝子、盐菟丝子。
来源	旋花科植物菟丝子 *Cuscuta chinensis* Lam. 的干燥成熟种子。

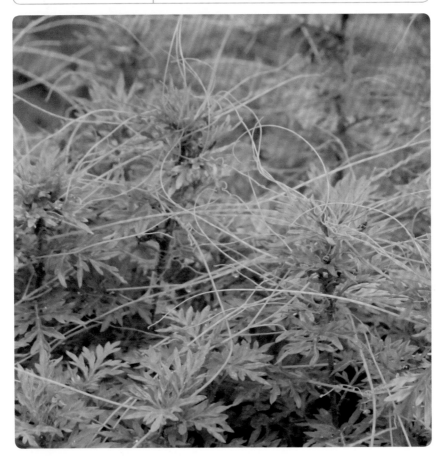

形态特征 一年生寄生草本，全株无毛。茎细，缠绕，黄色，无叶。花簇生于叶腋，苞片及小苞片鳞片状；花萼杯状，花冠白色，钟形，长为花萼的2倍；雄蕊花丝扁短，基部生有鳞片，矩圆形，边缘流苏状。蒴果扁球形，被花冠全部包住，盖裂。花期7～9月，果期8～10月。

生境分布 生长于田边、荒地及灌木丛中，常寄生于豆科等植物上。分布于河南、山东、山西等省以及东北辽阳、盖平等地。

采收加工 秋季种子成熟时割取其地上部分，晒干，打下种子，除去杂质。

饮片特征

本品呈类球形，直径1～1.5毫米。表面灰棕色或黄棕色。具细密突起的小点，一端有微凹的线形种脐。质坚实，不易以指甲压碎。气微，味淡。

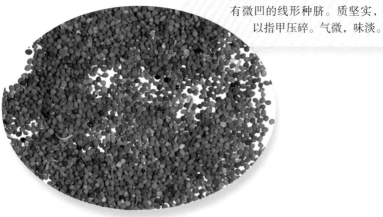

性味归经	辛、甘、平。归肝、肾经。
功效主治	补肾益精，养肝明目，益脾止泻。本品甘平，禀气和中，虽补阳而不燥，益阴精而不腻。补肾，养肝明目，益脾止泻，为平补肝肾阴阳之良药。
药理作用	本品可使心率降低，收缩振幅增加。有降压作用，并能抑制肠管运动，对离体子宫有兴奋作用。
用法用量	水煎服，10～15克；或入丸、散。
使用注意	阴虚火旺、大便燥结、小便短赤者不宜服用。

精选验方

①**肾虚阳痿、遗精及小便频数**：菟丝子、枸杞子、覆盆子、五味子、车前子各9克。水煎服。②**乳汁不通**：菟丝子15克。水煎服。③**脾虚泄泻**：菟丝子15克，生白术10克，水煎服。④**腰膝酸软、遗精早泄、小便频数、带下过多**：菟丝子适量，黑豆60粒，大枣5枚。水煎服。⑤**脾虚泄泻**：菟丝子15克，生白术10克。水煎服。⑥**胃癌**：菟丝子、枸杞子、女贞子各15克，生黄芪、太子参、鸡血藤各30克，白术、茯苓各10克。水煎，每日1剂，分2次服。⑦**气血虚弱型围生期痔疾**：菟丝子、党参、地榆、茯苓各12克，黄芪15克，白术、当归、白芍、熟地黄、阿胶（烊冲）、瓜蒌子（打碎）、补骨脂、杜仲各10克。水煎服，每日1剂。⑧**小儿遗尿**：菟丝子7.5克，五倍子5克，五味子2.5克，米醋适量。前3味共研细末，用米醋调敷于脐部，然后用消毒纱布包扎，再用胶布固定，次日早晨取下。

沙苑子

别名	沙蒺藜、潼蒺藜、沙苑蒺藜。
来源	豆科植物扁茎黄芪 *Astragalus complanatus* R. Brown. 的成熟种子。

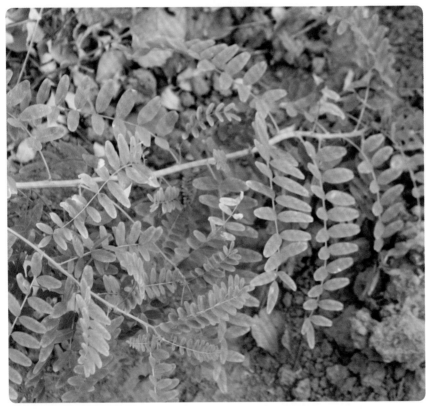

形态特征 多年生草本。茎较细弱，略扁，基部常倾卧，有白色柔毛。羽状复叶互生；小叶椭圆形，下面有白色柔毛；托叶小，披针形。总状花序腋生，有花3～7；花萼钟形，与萼筒近等长，有白色柔毛；花冠蝶形，浅黄色。荚果膨胀，纺锤形，长2～3.5厘米，先端有喙。花期7～9月，果期8～10月。

生境分布 生长于山野、路旁；多栽培。分布于陕西大荔、兴平等地，四川也有出产。

采收加工 秋末冬初，种子成熟时采收，连茎割取，晒干后打下种子，除去杂质。

饮片特征

本品略呈肾形而稍扁。表面光滑，灰褐色或褐绿色，边缘一侧微凹处具圆形种脐。质坚硬，不易破碎。气微，味淡，嚼之有豆腥味。

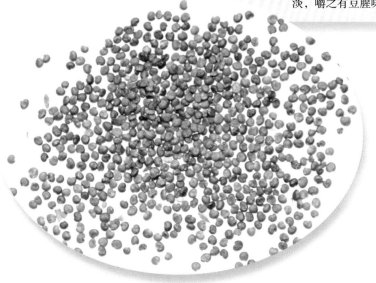

性味归经	甘，温。归肝、肾经。
功效主治	补肾固精，养肝明目。本品甘温主补，兼能收涩止遗，补肾阳固精缩尿，养肝明目，为补益肝肾之要药。
药理作用	本品有收缩子宫和抑制利尿作用。
用法用量	水煎服，10~15克；或入丸、散。
使用注意	本品为温补固涩之品，阴虚火旺及小便不利者忌服。

精选验方

①**肾虚腰背酸痛**：沙苑子15克。水煎服。②**遗精**：沙苑子、菟丝子各25克，补骨脂、枸杞子、杜仲各15克。水煎服，每日1剂。③**目昏不明**：沙苑子、青葙子各15克，茺蔚子10克。共研细末，每次服5克，每日2次。④**遗尿**：沙苑子、覆盆子、补骨脂各9克，生山药15克。水煎服，每日1剂；或用沙苑子15克，熟地黄10克，团鱼1只（约750克），蒸服。⑤**细菌性阴道炎**：沙苑子、海螵蛸、鹿角霜、金樱子各15克，桑螵蛸8克，白术10克。水煎，代茶饮，每日1剂。

杜仲

别名 盐杜仲、杜仲炭、黑杜仲、炒杜仲、川杜仲、绵杜仲、焦杜仲。

来源 杜仲科植物杜仲 *Eucommia ulmoides* Oliv. 的干燥树皮。

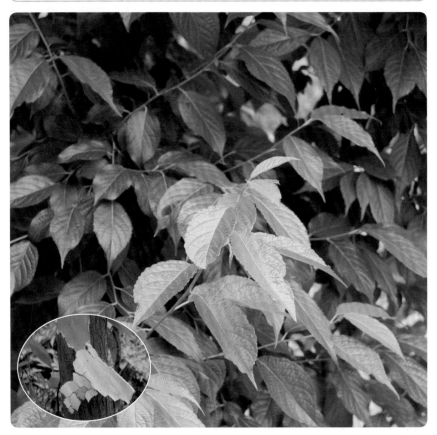

形态特征 落叶乔木，高达20米。树皮和叶折断后均有银白色细丝。叶椭圆形或椭圆状卵形，先端长渐尖，基部圆形或宽楔形，边缘有锯齿。花单性，雌雄异株，无花被，先叶或与叶同时开放，单生于小枝基部。翅果长椭圆形而扁，长约3.5厘米，先端凹陷，种子1枚。花期4~5月，果期9月。

生境分布 生长于山地林中或栽培。分布于四川、陕西、贵州等省，以及河南伏牛山区、湖南湘西、湖南常德、湖北恩施。此外，广西、浙江、甘肃也产。

采收加工 4~6月剥取，剥去粗皮，堆置"发汗"至内皮呈紫褐色，晒干。

饮片特征

本品为小方块或丝状，厚3～7毫米。外表面淡棕色或灰褐色，有明显的皱纹。内表面暗紫色，光滑。断面有细密、银白色、富弹性的橡胶丝。气微，味稍苦。

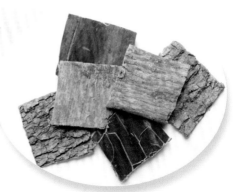

性味归经	甘，温。归肝、肾经。
功效主治	补肝肾，壮筋骨，安胎，降血压。本品甘温补肝肾，壮筋骨，为治疗腰痛必用之品，补肾安胎，治疗肾虚胎动不安、滑胎效。
药理作用	本品煎剂及乙醇提取物均有降压作用，有扩张血管作用，还能降低血清胆固醇。杜仲叶有明显增加冠状动脉流量的作用，有抗炎作用。杜仲能增强动物肾上腺皮质功能，有镇静及镇痛作用，能增强机体免疫功能，对大鼠及兔的离体子宫有抑制作用，并能对抗垂体后叶素的收缩子宫作用。
用法用量	水煎服，10～15克；或入丸、散。
使用注意	阴虚火旺者慎用。

精选验方

①**腰痛**：杜仲（炒去丝）、八角茴香各15克，木香5克。水一盏，酒半盏，煎服，渣再煎。②**小便淋漓、阴部湿痒**：杜仲15克，丹参10克，川芎、桂枝各6克，细辛3克。水煎服，每日1剂。③**肾炎**：杜仲30克，盐肤木根30克。加猪肉酌量炖服。④**预防流产**：杜仲、当归各10克，白术8克，泽泻6克。加水煎至150毫升，每日1剂，分3次服。⑤**筋脉挛急、腰膝无力**：杜仲15克，川芎6克，炙附子3克。水煎服，每日1剂。⑥**胎动不安**：杜仲适量。焙干，研为细末，煮枣肉糊丸（每丸10克），早、晚各服1丸。⑦**气血阻滞型围生期痔疾**：杜仲、桑寄生各10克，当归、地榆、白芍各9克，生地黄15克，何首乌12克。水煎服，每日1剂。⑧**功能性遗尿**：杜仲、益智、覆盆子、补骨脂、菟丝子、党参各10克，桑螵蛸6克，辛夷5克，黄芪15克。水煎（以上为10～15岁小儿量）。10岁以内减半，水煎服。消化不良者，加焦三仙、莱菔子各10克。⑨**肾气亏虚型习惯性流产**：杜仲、菟丝子、续断、狗脊、党参各12克，桑寄生、阿胶（烊冲）、巴戟天各9克，黄芪、仙鹤草各15克。水煎服，每日1剂。

续 断

别名 川断、川续断、接骨草。

来源 川续断科植物续断 *Dipsacus japonicus* Miq.或川续断 *Dipsacus asper* Wall. ex Henry 的根。

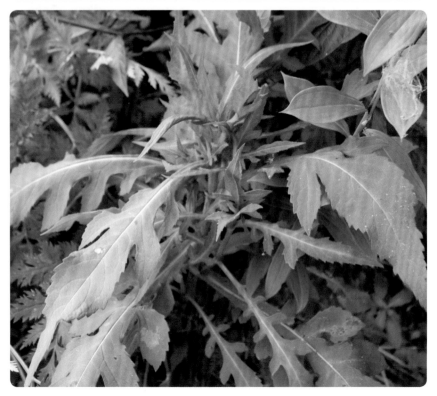

形态特征 多年生草本，高50～100厘米。根1至数条。茎直立有棱，并有刺毛。叶对生，基生叶有长柄，叶片羽状分裂；茎生叶有短柄，叶片3裂，中央裂片大，边缘有粗锯齿，叶面被短毛或刺毛。头状花序，总苞片窄线形，数枚，苞片倒卵形，顶端有尖头状长喙，花冠白色或淡黄色。花期8～9月，果期9～10月。

生境分布 生长于土壤肥沃、潮湿的山坡、草地，野生、栽培均有。分布于湖北长阳、鹤峰、巴东，尤以鹤峰产者最优。四川涪陵，湖南石门、慈利，广西金县、灌阳，广东、云南、贵州等地也产。

采收加工 8～10月采挖，洗净泥沙，除去根头、尾梢及细根，阴干或炕干。本品不宜日晒，否则质硬、色白、质差。

饮片特征

本品为类圆形或椭圆形的厚片，直径0.5～2厘米。外表皮灰褐色至黄褐色，有纵皱。切面皮部墨绿色或棕褐色，外缘凹凸不平，木部灰黄色或黄褐色，可见放射状排列的导管束纹，形成层部位多有深色环。质软，久置变硬，易折断，断面不平坦。气微，味苦、微甜而涩。

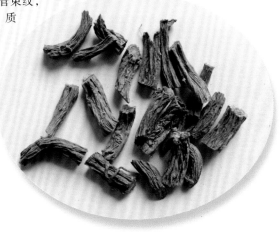

性味归经	苦、甘、辛，微温。归肝、肾经。
功效主治	补肝肾，强筋骨，安胎，行血脉，续筋骨。本品苦泄温补，既能补肝肾，又能行血脉，补而不滞，行中有止，为补肝肾疗折伤之要药。
药理作用	本品对疮疡有排脓、止血、镇痛，及促进组织再生作用。对维生素E缺乏病有效，并能催乳。
用法用量	水煎服，10～15克；或入丸、散。外用：适量，捣烂外敷。治崩漏下血宜炒用。
使用注意	恶雷丸，初痢勿用，怒气郁者禁用。

精选验方

①**老人风冷、转筋骨痛**：续断、牛膝（去芦，酒浸）各等份。共研细末，饭前温酒调服10克。②**水肿**：续断适量。炖猪肾食。③**乳汁不行**：续断25克，川芎、当归各7.5克，穿山甲（火煅）、麻黄各10克，天花粉15克。水二大碗，煎至八分，饭后服。④**跌打损伤**：续断草适量。捣烂，外敷。⑤**产后血运**：续断150克。粗捣筛，每次3克，水煎温服。⑥**气滞血瘀型痛经**：续断、泽兰、香附各14克，红花2克，赤芍、当归、柏子仁各12克，牛膝6克，延胡索8克。水煎服，每日1剂（甜酒为引）。⑦**疮疖肿毒**：续断全草适量。捣烂，敷患处。⑧**筋骨痛**：续断30克。水煎服。

当归

别名 归头、归尾、归身、秦归、全当归、当归头、当归尾、当归身。

来源 伞形科植物当归 *Angelica sinensis* (Oliv.) Diels 的干燥根。

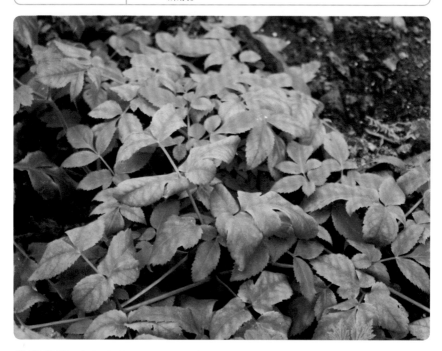

形态特征 多年生草本。茎带紫色，有纵直槽纹。叶为2～3回奇数羽状复叶，叶柄基部膨大成鞘，叶片卵形，小叶片呈卵形或卵状披针形，近顶端一对无柄，1～2回分裂，裂片边缘有缺刻。复伞形花序顶生，无总苞或有2。双悬果椭圆形，分果有5棱，侧棱有翅，每个棱槽有1个油管，结合面2个油管。花期6～7月，果期7～9月。

生境分布 生长于高寒多雨的山区，多系栽培。分布于甘肃岷县，产量大、质优。四川、云南、湖北、陕西、贵州等地也有栽培。

采收加工 甘肃当归秋末采挖，去净泥土，放置，待水分稍蒸发后，当根变软时，捆成小把，架在棚顶上，先以湿木柴火猛烘上色，再以小火熏干，经过翻棚，使色均匀，全部干度达70%～80%，停火下棚。云南当归一般在立冬前后采挖，去净泥土，勿沾水受潮以免变黑腐烂，摊晒时注意翻动，每晚收进屋内晾于通风处，以免霜冻，至干即可。

饮片特征

本品为类圆形或不规则形的薄片，直径
0.3～2厘米。外表皮黄褐色至黄棕色，具
纵皱纹。切面环纹明显，散有众多棕
色油点，皮部外侧黄白色，近环纹
处淡黄棕色或浅褐色，木部淡黄
白色，有放射状纹理，皮木比约
1：1。质柔韧。有浓郁的香气，味
甘、辛、微苦。

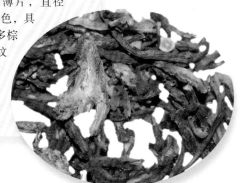

性味归经	甘、辛，温。归心、肝、脾经。
功效主治	补血调经，活血止痛，润肠通便。主治血虚萎黄、眩晕心悸、月经不调、闭经痛经、虚寒腹痛、肠燥便秘、风湿痹痛、跌打损伤、痈疽疮疡。
药理作用	当归能调整子宫的功能状态，对子宫平滑肌有兴奋和抑制作用，当子宫处于内加压状态时呈兴奋作用，使子宫收缩不规则变为规则，收缩力加强；当子宫内不加压时，呈抑制作用。当归能抗维生素E缺乏病，防止流产。
用法用量	水煎汤，5～10克；浸酒、熬膏或入丸、散。外用：适量，多入膏药中。
使用注意	本品味甘，滑肠、湿盛中满、大便溏泻者不宜用。

精选验方

①痛经：当归（米醋微炒）、延胡索、红花、没药各等份。共研为末，每次10克，温酒调下。②经闭：当归、茜草各30克，泽兰15克。水煎，每日1剂，分3次服（经来则止后服）。③大便不通：当归、白芷各等份。共研为末，每次10克，米汤下。④月经前后眩晕头痛：当归头12克，丹参15克，土茯苓20克。水煎服。⑤经前小腹胀、月经量少：当归尾、丹参各15克，益母草20克。水煎服。⑥孕妇虚燥心烦腰倦：当归身、白莲须各10克，杜仲12克。水煎服。⑦变应性鼻炎：当归、赤芍各15克，生地黄24克，川芎6克，苍耳子、辛夷各9克，徐长卿30克。水煎，每日1剂，分3次服，15日为1个疗程。⑧阴虚肺燥型慢性支气管炎：当归、贝母各15克，苦参10克。水煎，每日1剂，分2次服。⑨肺气肿：当归、黑紫苏子、半夏、陈皮、厚朴、前胡、苦杏仁（后下）各9克，沉香末（冲）、肉桂（后下）各2.5克。水煎，每日1剂，分2次服。

白 芍

别名 生白芍、杭白芍、炒白芍、酒白芍、白芍药、黑白芍。
来源 毛茛科植物芍药 *Paeonia lactiflora* Pall. 的干燥根。

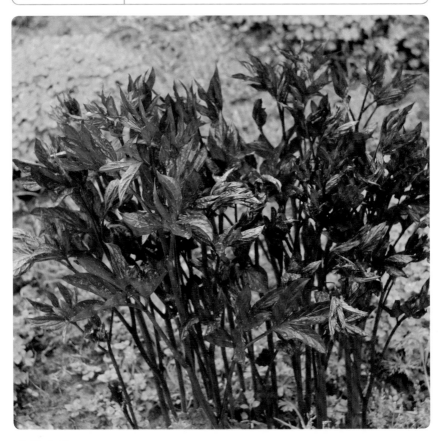

形态特征 多年生草本植物，根肥大。叶互生，下部叶为2回3出复叶，小叶片长卵圆形至披针形，先端渐尖，基部楔形，叶缘具骨质小齿，上部叶为3出复叶。花大，花瓣白色、粉红色或红色。蓇葖果。花期6～10月，果期8～11月。

生境分布 生长于山坡、山谷的灌木丛或草丛中。分布于浙江、安徽、四川、山东等省，河南、湖南、陕西等省也有栽培。

采收加工 夏、秋两季采挖，洗净，除去头尾及细根，置沸水中煮后除去外皮，或去皮后再煮，晒干。

饮片特征

本品为类圆形的薄片。直径1～2.5厘米，厚约3毫米。表面淡棕红色或类白色，平滑。切面类白色或微带棕红色，形成层环明显，可见稍隆起的筋脉纹呈放射状排列。质坚实，气微，味微苦、酸。

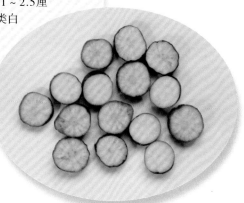

性味归经	苦、酸，微寒。归肝、脾经。
功效主治	补血敛阴，柔肝止痛，平降肝阳。本品酸苦，微寒，酸能收敛，苦凉泄热，养血敛阴而柔肝利脾、缓急止痛，清热降泄能补益肝阴、平降肝阳，为肝家要药。
药理作用	本品对胃肠平滑肌及子宫平滑肌有抑制作用，对药物引起的平滑肌痉挛有解痉作用。对冠状血管有扩张作用。能扩张外周血管而有降压作用。对中枢神经系统有抑制作用，有镇静、镇痛、抗惊厥作用，有抑制胃液分泌、止汗、利尿等作用。有解热作用。
用法用量	水煎服，6～15克，大剂量30克。平肝抑阳生用，养血敛阴炒用，用于崩漏则炒炭。
使用注意	腹满及虚寒泄泻者忌用。反藜芦。本品因含苯甲酸，大量服用会增加肝脏解毒的负担，故肝功能不全者不宜长期服用。

精选验方

①**便秘**：生白芍20～40克，生甘草10～15克。水煎服。②**老年人体虚多汗**：白芍12克，桂枝10克，甘草6克，生姜3片，大枣5枚。水煎服。③**肝癌晚期**：白芍12克，炙甘草、柏子仁各6克，瘦肉适量，刺蜜4枚，盐少许。同置瓦煲，加清水煲约2小时即成；喝汤吃肉。④**血虚型妊娠下肢抽筋疼痛**：白芍30克，炙甘草10克。水煎服，每日1剂，连服2～3剂。⑤**气血两亏之心悸**：白芍、党参、五味子、麦冬、枸杞子、钩藤、牡蛎、当归、龙骨、甘草各适量。水煎服，每日1剂。⑥**偏头痛**：白芍20克，当归、生地黄各15克，白芷、防风、蝉蜕、川芎、柴胡、甘草各10克。水煎2次，混合药汁，每日1剂，分2次服，14日为1个疗程。

麦冬

别名　寸冬、麦门冬、寸门冬、杭麦冬、朱寸冬。

来源　百合科植物麦冬 *Ophiopogon japonicus* (L. f) Ker–Gawl. 的干燥块根。

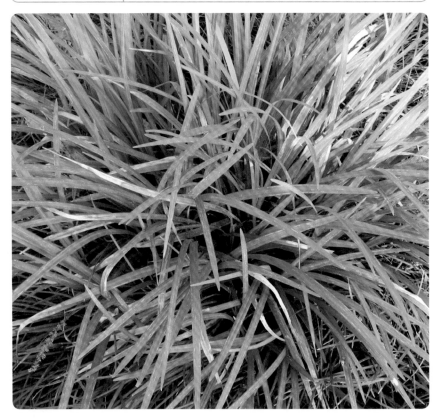

形态特征　多年生草本植物。地上匍匐茎细长。叶丛生，狭线形，革质，深绿色，平行脉明显，基部绿白色并稍扩大。花葶常比叶短，总状花序轴长2～5厘米，花1～2，生于苞片腋内，花梗长2～4毫米，关节位于近中部或中部以上，花微下垂，花被片6，披针形，白色或淡紫色。浆果球形，成熟时深绿色或蓝黑色。花期7月，果期11月。

生境分布　生长于土质疏松、肥沃、排水良好的土壤和沙质土壤。分布于浙江、四川等省。

采收加工　夏季采挖，洗净，反复曝晒，堆置，至七八成干，除去须根，干燥。

饮片特征

本品呈纺锤形，两端略尖。外表皮淡黄色或黄白色，有细纵纹。质柔韧，切面呈黄白色，半透明，中柱细小。气微香，味甘、微苦。

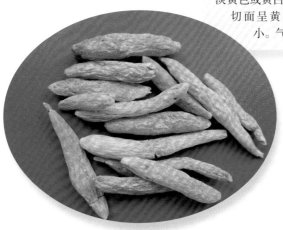

性味归经	甘、微苦，微寒。归肺、胃、心经。
功效主治	润肺养阴，益胃生津，清心除烦。本品甘寒而苦，归肺、胃经养肺胃之阴，归心经清心除烦安神。
药理作用	本品有祛痰、镇咳、强心、利尿、抑菌作用。能提高耐缺氧能力，增加冠状动脉流量，对心肌缺血有明显的保护作用，并能抗实验性心律失常及改善心肌收缩力，有一定的镇静作用。
用法用量	水煎服，10～15克。传统上养肺、胃之阴多去心用，清心除烦多连心用。
使用注意	脾胃虚寒、大便溏薄及感冒风寒或痰饮湿浊咳嗽者忌服。

精选验方

①**中暑吐血**：麦冬12粒。捣烂取汁，加入蜂蜜200毫升，分2次服。②**百日咳**：麦冬、天冬各20克，百合15克，鲜淡竹叶10克。水煎服。③**阴虚燥咳、咯血等**：麦冬、川贝母、天冬各9克，南沙参、生地黄各15克。水煎服。④**萎缩性胃炎**：麦冬、党参、玉竹、南沙参、天花粉各9克，知母、乌梅、甘草各6克。水煎服。⑤**慢性咽炎**：麦冬、玄参各30克，桔梗、前胡各12克，甘草3克，陈皮、牵牛子、苦杏仁各9克，川贝母10克。水煎，每日1剂，分2次服。⑥**喉癌**：麦冬、天冬、莪术、穿山甲各15克，玄参12克，玉竹18克，黄芪、半枝莲、白花蛇舌草各30克。水煎，每日1剂，分2次服。

天冬

别名 天门冬、明天冬。

来源 百合科植物天冬 *Asparagus cochinchinensis* (Lour.) Merr. 的干燥块根。

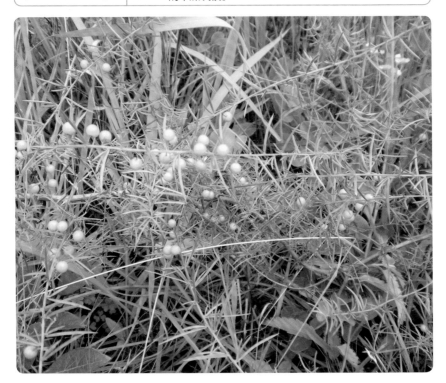

形态特征 攀援状多年生草本。块根肉质，簇生，长椭圆形或纺锤形，灰黄色。茎细，常扭曲多分枝，有纵槽纹。主茎鳞片状叶，顶端尖长，叶基部生长为2.5～3厘米木质倒生刺，在分枝上的刺较短或不明显，叶状枝2～3枚簇生叶腋，扁平有棱，镰刀状。花通常2朵腋生，淡绿色，单性，雌雄异株，雄花花被6，雄蕊6，雌花与雄花大小相似，具6枚退化雄蕊。浆果球形，熟时红色，有种子1枚。花期5～7月，果期8月。

生境分布 生长于阴湿的山野林边、山坡草丛或丘陵地带灌木丛中。主要分布于贵州、四川、广西、浙江、云南等省（区）。陕西、甘肃、湖北、安徽、河南、江西也产。

采收加工 秋、冬两季采挖，洗净，除去茎基和须根，置沸水中煮或蒸至透心，趁热除去外皮，洗净干燥。

饮片特征

本品呈长纺锤形，略弯曲。外表皮黄白色至淡黄棕色，半透明，光滑或具深浅不一的纵皱纹，偶有灰棕色外皮残存。质硬或柔润，有黏性，切面角质样，中柱黄白色。气微，味甜、微苦。

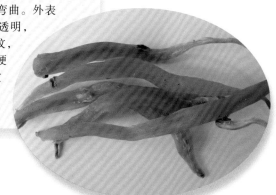

性味归经	甘、苦，寒。归肺、肾经。
功效主治	养阴清热，润肺滋肾。本品甘寒清润，有养阴清热之功，既可养阴清肺，又可滋肾润燥。
药理作用	天冬有一定的镇咳、祛痰作用。对炭疽芽胞杆菌、甲型及乙型溶血性链球菌、肺炎链球菌、金黄色葡萄球菌、白喉棒状杆菌、枯草杆菌等有不同程度的抑制作用。对小鼠肉瘤180及白血病细胞有抑制作用。有杀灭蚊蝇幼虫的作用。
用法用量	水煎服，6～15克。
使用注意	脾胃虚寒、大便溏薄及感冒风寒或痰饮湿浊咳嗽者忌服。

精选验方

①疝气：鲜天冬（去皮）25～50克。水煎服，酒为引。②催乳：天冬100克。炖肉服。③风癫发作（耳如蝉鸣、两胁牵痛）：天冬（去心、皮）适量。晒干，捣为末，酒送下，每次1匙，每日3次。④心烦：天冬、麦冬各15克，水杨柳9克。水煎服。⑤扁桃体炎、咽喉肿痛：天冬、山豆根、麦冬、桔梗、板蓝根各9克，甘草6克。水煎服。⑥高血压：天冬、白芍、玄参、龙骨、牡蛎、龟甲各15克，赭石、牛膝各30克，胆南星6克。水煎取汁250毫升，每日1剂，分2～4次服。⑦食管癌放射治疗后引起的放射性食管炎：天冬、金银花各30克，蜂蜜20毫升。将天冬、金银花洗净，水煎30分钟，去渣，取汁待温后调入蜂蜜即成。代茶频饮，每日1剂。⑧甲状腺功能亢进症：天冬、麦冬、昆布、沙参、海藻、天花粉、生地黄各15克，五倍子、浙贝母各10克。水煎，每日1剂，分2次服。⑨血热型月经过多：天冬15～30克，白糖适量。将天冬放入沙锅，加水500毫升煎成250毫升，趁沸加入白糖，调匀。月经前每日1剂，分3次温饮，连服3～4剂。

百合

别名 炙百合、野百合。

来源 百合科植物百合 *Lilium brownii* F. E. Brown var. *viridulum* Baker. 的干燥肉质鳞茎。

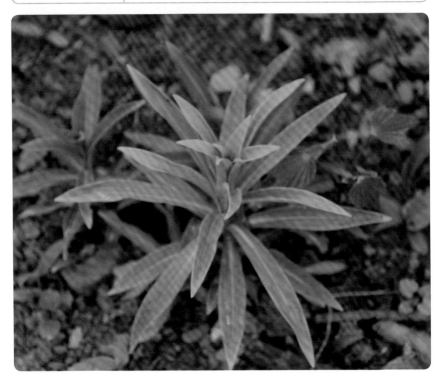

形态特征 多年生球根草本花卉，株高40～60厘米，还有高达1米以上的。茎直立，不分枝，草绿色，茎秆基部带红色或紫褐色斑点；地下具鳞茎，鳞茎阔卵形或披针形，白色或淡黄色，直径由6～8厘米的肉质鳞片抱合呈球形，外有膜质层。单叶，互生，狭线形，无叶柄，直接包生于茎秆上，叶脉平行。花着生于茎秆顶端，呈总状花序，簇生或单生，花冠较大，花筒较长，呈漏斗形喇叭状，6裂无萼片，因茎秆纤细，花朵大，开放时常下垂或平伸。6月上旬现蕾，7月上旬始花，7月中旬盛花，7月下旬终花，果期7～10月。

生境分布 生长于山野林内及草丛中。全国大部分地区均产。分布于湖南、浙江、江苏、陕西、四川等省。

采收加工 秋季采挖，洗净，剥取鳞片，置沸水略烫，干燥生用。

饮片特征

本品呈长椭圆形。外表皮类白色、淡棕黄色或微带紫色，有数条纵直平行的白色维管束。顶端稍尖，基部较宽，边缘薄，微波状，略向内弯曲。质硬而脆，断面较平坦，角质样。气微，味微苦。

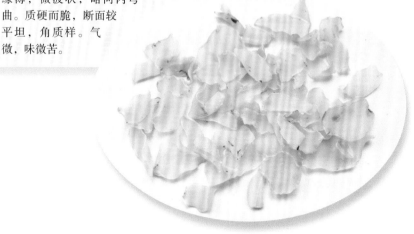

性味归经	甘，微寒。归心、肺经。
功效主治	润肺止咳，清心安神。本品味甘能补，寒能清热，有润肺止咳、清心安神之功。
药理作用	本品煎剂对氨水引起的鼠咳嗽，有止咳作用，并能对抗组胺引起的蟾蜍哮喘，还可防止环磷酰胺引起的白细胞减少症，具有雌激素样活性。
用法用量	水煎服，10～30克；或蒸食，煮粥。外用：鲜品适量，捣敷。
使用注意	甘寒滑利之品，风寒咳嗽、中寒便溏者忌服。

精选验方

①**神经衰弱、心烦失眠**：百合25克，菖蒲6克，酸枣仁12克。水煎服，每日1剂。②**天疱疮**：生百合适量。捣烂，敷于患处，每日1～2次。③**肺脓肿、化脓性肺炎**：百合30～60克。捣研绞汁，加白酒适量，以温开水调服。④**老年慢性支气管炎伴有肺气肿**：百合2～3个。洗净，捣汁，以温开水调服，每日2次。⑤**风盛血燥型接触性皮炎**：百合、山楂、南沙参各9克。水煎，代茶饮。⑥**单纯疱疹**：百合、辛夷、黄芩、栀子、麦冬、石膏、知母、甘草、枇杷叶、升麻各10克。水煎服，每服1剂。⑦**心烦不安、失眠多梦**：百合100克，冰糖适量。每日1剂，百合加水500毫升以小火煎至熟烂，加入冰糖调匀，分2次服。

石斛

别名 金钗、黄草、鲜石斛、川石斛、霍山石斛、耳环石斛、铁皮石斛。

来源 兰科植物金钗石斛 *Dendrobium nobile* Lindl. 的新鲜或干燥茎。

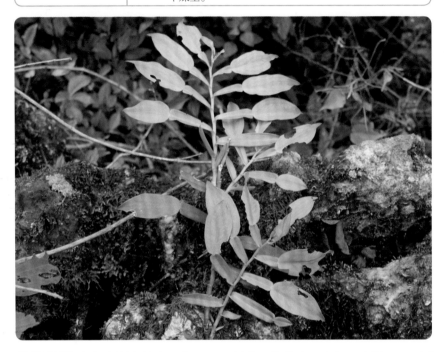

形态特征 多年生附生草本，高30～50厘米。茎丛生，直立，直径1～1.3厘米，黄绿色，多节，节间长2.5～3.5厘米。叶无柄，近革质，常3～5片生于茎的上端；叶片长圆形或长圆状披针形，长6～12厘米，宽1.5～2.5厘米，先端钝，有偏斜状的凹缺，叶脉平行，通常9，叶鞘紧抱于节间，长1.5～2.7厘米。总状花序自茎节生出，通常具花2～3朵。蒴果。花期4～5月。

生境分布 生长于海拔100～3000米，常附生于树上或岩石上。分布于四川、云南、贵州、广东、广西、湖北等省（区），陕西、河南、江西等省也产。

采收加工 全年均可采收，但以秋后采挖者质量好。鲜用者，除去根及泥沙；干用者采收后除去杂质，用开水略烫或烘软，再边搓边烘，至叶鞘搓净，干燥备用，或将剪去部分须根的铁皮石斛边搓边扭呈螺旋形或弹簧状，烘干，习称"耳环石斛"。

饮片特征

本品为扁圆柱形或圆柱形的段。表面金黄色、绿黄色或棕黄色，有光泽，有深纵沟或纵棱，有的可见棕褐色的节。切面黄白色至黄褐色，有多数散在的筋脉点。气微，味淡或微苦，嚼之有黏性。鲜石斛呈圆柱形或扁圆柱形的段，直径0.4~1.2厘米。表面黄绿色，光滑或有纵纹，肉质多汁。气微，味微苦而回甜，嚼之有黏性。

性味归经	甘，微寒。归胃、肾经。
功效主治	养胃生津，滋阴除热，明目强腰。本品甘而微寒，能益胃生津、滋肾除虚热、补中有清，为养胃阴之要药。
药理作用	本品能促进胃液分泌，以助消化并能加强肠蠕动。石斛碱有一定的解热、镇痛作用。
用法用量	水煎服，6~15克，鲜品加倍。入汤剂宜久煎。热病津伤鲜用，阴虚舌干宜用干品。
使用注意	本品有敛邪之弊，故温热病初期不宜用，又味甘助湿，湿温尚未化燥者忌用。

精选验方

①**胃酸缺乏**：石斛、玄参各15克，白芍9克，麦冬、山楂各12克。水煎服，每日1剂。②**阴虚目暗、视物昏花**：石斛、熟地黄各15克，枸杞子、山药各12克，山茱萸9克，白菊花6克。水煎服，每日1剂。③**慢性胃炎**：石斛、谷芽各25克，南沙参15克，蜂蜜30克。水煎，每日1剂，分3次服。④**老年性口干**：石斛、黄精、玉竹各15克，山药20克。水煎，每日1剂，分3次服。⑤**喉癌**：石斛、蜂房、蛇蜕、全蝎、射干、山豆根、桔梗各9克，麦冬15克，北沙参30克，玄参18克，生甘草3克。水煎，每日1剂，分2次服。⑥**支气管扩张咯血症**：石斛、赭石各30克，生黄芪18克，生石膏24克，玄参、生地黄各15克，阿胶10克。水煎，每日1剂，分2次服。⑦**阴虚证寻常狼疮**：石斛、黄柏、知母各12克，熟地黄、玄参、麦冬、玉竹各15克，龟甲20克。水煎服，每服1剂。

玉 竹

别名 葳蕤、萎蕤。
来源 百合科植物玉竹 *Polygonatum odoratum* (Mill.) Druce 的干燥根茎。

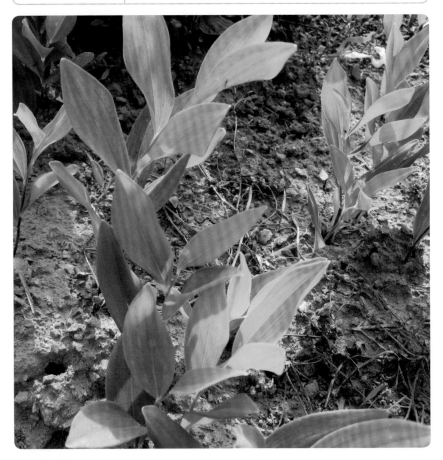

形态特征 多年生草本。根茎横生；茎单一，高20～60厘米。叶互生，无柄，叶片椭圆形至卵状长圆形。花腋生，通常1～3，簇生，花被筒状，白色，花丝丝状。浆果球形，成熟时蓝黑色。花期5～6月，果期7～9月。

生境分布 生长于山野林下或石隙间，喜阴湿处。分布于湖南、河南、江苏、浙江。河南产量最大，浙江新昌产者质最佳。

采收加工 秋季采挖，除去须根，洗净，晒至柔软后，反复揉搓晾晒至无硬心，或蒸透后揉至半透明，晒干。

饮片特征

本品为类圆形或不规则切片，直径0.3~1.6厘米。外表皮淡黄色，有纵皱纹及微隆起的环节，节上有白色圆点状须根及圆盘状茎痕。切面黄白色，半透明，角质样，有散在的黄白色筋脉点，维管束呈黄白点状，散生明显。干燥时质坚硬，受潮后变韧。气弱，味甜，嚼之带黏性。

性味归经	甘，平。归肺、胃经。
功效主治	滋阴润肺，生津养胃。本品味甘多液，质柔而润，性平不腻，长于养阴润燥，生津止渴。
药理作用	本品小剂量有强心作用，大剂量可抑制心脏，并有降血糖、降血脂的作用。有提高免疫功能作用。有类似肾上腺皮质激素作用。有延缓衰老、润肠通便的作用。
用法用量	水煎服，10~15克。清热养阴宜生用，滋补养阴多制用。
使用注意	脾虚及痰湿内盛者不宜使用。

精选验方

①**虚咳**：玉竹25~50克。与猪肉同煮食。②**发热口干、小便涩**：玉竹250克。水煎服。③**久咳、痰少、咽干、乏力**：玉竹、北沙参各15克，北五味子、麦冬各10克，川贝母5克。水煎服，每日1剂。④**小便不畅、小便疼痛**：玉竹30克，芭蕉120克。水煎，取汁冲入滑石粉10克，于饭前分3次服。⑤**肢体酸软、自汗、盗汗**：玉竹25克，丹参13克。水煎服。⑥**心悸、口干、气短、胸痛或心绞痛**：玉竹、丹参、党参各15克，川芎10克。水煎服，每日1剂。⑦**慢性咽炎**：玉竹15克，桔梗6克、红花、制天虫、射干各10克，黄芪、丹参、玄参各20克。水煎，每日1剂，分2次服。⑧**喉癌**：玉竹18克，玄参12克，天冬、麦冬、莪术、穿山甲各15克，黄芪、半枝莲、白花蛇舌草各30克。水煎，每日1剂，分2次服。⑨**津气两伤所致的肺气肿**：玉竹、麦冬、五味子、贝母、苦杏仁（后下）各9克，南沙参12克。水煎，每日1剂，分2次服。

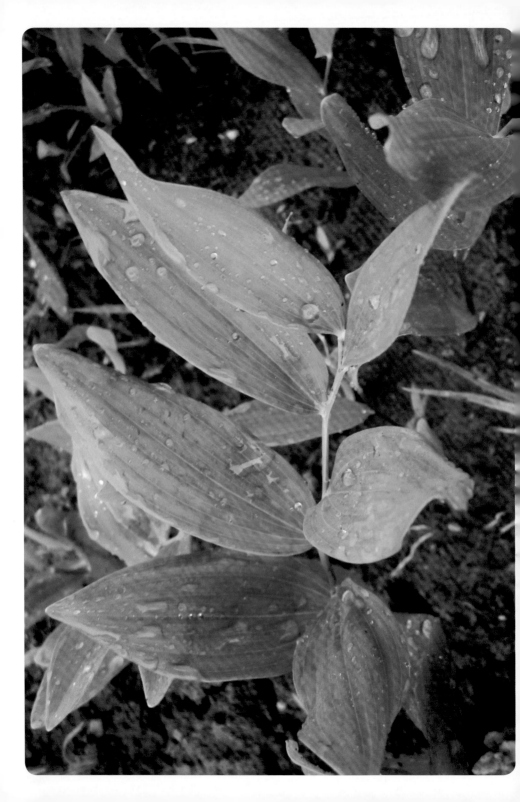

第十七章
收涩药

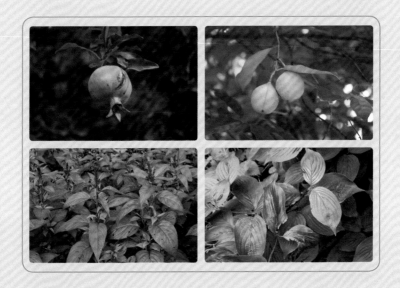

麻黄根

别名　狗骨根、卑柑根。
来源　麻黄科植物草麻黄 *Ephedra sinica* Stapf 的干燥根及根茎。

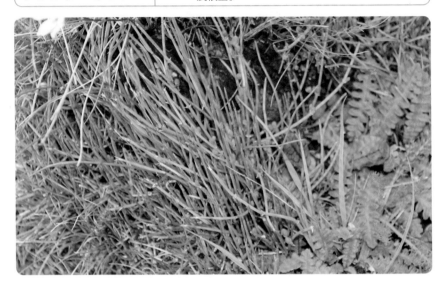

形态特征 多年生草本状小灌木，高30～70厘米。木质茎匍匐卧于土中；草质茎直立，黄绿色，节间细长，长2～6厘米，直径1～2毫米。鳞叶膜质，鞘状，长3～4毫米，下部1/3～2/3合生，围绕茎节，上部2裂，裂片锐三角形，中央有2脉。花呈鳞球花序，雌雄异株，少有同株者；雄花序阔卵形，通常3～5个呈复穗状，顶生及侧枝顶生，稀为单生；苞片3～5对，革质，边缘膜质，每苞片内各有1雄花；雄花具无色膜质，倒卵形筒状假花被；雄蕊6～8，伸出假花被外，花药长方形或倒卵形，聚成一团，花丝合生1束；雌花序多单生枝端，卵圆形；苞片4～5对，绿色，革质，边缘膜质，最上1对合生部分占1/2以上，苞片内各有1雌花；雌花有厚壳状假花被，包围于胚珠之外，珠被先端延长呈细长筒状直立的珠被管，长1～1.5毫米；雌花序成熟时苞片增大，肉质，红色，呈浆果状。种子2枚，卵形。花期5月，种子成熟期7月。

生境分布 草麻黄生长于干燥高地、干枯河床或山田中；中麻黄生长于多沙地带、沙漠或干燥山地。分布于河北、山西、内蒙古、甘肃、四川、陕西等省（区）。

采收加工 立秋后采收。剪去须根，洗净泥土，切片，晒干，生用。

饮片特征

本品呈圆柱形，略弯曲。外表皮灰棕色或红棕色，有支根痕及纵皱纹。外表皮易呈片状剥落，粗糙。体轻，质硬而脆，切面皮部黄白色。气微，味微苦。

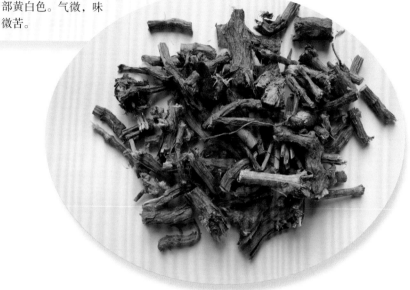

性味归经	甘，平。归肺经。
功效主治	收敛止汗。本品专敛汗，可用于一切虚汗证，为收敛止汗专药。
药理作用	麻黄根素能升高血压。麻黄根碱甲和麻黄根碱乙能降血压，对末梢血管有扩张作用。麻黄根浸膏可使离体蛙心的收缩减弱，对肠管、子宫平滑肌具收缩兴奋作用。
用法用量	水煎服，3～10克。外用：适量，研末作扑粉。
使用注意	有表邪者忌用。

精选验方

①脚臭：麻黄根30克，丁香、黄柏、木香各15克。煎水洗脚，每日3～4次。②盗汗：麻黄根、黄芪各20克，牡蛎30克。水煎，每日1剂，分2次服。

五味子

别名 北五味子。
来源 木兰科植物五味子 *Schisandra chinensis* (Turcz.) Baill. 的干燥成熟果实。

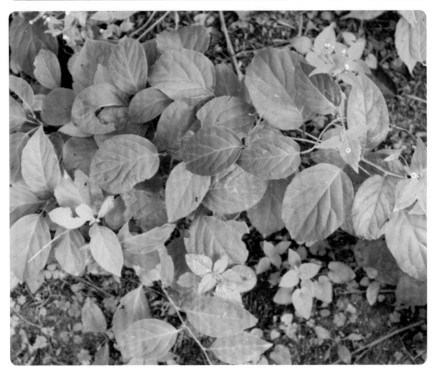

形态特征 落叶木质藤本，长达8米。茎皮灰褐色，皮孔明显，小枝褐色，稍具棱角。叶互生，叶柄细长，叶片薄而带膜质，卵形、阔倒卵形至阔椭圆形，长5～11厘米，宽3～7厘米，先端尖，基部楔形、阔楔形至圆形，边缘有小齿牙，上面绿色，下面淡黄色，有芳香。花单性，雌雄异株；雄花具长梗，花被6～9，椭圆形，雄蕊5，基部合生；雌花花被6～9，雌蕊多数，螺旋状排列在花托上，子房倒梨形，无花柱，授粉后花托逐渐延长呈穗状。浆果球形，直径5～7毫米，成熟时呈深红色，内含种子1～2枚。花期5～7月，果期8～9月。

生境分布 生长于半阴湿的山沟、灌木丛中。北五味子分布于东北、内蒙古、河北、山西等地。南五味子多分布于长江流域以南及西南地区。

采收加工 秋季果实成熟时采收，拣去枝梗，晒干，备用。

饮片特征

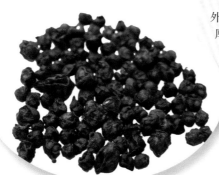

本品呈类球形，直径3~8毫米。外表面棕黑色或黑色，皱缩，果肉稍厚，略显油润，有的表面显黑红色或出现"白霜"。内有种子1~2枚，种皮薄而脆。肾形，红棕色，有光泽，质坚脆。气微，味酸、微辛。

性味归经	酸，温。归肺、肾、心经。
功效主治	敛肺滋肾，涩精止泻，生津敛汗，宁心安神。本品酸能收敛，性温而润。上能敛肺气而止咳、止汗，收心气而宁心安神，下能滋肾阴而涩精、止泻。
药理作用	本品对中枢神经系统有兴奋作用，同时能直接兴奋呼吸中枢，当呼吸中枢被抑制时，兴奋作用更加明显。还直接作用于脊髓的运动细胞，增强脊髓反射。煎剂可增强心脏的收缩力，并能调节心血管，改善血液循环。能兴奋子宫，使子宫节律性收缩加强。
用法用量	水煎服，3~9克。敛肺止咳用3~6克；滋肾宁心用6~9克。研末，每次服1~3克。
使用注意	本品酸涩收敛，新病、实邪者不宜用。

精选验方

①**肾虚遗精、滑精、虚羸少气**：五味子250克。水煎，取汁浓缩成稀膏，加适量蜂蜜，以小火煎沸，待凉备用；每次服1~2匙，空腹沸水冲服。②**失眠**：五味子6克，丹参15克，远志3克。水煎，于午休及晚上睡前各服1次。③**耳源性眩晕**：五味子、山药、当归、酸枣仁各10克，龙眼肉15克。水煎2次，取汁40毫升，早、晚分服。④**变应性鼻炎**：五味子、乌梅、柴胡、防风各12克，甘草8克。水煎（每次饮用时加15毫升蜂蜜），每日1剂，分2次服。⑤**肾衰竭所致肺气肿**：五味子、熟地黄、山茱萸、补骨脂、核桃仁各9克，肉桂（后下）2.5克。水煎，每日1剂，分2次服。⑥**肺结核咳嗽**：五味子、丹参、川芎、葛根、黄芪、桔梗、羌活各15克。水煎，每日1剂，分2次服。⑦**低血压症**：五味子25克，肉桂、桂枝、甘草各15克。水煎服，每日1剂。

石榴皮

别名　炒榴皮、榴皮炭。
来源　石榴科植物石榴 *Punica granatum* L. 的干燥果皮。

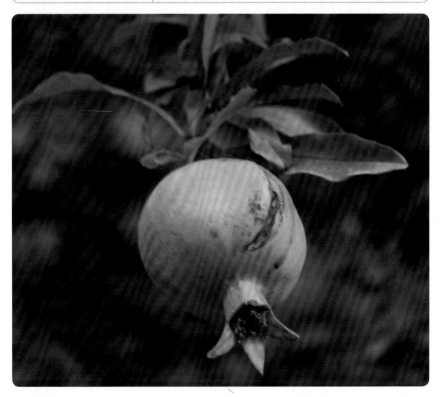

形态特征 落叶灌木或小乔木，树冠丛状，自然圆头形，树高5～7米，一般3～4米，但矮生石榴高约1米或更矮；树干呈灰褐色，上有瘤状突起，干多向左方扭转。叶对生或簇生，呈长披针形至长圆形，或椭圆状披针形，顶端尖，表面有光泽，背面中脉凸起。花两性，依子房发达与否，有钟状花和筒状花之别，前者子房发达善于受精结果，后者常凋落不实；子房下位，成熟后变成大型而多室、多子的浆果，每室内有多数籽粒；外种皮肉质，呈鲜红、淡红或白色，多汁，甜而带酸，即为可食用的部分；内种皮为角质，也有退化变软的，即软籽石榴。花期5～6月，果期9～10月。

生境分布 生长于高原山地、乡村的房舍前后。全国大部分地区均有栽培。

采收加工 秋季果实成熟后收集，洗净，晒干，生用或炒用。

饮片特征

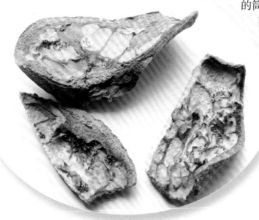

本品为不规则的片状或瓢状，大小不一，厚1.5～3毫米。外表面红棕色、棕黄色或暗棕色，略有光泽，粗糙，有多数疣状突起，有的有突起的筒状宿萼及粗短果梗痕。内面黄色或红棕色，有隆起呈网状的果蒂残痕。质硬而脆，断面黄色，略呈颗粒状。气微，味苦涩。以皮厚、色红棕、整洁者为佳。

性味归经	酸、涩，温。归胃、大肠经。
功效主治	涩肠止泻，杀虫。本品味酸涩，主归大肠经，收敛为用，故可涩肠止泻，安蛔杀虫。
药理作用	石榴皮煎剂作用于寄生虫肌肉，使其持续收缩，故可驱杀虫体。据抗菌实验可知，其煎剂也对金黄色葡萄球菌、溶血性链球菌、霍乱弧菌、志贺菌属、伤寒及副伤寒沙门菌、变形杆菌、大肠埃希菌及结核分枝杆菌有明显的抑制作用，对多数致病真菌也有抑制作用。
用法用量	水煎服，3～10克；止血多炒炭用。外用：适量，研末调服或熏洗。
使用注意	泻痢初起者忌用。

精选验方

①水火烫伤：石榴皮适量。研末，香油调搽患处。②驱绦虫、蛔虫：石榴皮、槟榔各等份。共研细末，每次服10克（小儿酌减），每日2次。③腹泻：石榴皮15克。水煎，加红糖或白糖，每日分2次饭前服。④鼻出血：石榴皮30克。水煎服。⑤便血：石榴皮适量。炒干，研末，每次9克，每日3次，开水送服。⑥外伤出血：石榴皮20克，龙眼核10克，冰片0.3克。和匀，敷患处。⑦细菌性阴道炎：石榴皮30克。水煎，代茶饮，每日2～3次，连服1周为1个疗程。

肉豆蔻

别名	肉果、玉果、煨肉果。
来源	肉豆蔻科植物肉豆蔻 *Myristica fragrans* Houtt. 的干燥成熟种仁。

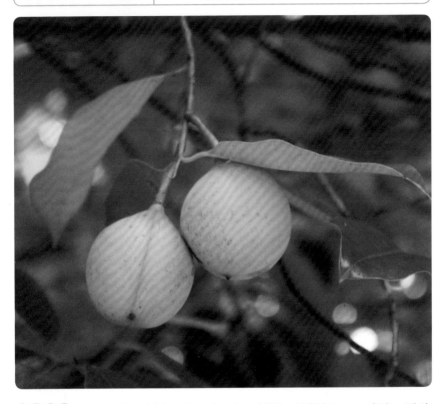

形态特征 高大乔木，全株无毛。叶互生，革质，叶柄长4～10毫米，叶片椭圆状披针形或椭圆形，长5～15厘米，先端尾状，基部急尖，全缘，上面暗绿色，下面常粉绿色并有红棕色的叶脉。花单性，雌雄异株，总状花序腋生，具苞片。浆果肉质，梨形或近圆球形，黄棕色，成熟时纵裂成2瓣，露出绯红色肉质的假种皮，内含种子1枚，种皮壳状，木质坚硬。

生境分布 在热带地区广为栽培。分布于马来西亚、印度尼西亚；我国广东、广西、云南等省（区）也有栽培。

采收加工 每年4～6月及11～12月各采1次。早晨摘取成熟果实，剖开果皮、剥去假种皮，再敲脱壳状的种皮，取出种仁用石灰乳浸1日后，小火焙干。

饮片特征

本品呈椭圆形或卵圆形。表面灰棕色或棕色，有网状沟纹，附有白色粉霜。种脐位于宽端，呈浅色圆形突起，合点呈暗凹陷。切面有淡棕色与黄白色相间的大理石状花纹，显油脂。质地坚硬，难破碎。气芳香浓烈，味辛辣而微苦。

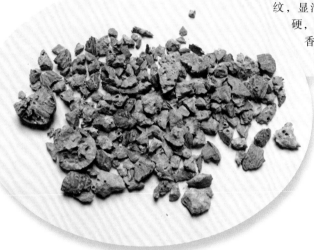

性味归经	辛，温。归脾、胃、大肠经。
功效主治	温脾止泻，行气止痛。本品辛香温燥而涩，有涩而不滞、行而不散之特点，既能温脾涩肠止泻，又能行气止痛。
药理作用	肉豆蔻油除有芳香之性外，还具有显著的麻醉性能。对低等动物可引起瞳孔扩大、步态不稳，随之睡眠、呼吸变慢，剂量再大则反射消失。人服7.5克肉豆蔻粉会引起眩晕乃至谵妄与昏睡，曾有服大量肉豆蔻粉而致死的病例报告。
用法用量	水煎服，3~9克；散剂1.5~3克。煨用，可增强温中止泻作用。
使用注意	湿热泻痢者忌用。

精选验方

①**脾虚泄泻，肠鸣不食**：肉豆蔻1枚。挖小孔，入乳香3小块，以面裹煨，面熟为度，去面，碾为细末，每次5克，米饮送下（小儿0.25克）。②**五更泄泻**：肉豆蔻10克，吴茱萸、五味子各6克，补骨脂8克。水煎服。

鸡冠花

别名 鸡冠头。
来源 苋科植物鸡冠花 *Celosia cristata* L. 的头状花序。

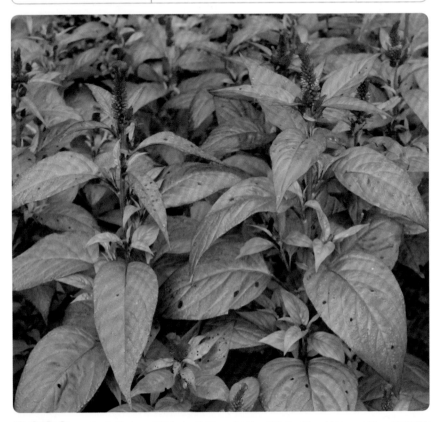

形态特征 一年生草本，植株有高型、中型、矮型3种，高2～3米，矮型的约30厘米高，茎红色或青白色。叶互生有柄，长卵形或卵状披针形，有深红、翠绿、黄绿、红绿等多种颜色。花聚生于顶部，形似鸡冠，扁平而厚软，长在植株上呈倒扫帚状；花色也丰富多彩，有紫色、橙黄色、白色、红黄相杂等色。种子细小，呈紫黑色，藏于花冠茸毛内。

生境分布 生长于一般土壤，喜温暖干燥气候，怕干旱，喜阳光，不耐涝。全国大部分地区均有栽培。

采收加工 8～9月，花序充分长大并有部分果实成熟时，剪下花序，晒干，生用。

饮片特征

本品为穗状花序，呈不规则的扁平块状，大小不一，具皱褶，密生线状鳞片，偶见扁平的茎。表面红色、紫红色或黄白色。密生多数小花，每花宿存的苞片及花被片均呈膜质。果实盖裂。种子扁圆，肾形，黑色，有光泽。体轻，质柔韧。气微，味淡。

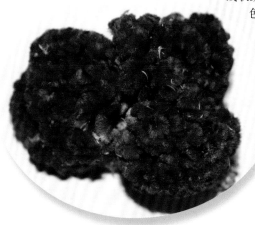

性味归经	甘，凉。归肝、大肠经。
功效主治	止泻，止血。本品为凉性的止泻痢、止血之品，故用于赤白下痢、痔漏下血、咯血、吐血、崩漏出血兼有热象者最为适宜。
药理作用	试管法证明，煎剂对人阴道毛滴虫病有良好作用，虫体与药液接触5～10分钟后即消失。
用法用量	水煎服，3～10克；或入丸、散。止血可炒炭用。
使用注意	湿滞未尽者不宜早用。

精选验方

①荨麻疹：鸡冠花全草适量。水煎，内服外洗。②便血、痔血、痢疾：鸡冠花9～15克。水煎服（配生槐米、生地榆效果更好）。③咯血、吐血：鲜白鸡冠花15～24克，猪肺1只（不可灌水）。冲开水炖约1小时，饭后分2～3次服。④细菌性痢疾：鸡冠花9克，马齿苋30克，白头翁15克。水煎服。⑤月经过多：鸡冠花适量。晒干，研末，空腹酒调下，每次4～8克，忌鱼腥、猪肉。⑥围生期痔疾：鸡冠花、地榆各15克，仙鹤草6克。水煎，代茶饮，每日1剂。⑦带下病：鸡冠花12克。水煎，每晨空腹服；亦可炒黄或晒干研末，黄酒或开水冲服，每次6～9克。⑧脾肾两虚型老年性阴道炎：鸡冠花30克，金樱子15克，白果10个。洗净，加水适量，大火煮沸后改小火煲30分钟，代茶频饮。

山茱萸

别名 山萸肉。

来源 山茱萸科植物山茱萸 *Cornus officinalis* Sieb. et Zucc. 的干燥成熟果肉。

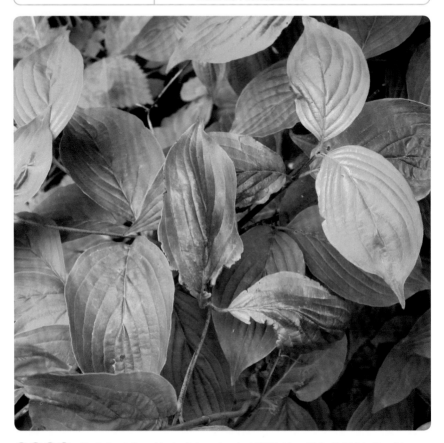

形态特征 落叶小乔木。单叶对生，卵形至椭圆形，稀卵状披针形，长5～7厘米，全缘，脉腋间有黄褐色毛丛，侧脉5～8对，弧形平行排列。伞形花序，具卵状苞片4，花先叶开放，黄色。核果长椭圆形，熟时樱红色。花期3～4月，果期9～10月。

生境分布 生长于山沟、溪旁或较湿润的山坡。分布于浙江、安徽、河南、陕西等省。

采收加工 10～11月果实成熟变红后采摘，采后除去枝梗或果柄，用小火焙烘，待冷后，取下果肉，再晒干或用小火烘干。

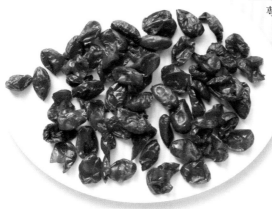

饮片特征

本品为不规则形或椭圆形的皱缩片状，长10～15毫米。外表面为紫褐色或紫黑色，略有光泽，极皱缩。质稍硬，不易破碎。顶端有圆形宿萼痕，基部有果梗痕。质柔软，有时混有少量淡红色椭圆形的核。气微，味酸，微苦微涩。

性味归经	酸、涩，微温。归肝、肾经。
功效主治	补益肝肾，收敛固涩，止汗。本品酸涩而温，质地柔润，既可收敛而固涩精气，又可补益肝肾而滋阴助阳，故为收敛、补益之良药。凡肝肾不足，阴虚、阳虚，滑脱不禁症均可应用。
药理作用	山茱萸苷有显著的利尿降压作用。山茱萸鲜果肉中红色酸味液体，对伤寒沙门菌、志贺菌属有抑制作用。山茱萸体外试验，能杀死腹水癌细胞。
用法用量	水煎服，6～12克。止汗固脱可大剂量应用，30～60克。
使用注意	本品酸涩收敛，实邪、湿热证者不宜用。

精选验方

①自汗、盗汗：山茱萸、黄芪、防风各9克。水煎服。②**大汗不止、四肢发冷、脉搏微弱、体虚欲脱**：山茱萸50～100克。水煎服。③**肩周炎**：山茱萸35克。水煎，每日1剂，分2次服；病情好转后，剂量减为10～15克，水煎或代茶泡服。④**遗尿**：山茱萸、茯苓、覆盆子各10克，附子3克，熟地黄12克。水煎服。⑤**阳痿**：山茱萸、巴戟天各15克，菟丝子、熟地黄各30克。水煎，每日1剂，分次服。⑥**阳痿、早泄**：山茱萸、覆盆子各12克，枸杞子、芡实、莲子、山药各30克，五味子10克。水煎服，每日1剂。

三、固精缩尿止带药

覆盆子

别名 覆盆、小托盘。
来源 蔷薇科植物华东覆盆子 *Rubus chingii* Hu 的干燥果实。

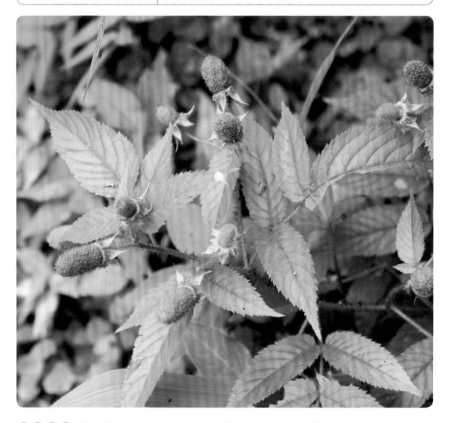

形态特征 落叶灌木，高2～3米，幼枝有少数倒刺。单叶互生，掌状5裂，中裂片菱状卵形，边缘有重锯齿，两面脉上被白色短柔毛；叶柄细长，散生细刺。花单生于叶腋，白色或黄白色，具长梗；花萼卵状长圆形，内外均被毛；花瓣近圆形；雌、雄蕊多数，生于凸起的花托上。聚合果球形，红色。花期3～4月，果期5～6月。

生境分布 生长于山地杂木林边、灌木或荒野。分布于浙江、江苏、安徽等省。

采收加工 6～8月果实由绿变绿黄时采收，除去梗叶，置沸水中略烫或略蒸，取出，干燥，生用。

饮片特征

聚合果呈圆锥形或类球形，直径 6～12毫米。顶端钝圆，基部凹陷，表面灰绿色或浅棕色，宿萼棕褐色，被有灰白色毛茸。小果易于脱落，每个小果半月形，两侧有明显网纹，腹面有突起的棱线。气微，味微酸涩。

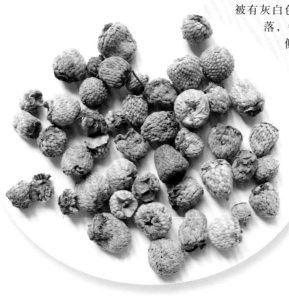

性味归经	甘、酸，微温。归肝、肾经。
功效主治	益肾，涩精，缩尿。本品性质温和，味甘、酸，可补益肝肾、涩精缩尿。
药理作用	本品有雌激素样作用，能抑制霍乱弧菌生长。
用法用量	水煎服，5～10克。
使用注意	肾虚有火、小便短涩者不宜服用。

精选验方

①**阳痿**：覆盆子适量。酒浸，焙，研末，每日早晨酒送服15克。②**遗精**：覆盆子15克，绿茶适量。泡茶饮。③**缺铁性贫血**：覆盆子15克，菠菜60克，红枣12克。每日1剂，水煎，分2～3次服。④**遗尿**：覆盆子适量。酒拌，蒸熟，研末；鸡蛋1枚，开口一二处，装入药末6～9克搅匀，用面封口，入灰火内煨熟，研末，睡前温开水送服。7岁以下每次服6克，7岁以上每次服9克，每日1次。

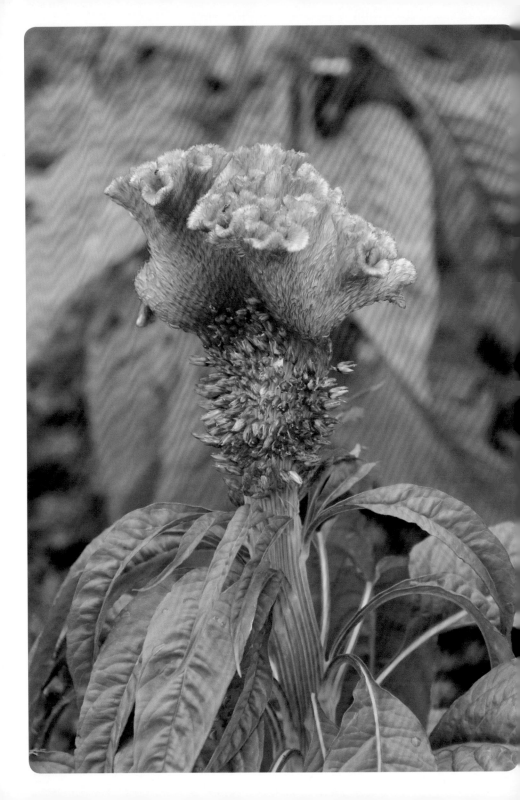

第十八章
涌吐药

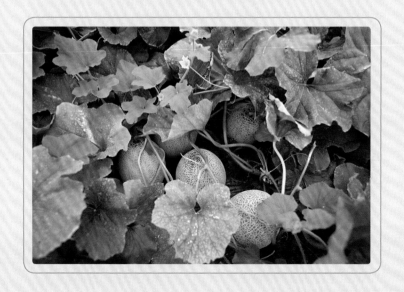

瓜 蒂

别名 瓜丁、甜瓜蒂、苦丁香。
来源 葫芦科植物甜瓜 *Cucumis melo* L. 的果梗。

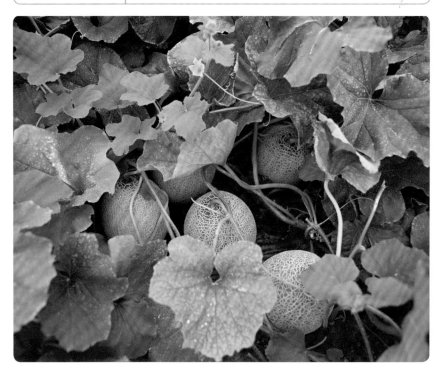

形态特征 一年生攀援或匍匐草本。茎上具深槽，生多数刺毛；卷须先端卷曲或攀援他物，具刺毛。叶互生，具长柄，柄长约10厘米；叶片圆形或近肾形，长4～12厘米，宽长几相等，掌状3或5浅裂，边缘具不整齐锯齿，叶面具多数刺毛；叶脉掌状，主脉5。花单性同株，单生于叶腋；花萼管状，5裂，裂片先端尖，密被白柔毛；花冠黄色，直径约2厘米，5裂，裂片先端锐尖，有小尖头；雄花具长梗，雄蕊5，联生成3枚，其中2枚较宽，花丝极短，紧贴于花冠筒内；雌花梗较雄花梗短，子房下位。瓠果肉质，一般为椭圆形，果皮通常黄白色或绿色，有时具花纹，果肉一般黄绿色，芳香；果梗圆柱形，具纵槽。种子多数，黄色或灰白色，扁长卵形。花期6～7月，果期7～8月。

生境分布 全国各地多有栽培。

采收加工 夏季甜瓜盛产时，将尚未老熟的果实摘下，切取果蒂，阴干，生用。

饮片特征

本品呈圆柱形，多扭曲。表面黄褐色或黄绿色，具纵棱，微皱缩，一端渐膨大。边缘反卷。质硬而韧，不易折断，断面纤维性。无臭，味苦。

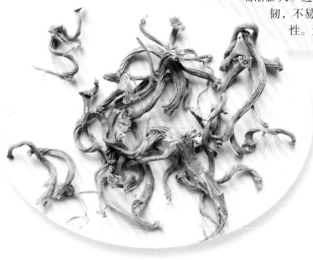

性味归经	苦，寒；有毒。归胃经。
功效主治	涌吐痰食，祛湿退黄。本品苦寒有毒，功专涌泄。可用于痰热郁积胸中、癫痫惊狂，或宿食、毒物停聚于胃脘而致胸脘痞硬等证。若研末吹鼻，可祛湿退黄。
药理作用	甜瓜素和甜瓜蒂有强烈的催吐作用，葫芦苦素B、E均有保肝、降酶作用，能提高机体的细胞免疫功能，瓜蒂及葫芦苦素均有相当的毒性。
用法用量	水煎服，2.5～5克；入丸、散剂，0.3～1克。外用：小量，研末吹鼻，待鼻中流出黄水即停药。
使用注意	体虚、失血及上焦无实邪者忌服。服药后含砂糖一块，下咽，能增强药力。

精选验方

①**肝炎腹胀**：瓜蒂7.5克，罗布麻叶、延胡索各10克，丁香5克，木香15克。共研末，开水送服，每次2.5克，每日2次。②**诸风膈痰，诸病涎涌**：瓜蒂适量。炒黄，研末，量人以酸齑水一盏调下，取吐。③**发狂欲走**：瓜蒂末适量。井水送服3克，取吐。④**牙齿痛**：瓜蒂7枚。炒黄，碾散，以麝香相和，新绵裹，患牙处咬之。⑤**疟疾（无问新久）**：瓜蒂2～7枚。捣，水渍一宿服之。

藜芦

别名 山葱、鹿葱、黑藜芦。
来源 百合科植物藜芦 *Veratrum nigrum* L. 的根及根茎。

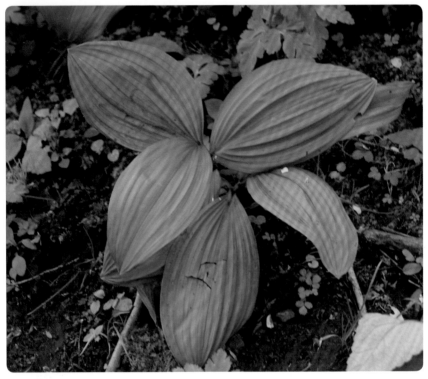

形态特征 多年生草本，高60～100厘米，植株粗壮，基部的鞘枯死后残留为有网眼的黑色纤维网。叶互生；无叶柄或茎上部叶具短柄；叶片薄革质，椭圆形、宽卵状椭圆形或卵状披针形，长22～25厘米，宽约10厘米，先端锐尖或渐尖，两面短毛。圆锥花序侧生总状花序，常具雄花，顶生总状花序常较偶生花序长2倍以上，几乎全部为两性花，总轴和枝轴密被白色绵状毛；花被片6，开展或略反折，长圆形，长5～8毫米，宽约3毫米，全缘，黑紫色；雄蕊6，花药肾形，背着，汇合为1室；子房卵形，3室，无毛，花柱3。蒴果卵圆形，具3钝棱，长1.5～2厘米，宽1～1.3厘米。种子扁平，具膜质翅。花、果期7～9月。

生境分布 生长于海拔1200～3300米的山坡林下或草丛中。分布于山西、河南、河北、山东、辽宁等省，均为野生。

采收加工 5～6月未抽花茎时采挖，除去苗叶，晒干或用开水浸烫后晒干。

饮片特征

本品呈圆柱形或不规则中段，直径0.7～1.5厘米，外被残留的棕色叶基维管束，形同蓑衣。下部簇生众多的须根。表面褐色，具有细而密的横皱纹。质脆，易折断，断面类白色，粉性。中心有淡黄色的木质部，易于皮部分离。气微，味辛苦，粉末有强烈的催嚏性。以根粗壮、无杂质者为佳。

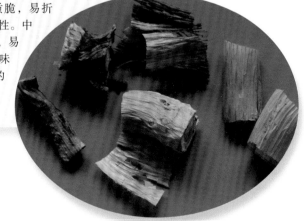

性味归经	辛、苦，寒；有毒。归肺、胃、肝经。
功效主治	涌吐风痰，杀虫。本品内服催吐作用较强，善吐风痰；外用有杀虫疗疮之功。
药理作用	本品有降压作用，作用持久而显著，无急速耐受现象，在降压的同时伴有心率减慢、呼吸抑制或暂停。对家蝇有强大的毒杀效力。
用法用量	宜作丸、散，0.3～0.9克。外用：适量，研末，油调涂。
使用注意	本品毒性强烈，内服宜慎。体弱、失血患者及孕妇忌服。反细辛、芍药及五参。

精选验方

①**食物中毒**：藜芦粉1.5～3克。口服，可催吐，排出胃中毒物，作用较强，不可多服。②**疗疮**：藜芦2～3克。压碾成细末，用花生油调敷患处，每日2次。③**足癣**：藜芦、花椒、蛇床子、白附子、煅白矾、水银各10克。共研细末，过筛，瓶装备用。将瘙疮散撒布于患处（水疱挑破），反复加药用手指揉搓。④**斑秃**：藜芦、蛇床子、黄柏、百部、五倍子各4.5克，斑蝥3克。用95％乙醇100毫升浸泡1周后，用棉签蘸药酒涂擦皮损处，每日1～2次。⑤**寻常疣**：藜芦、乌梅、千金子、急性子各30克。加入75％乙醇500毫升浸泡1周，取液涂患处，一般3～5日疣体消失；若1次未愈则继续应用。

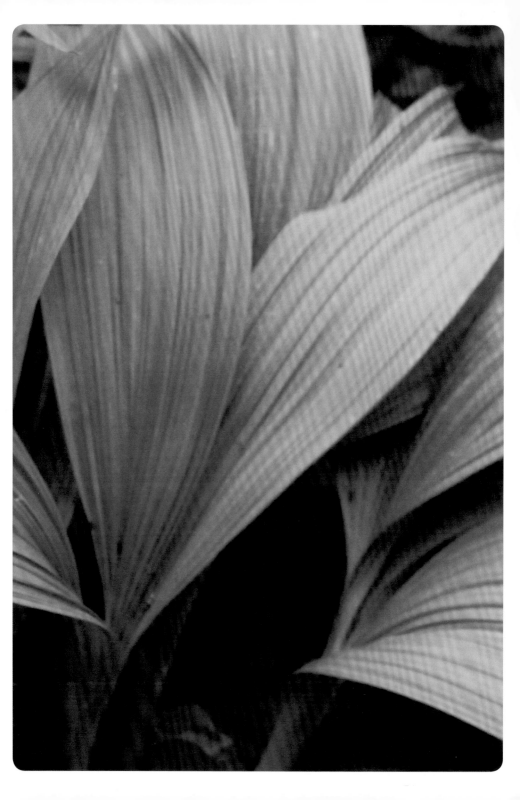

第十九章
解毒杀虫燥湿止痒药

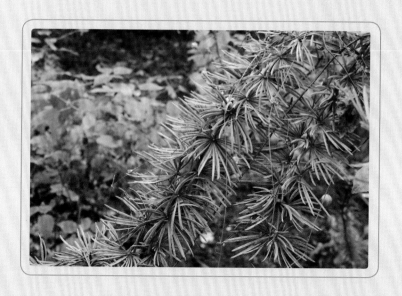

大枫子

别名　大枫子。
来源　大枫子科植物大枫子 *Hydnocarpus anthelmintica* Pierre ex Laness.、海南大枫子 *Hydnocarpus hainanensis* (Merr) Sleum. 的成熟种子。

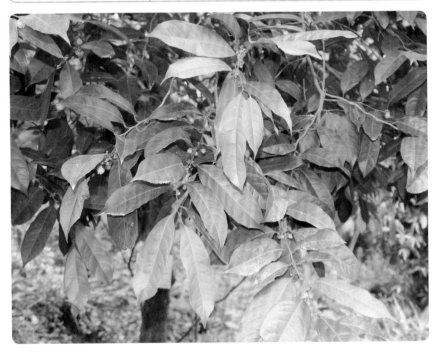

形态特征 常绿乔木。单叶互生；革质；叶柄长1.2～1.5厘米；叶片线状披针形，长10～30厘米，宽3～7厘米，先端尖，基部钝圆形，全缘，上面暗绿色，下面黄绿色，侧脉8～10对。花杂性或单性，1至数朵簇生；花梗被短柔毛；雄花萼片5，卵形，基部稍联合，两面被长柔毛；花瓣5，卵形，红色或粉红色；退化雄蕊鳞片状，线形，着生于瓣上，内部边缘被睫毛，近先端部被柔毛；雄蕊5，花药外向，长圆形，花丝基部粗厚；退化子房圆柱状，被长硬毛；雌花的花萼、花瓣均与雄花相同；退化雄蕊成一纺锤状体；子房卵形或倒卵形，被长硬毛，1室，具5侧膜胎座，胚珠多数，花柱粗短，被柔毛，柱头5裂，反卷。浆果球形，果皮坚硬。种子30～40枚，胚乳丰富。花期1～3月。

生境分布 大枫子分布于泰国、越南以及印度尼西亚、印度、柬埔寨等国；我国云南南部及海南省也有少量生产。

采收加工 夏、秋两季采收成熟果实，取出种子，洗净，晒干即可。

饮片特征

种子呈不规则的卵圆形，稍有钝棱，长1.5～2.5厘米，直径1～2厘米。外皮灰棕色或灰褐色，有细纹，较小的一端有明显的沟纹，皮厚1～2毫米。质坚硬，砸破后种皮内面光滑。浅黄色至黄棕色，种仁与种皮分离，外被一层红棕色或暗紫色薄膜。种仁2瓣，灰白色，陈久变成黄棕色，富油质。气微，味淡。

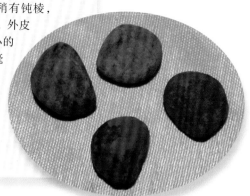

性味归经	辛，热；有大毒。归肝、脾、肾经。
功效主治	祛风燥湿，攻毒杀虫。本品辛热有毒，有祛风燥湿、攻毒杀虫之功，临床以外用为主。
药理作用	大枫子油及其脂肪酸钠盐在试管中对结核分枝杆菌及其他抗酸杆菌均有抑制作用，后者的作用较强。大枫子油及其衍生物对机体组织有刺激性，口服大枫子油可引起呕吐，继续应用则可逐渐耐受。
用法用量	大枫子油外用涂擦；内服和药作丸。
使用注意	本品有毒，过量可引起肢体颤动、惊厥、呼吸困难，甚至昏迷等中毒症状，故须严格控制剂量。并注意炮制，孕妇忌服。

精选验方

①**荨麻疹**：大枫子30克，大蒜15克。捣烂，加水100毫升煮沸5分钟，取汁涂患部。②**酒渣鼻**：大枫子、核桃仁各9克，防风、樟脑粉各6克，冰片、水银各1.5克。共研细末，用两层纱布包裹，在患部扑擦，每日数次，用后置密闭容器保存；1剂可用10日。③**绣球风**：大枫子、山柰、白芷、甘草各等份。以白矾、荆芥为引，剂量一般10～15克，病甚者可增至15～20克，随症加减，每日晚饭后煎水熏洗1次。④**神经性皮炎**：大枫子、苍术、黄柏、苦参、防风、独活、五倍子、白鲜皮各等量。拌匀，分装两布袋，放蒸笼内蒸熟，敷于皮损处，冷即换另一热袋，交替热敷1小时左右，每日1次，直至痊愈。⑤**肛门湿疹**：大枫子、苦参各50克，苍耳子30克，蛇床子、浮萍、豨莶草各15克。加水2000～3000毫升煮沸15～20分钟，倒入面盆，患部对准盆中热气熏蒸，待药液转温时局部湿敷3～5分钟，待药液凉后坐浴，每日2～3次。

土荆皮

别名　土槿皮。

来源　松科植物金钱松 *Pseudolarix amabilis* (Nelson) Rehd.的干燥根皮或近根树皮。

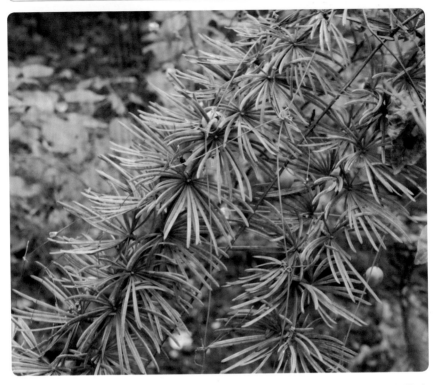

形态特征　落叶乔木，高20～40米。茎干直立，枝轮生平展。长枝有纵纹细裂，叶散生其上，短枝有轮纹密生，叶簇生其上，呈辐射状；叶线形，长3～7厘米，宽1～2毫米，先端尖，基部渐狭，至秋后叶变金黄色。花单性，雌雄同株；雄花为葇荑状，下垂，黄色，数个或数十个聚生在小枝顶端，基部包有无数倒卵状楔形膜质鳞片；雌花单生于有叶之短枝顶端，由多数螺旋状排列的鳞片组成。球果卵形，直立，长5～7.5厘米，直径3～6厘米，鳞片木质，广卵形至卵状披针形，先端微凹或钝头，基部心脏形，成熟后脱落，苞片披针形，长6～7毫米，先端长尖，中部突起。种子每鳞2枚，长约8毫米，富油脂，有膜质长翅，与鳞片等长或稍短。花期4～5月，果期10～11月。

生境分布　喜生于多阳光处。分布于浙江、安徽、江苏等省。

采收加工　秋末剥取树皮或根皮，晒干。

饮片特征

本品呈条片状或卷筒状。外表面灰黄色或红棕色,较粗糙,内表面红棕色,气微,味苦而涩。

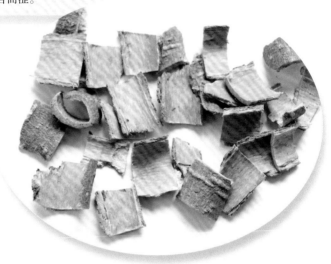

性味归经	辛、苦,温;有毒。归肺、脾经。
功效主治	燥湿止痒,杀虫疗癣。本品辛苦温,功专杀虫止痒,治皮肤疥癣。
药理作用	本品的乙醇浸膏、苯浸膏对多种致病菌有抑制作用。本品的根皮乙醇提取物,对犬股动脉出血、肝及脾创面出血均呈现良好的止血作用。此外,所含土荆皮乙酸对大鼠、兔与狗在剂量为10~40毫克/千克体重时有明显的抗早孕作用。
用法用量	外用:适量,酒浸外搽;或研细粉,醋调敷。
使用注意	本品有毒,一般不作内服。

精选验方

①**体癣、手足癣、头癣等多种癣病**:将土荆皮浸酒涂擦或研末加醋调敷。现多制成10%~50%的土荆皮酊,或配合苯甲酸、水杨酸等制成复方土荆皮酊外用,如鹅掌风药水。②**皮肤瘙痒**:土荆皮适量。浸酒外擦。③**头癣**:土荆皮末50克,地榆12克,烧酒500毫升。同浸7日,蘸酒搽患处,每日数次。④**阴囊湿疹**:土荆皮10克,白酒50毫升。同浸泡1~2日,搽患处。

大 蒜

别名 独头蒜、紫皮蒜。
来源 百合科植物大蒜 *Allium sativum* L. 的鳞茎。

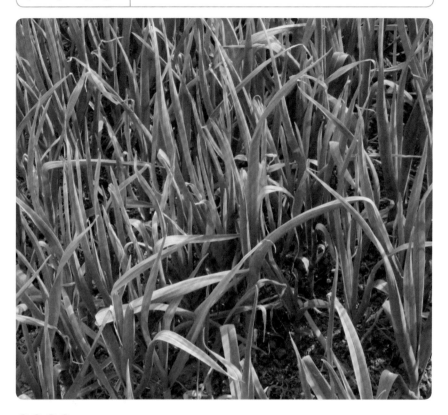

形态特征 多年生草本，具强烈蒜臭气。鳞茎大型，具6～10瓣，外包灰白色或淡棕色膜质鳞被。叶基生，实心，扁平，线状披针形，宽约2.5厘米，基部呈鞘状。花茎直立，高约60厘米；佛焰苞有长喙，长7～10厘米；伞形花序，小而稠密，具苞片1～3，苞片长8～10厘米，膜质，浅绿色；花小型，花间多杂以淡红色珠芽，长约4毫米，或完全无珠芽；花柄细，长于花；花被6，粉红色，椭圆状披针形；雄蕊6，白色，花药突出；雌蕊1，花柱突出，白色，子房上位，长椭圆状卵形，先端凹入，3室。蒴果，1室开裂。种子黑色。花期夏季。

生境分布 全国各地均有栽培。

采收加工 夏初叶枯萎时采挖，除去泥沙，于通风处晾干或烘烤至外皮干燥，生用。

饮片特征

本品呈圆盘状或不规则的扁块状，有的似莲
房状，大小不一。表面灰白色或灰褐色。腹面有
多数整齐的六角形房孔，孔径3～4
毫米或6～8毫米，背面有1个
或数个黑色短柄。体轻，
质韧，略有弹性。气
微，味辛淡。

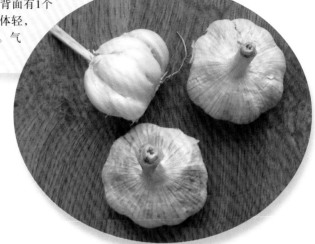

性味归经	辛，温。归脾、胃、肺经。
功效主治	消肿，解毒，杀虫。本品为辛温之品，解毒作用较强，目前应用广泛，并有一定的杀虫作用。
药理作用	大蒜挥发油、大蒜辣素、大蒜汁、大蒜浸出液均有强大的广谱抗菌作用，对多种致病菌均有明显的抑制或杀灭作用。有抗阿米巴原虫及滴虫作用及抗肿瘤、降血脂、抑制动脉粥样硬化斑块作用。此外，还有抗炎、兴奋子宫、降血糖及改善慢性铅中毒症状等。
用法用量	水煎服，10～15克。外用：适量。
使用注意	阴虚火旺及有目疾、舌喉口齿诸疾者均不宜服。外敷易引起皮肤发红，灼热起泡，故不可敷之过久。

精选验方

①**疮疖初发**：大蒜适量。切片，贴肿处。②**皮肤或头癣瘙痒**：大蒜适量。切片外擦（或捣烂外敷）。③**肺痨咯血**：大蒜适量。煮粥，送服白及粉。④**泻痢**：单用大蒜或以10%大蒜浸液保留灌肠。⑤**蛲虫病**：大蒜适量。捣烂，加茶油少许，睡前涂于肛门周围。

蓖麻子

别名 蓖麻仁、大麻子、草麻子。
来源 大戟科植物蓖麻 *Ricinus communis* L. 的干燥成熟种子。

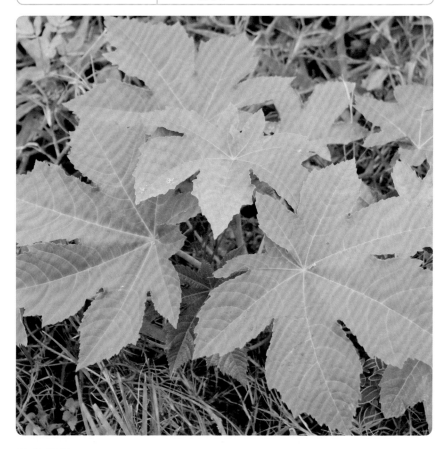

形态特征 一年生草本，在南方地区常呈小乔木，幼嫩部分被白粉。叶互生，盾状着生，直径15～60厘米，有时大至90厘米，掌状中裂，裂片5～11，卵状披针形至矩圆形，顶端渐尖，边缘有锯齿；叶柄长。花单性，同株，无花瓣，圆锥花序与叶对生，长10～30厘米或更长，下部雄花，上部雌花；雄花萼3～5裂；子房3室，每室1胚珠；花柱3，深红色，2裂。蒴果球形，长1～2厘米，有软刺。种子矩圆形，光滑，有斑纹。花期5～8月，果期7～10月。

生境分布 全国大部分地区有栽培。

采收加工 秋季果实变棕色，果皮未开裂时分批采摘，晒干，除去果皮。

饮片特征

　　本品呈椭圆形或卵形，稍扁，表面光滑，有灰白色、黑褐色或黄褐色、红棕色相间的花斑纹。种脊隆起，种阜灰白色或浅棕色。种皮薄而脆，富油性。无臭，味微苦辛。

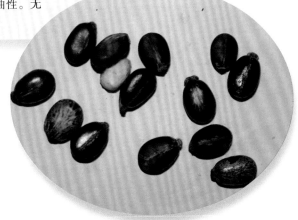

性味归经	辛、甘，平；有毒。归肺、大肠经。
功效主治	消肿拔毒，泻下通滞。本品辛甘平，取其以毒攻毒之性而用于痈疽肿毒、喉痹、瘰疬等。本品为植物种子，富含油脂，故能滑肠而用于肠燥便秘等证。
药理作用	泻下作用。蓖麻油本身刺激性小，可作为皮肤滑润剂用于皮炎及其他皮肤病；做成油膏剂用于烫伤及溃疡；种子的糊剂用于皮肤黑热病的溃疡。此外可用于眼睑炎。
用法用量	入丸剂、生研或炒食，5～10枚。外用：适量，捣敷或调敷。
使用注意	孕妇及便滑者忌服。

精选验方

①**常流眼泪者**：蓖麻子（炒研末）1碗，白糖150克。共拌匀，放入猪大肠内，两头用线扎住，置饭上蒸熟食。②**面神经麻痹**：蓖麻子10粒，全蝎、冰片各3克，葱5克，蜂房6克。共捣烂如泥，摊于敷料上，贴于面部下关穴（左歪贴右下关，右歪贴左下关），每日1次。③**淋巴结结核瘘**：蓖麻子、生山药各等份。共捣如泥，以无菌敷料摊膏盖在瘘口上，每个瘘口可用4～6克，每日1次。④**酒渣鼻**：蓖麻子、大枫子各30克，木鳖子10克。共研细末，加樟脑用力研磨，加核桃仁30克捣成泥，再加水银30克研磨至看不见水银珠为止，搽抹患处。

木鳖子

别名	木蟹、木鳖瓜、土木鳖、藤桐子、漏苓子、鸭屎瓜子。
来源	葫芦科植物木鳖 *Momordica cochinchinensis* (Lour.) Spreng. 的干燥成熟种子。

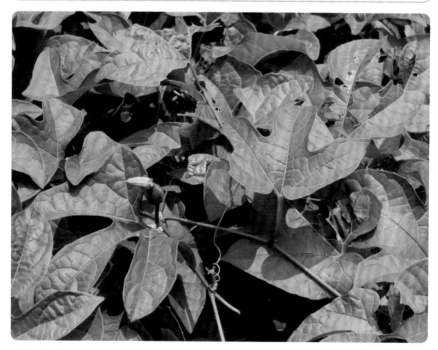

形态特征 草质藤本。叶互生，圆形至阔卵形，长7～14厘米，通常3浅裂或深裂，裂片略呈卵形或长卵形，全缘或具微齿，基部近心形，先端急尖，上面光滑，下面密生小乳突，3出掌状网脉；叶柄长5～10厘米，具纵棱，在中部或近叶片处具2～5腺体。花单性，雌雄同株，单生叶腋，花梗细长，每花具1大型苞片，黄绿色；雄花萼片5，革质，粗糙，卵状披针形，基部连合，花瓣5，浅黄色，基部连合，雄蕊5，愈合成3体；雌花萼片线状披针形，花冠与雄花相似，子房下位。瓠果椭圆形，成熟后红色，肉质，外被软质刺针。种子略呈扁圆形或近椭圆形，边缘四周具不规则的突起，呈龟板状，灰棕色。花期6～8月，果期8～10月。

生境分布 生长于林缘、山坡、土层较深厚的地方，多为野生，也有栽培。分布于广西、四川等省（区）。

采收加工 冬季采收成熟果实，剖开，晒至半干，除去果肉，取出种子，干燥。

饮片特征

本品呈扁平圆板状，中间稍隆起或微凹陷。外表皮灰棕色至黑褐色，有网状花纹，在边缘较大的一个齿状突起上有浅黄色种脐。外种皮质硬而脆，内种皮灰绿色，茸毛样。以饱满、外壳无破裂、种仁色黄白者为佳。

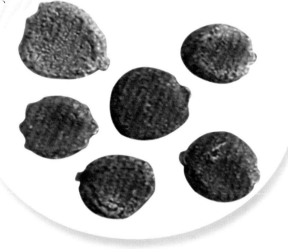

性味归经	苦、微甘，凉；有毒。归肝、脾、胃经。
功效主治	散结消肿，攻毒疗疮。用于疮疡肿毒、乳痈、瘰疬、痔瘘、干癣、秃疮。
药理作用	木鳖子提取物有降压作用。静脉注射木鳖子皂苷，可使血压暂时下降、心搏加快、呼吸短暂兴奋。另外，它还具有抗炎及溶血作用。
用法用量	水煎服，0.9～1.2克。外用：适量，研末，用油或醋调涂患处。
使用注意	孕妇慎用。不可与猪肉同用，否则会增强毒性。

精选验方

①**痔疮**：木鳖子、荆芥、朴硝各等份。煎汤，先熏后洗。②**血管瘤**：鲜木鳖子适量。去壳，研如泥，醋调敷患处，每日3～5次。③**痞癣**：木鳖子（去壳）适量，独蒜、雄黄各1.5克。杵为膏，入醋少许，蜡纸贴患处。④**小儿疳积**：木鳖子、使君子各等份。捣泥，丸如芥子大，每服1.5克，米饮下，每日2服。⑤**阳疝偏坠痛甚**：木鳖子1枚。磨醋，调黄檗、芙蓉末敷之。

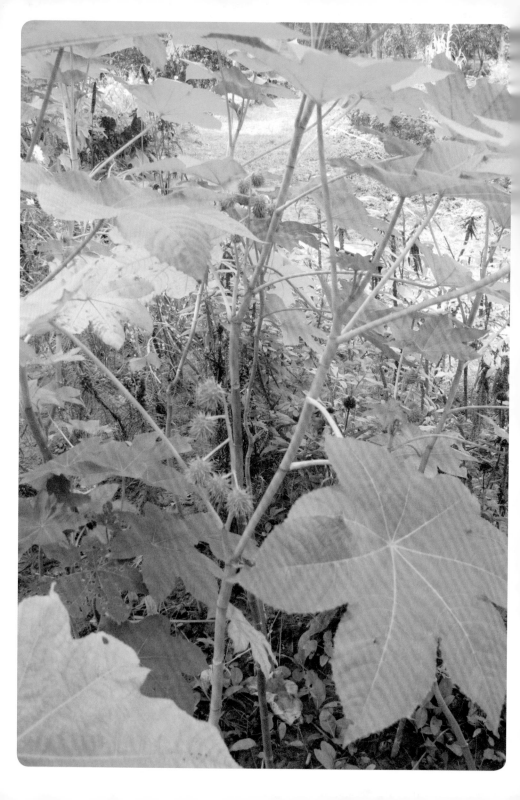

第二十章
抗肿瘤药

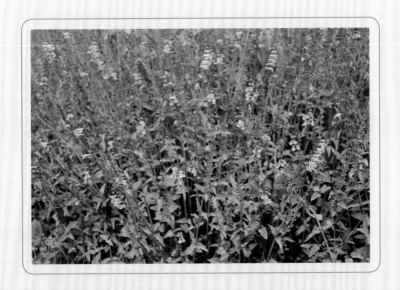

白花蛇舌草

别名 蛇舌草、羊须草、蛇总管。
来源 茜草科植物白花蛇舌草 *Hedyotis diffusa* (Willd.) 的干燥全草。

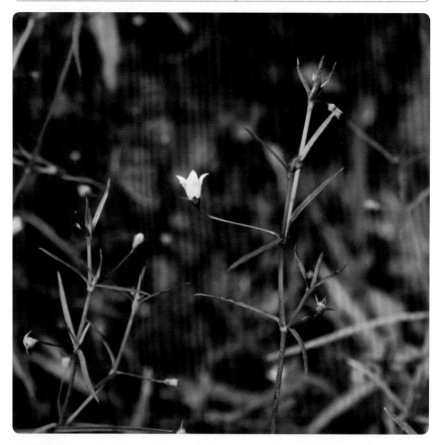

形态特征 一年生披散小草本。茎扁圆柱形，从基部分枝。单叶对生，膜质，线形，长1～3厘米，宽1～3毫米，顶端急尖，侧脉不显，无柄；托叶合生，长1～2毫米，上部芒尖。花4，单生或成对生于叶腋，花梗长0.1～1.5厘米不等；萼管与子房合生，球形，略扁，宿存；花冠白色，筒状，长3.5～4毫米，裂片卵状矩圆形；雄蕊生于花冠筒喉部，花药2室；雌蕊1。蒴果扁球形，直径2～3毫米。花期7～9月，果期8～10月。

生境分布 生长于潮湿的沟边、草地、田边和路旁。分布于福建、广东、广西等省（区）。

采收加工 夏、秋两季挖取全草，除去杂质，洗净，晒干或鲜用。

饮片特征

本品为段片。全体无毛。茎纤细，具纵棱，淡棕色或棕褐色。叶对生，无柄，叶片线形至线状披针形，长1~3.5厘米，宽0.1~0.3厘米，革质，全缘。花白色，单生叶腋，多具梗。蒴果扁球形。气微，味淡。

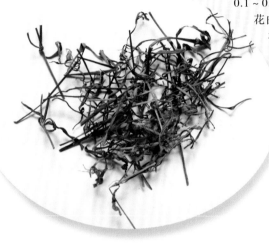

性味归经	微苦、甘，寒。归胃、大肠、小肠经。
功效主治	清热解毒，利湿通淋。用于肠痈（阑尾炎）、疮疖肿毒、湿热黄疸、小便不利等症，外用治疮疖痈肿、毒蛇咬伤。
药理作用	本品有抗肿瘤作用，体外实验高浓度对艾氏腹水癌、吉田肉瘤、多种白血病癌细胞有抑制作用；对小鼠有镇痛、镇静、催眠作用；有保肝利胆作用；对生精能力有抑制作用；体外抗菌作用不明显，但体内能刺激网状内皮系统增生，促进抗体形成，使网状细胞、白细胞的吞噬能力增强，起到抗菌消炎作用。
用法用量	水煎服，15~60克。外用：适量。
使用注意	脾胃虚寒者、孕妇慎用。

精选验方

①**痈肿疮毒**：鲜白花蛇舌草适量。捣烂，外敷。②**毒蛇咬伤**：鲜白花蛇舌草适量。捣烂，绞汁服（或水煎服）。③**系统性红斑狼疮**：白花蛇舌草30~60克。水煎，每日1剂，分2次服，1个月为1个疗程。④**前列腺癌**：白花蛇舌草、半枝莲、金钱草、蜀羊泉、白茅根各30克，太子参20克，生地榆、血余炭各10克，生甘草5克。水煎，每日1剂，分2次服。

半枝莲

别名　并头草、狭叶韩信草。

来源　唇形科植物半枝莲 *Scutellaria barbata* D. Don. 的干燥全草。

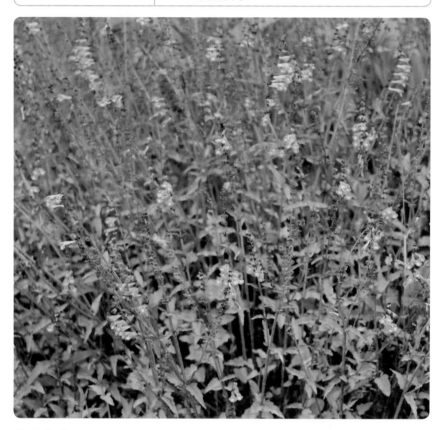

形态特征　多年生草本花卉，株高30～40厘米。茎下部匍匐生根，上部直立；茎方形，绿色。叶对生，叶片三角状卵形或卵圆形，边缘有波状钝齿，下部叶片较大，叶柄极短。花小，2朵对生，排列成偏侧的总状花序，顶生；花梗被黏性短毛；苞片叶状，向上渐变小，被毛；花萼钟状，外面有短柔毛，二唇形，上唇具盾片；花冠唇形，蓝紫色，外面密被柔毛；雄蕊4，二强；子房4裂，柱头完全着生在子房底部，顶端2裂。小坚果卵圆形，棕褐色。花期5～6月，果期6～8月。

生境分布　生长于沟旁、田边及路旁潮湿处。分布于江苏、江西、福建、广东、广西等省（区）。

采收加工　夏、秋两季开花时采集，去根和泥土，洗净，晒干或鲜用。

饮片特征

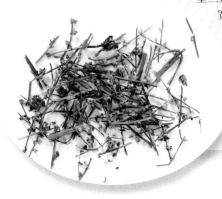

本品长15～35厘米，无毛或花轴上疏被毛。根纤细。茎丛生，较细，方柱形；表面暗紫色或棕绿色。叶对生，有短柄；叶片多皱缩，展平后呈三角状卵形或披针形，长1.5～3厘米，宽0.5～1厘米；先端钝，基部宽楔形，全缘或有少数不明显的钝齿；上表面暗绿色，下表面灰绿色。花单生于茎枝上部叶腋，花萼裂片钝或较圆；花冠二唇形，棕黄色或浅蓝紫色，长约1.2厘米，被毛。果实扁球形，浅棕色。气微，味微苦。

性味归经	辛、微苦，寒。归肺、肝、肾经。
功效主治	清热解毒，活血化瘀，利尿。本品寒清辛散，能泻火热之盛，散热毒之聚，长于清热解毒，其入血分而散血分之凝滞，有化瘀之功。
药理作用	本品动物试验，对肉瘤180、艾氏腹水癌等有抑制作用，体外对急性粒细胞白血病血细胞有轻度抑制作用。有止咳、平喘、祛痰、利尿作用。浸剂静脉注射对实验动物有降压作用；对金黄色葡萄球菌、福氏志贺菌、伤寒沙门菌、大肠埃希菌有抑制作用。
用法用量	水煎服，15～30克，鲜品30～60克。外用：鲜品适量，捣烂敷患处。
使用注意	孕妇和血虚者慎服。

精选验方

①**肾炎性水肿**：半枝莲15克，芦壳24克，冬瓜皮50克。水煎服。②**跌打损伤**：半枝莲适量。捣烂，同酒糟煮热敷。③**毒蛇咬伤**：鲜半枝莲适量。洗净，捣烂，绞汁，调少许黄酒温服，渣敷患处。④**食管癌**：半枝莲、刘寄奴、赭石、白花蛇舌草各30克，丹参15克，金沸草、柴胡、郁金、南沙参、麦冬、玄参、川贝母各10克。水煎，每日1剂，分2次服。⑤**热毒型食管癌等**：半枝莲、棉花根各50克。洗净，加水蒸煮40分钟，去渣，上、下午分服。⑥**胃癌**：半枝莲、薏苡仁、菱角各30克。水煎，每日1剂，分2次服，长期服用。⑦**肝癌**：半枝莲、半边莲、薏苡仁各30克，玉簪根9克。水煎服，每日1剂。

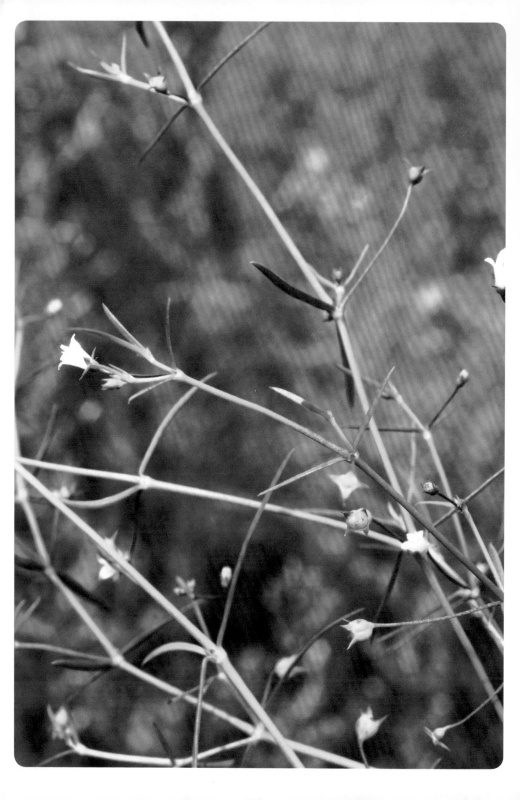

图书在版编目（ＣＩＰ）数据

本草纲目常用中草药彩色图鉴 / 谢宇主编. -- 长沙:湖南科学技术
出版社，2017.9
（中医经典养生文库）
ISBN 978-7-5357-9363-8

Ⅰ．①本… Ⅱ．①谢… Ⅲ．①《本草纲目》－中草药－图集 Ⅳ．①R281.3-64

中国版本图书馆 CIP 数据核字(2017)第 163617 号

中医经典养生文库

BENCAOGANGMU CHANGYONG ZHONGCAOYAO CAISE TUJIAN

本草纲目常用中草药彩色图鉴

主　　编：谢　宇
责任编辑：李　忠
出版发行：湖南科学技术出版社
社　　址：长沙市湘雅路 276 号
网　　址：http://www.hnstp.com
湖南科学技术出版社天猫旗舰店网址：
　　　　　http://hnkjcbs.tmall.com
印　　刷：长沙湘诚印刷有限公司
　　　　　（印装质量问题请直接与本厂联系）
厂　　址：长沙市开福区伍家岭新码头 95 号
邮　　编：410008
版　　次：2017 年 9 月第 1 版第 1 次
开　　本：880mm×1230mm　1/32
印　　张：16
书　　号：ISBN 978-7-5357-9363-8
定　　价：58.00 元
（版权所有 · 翻印必究）